二十一世纪中医学教材系列

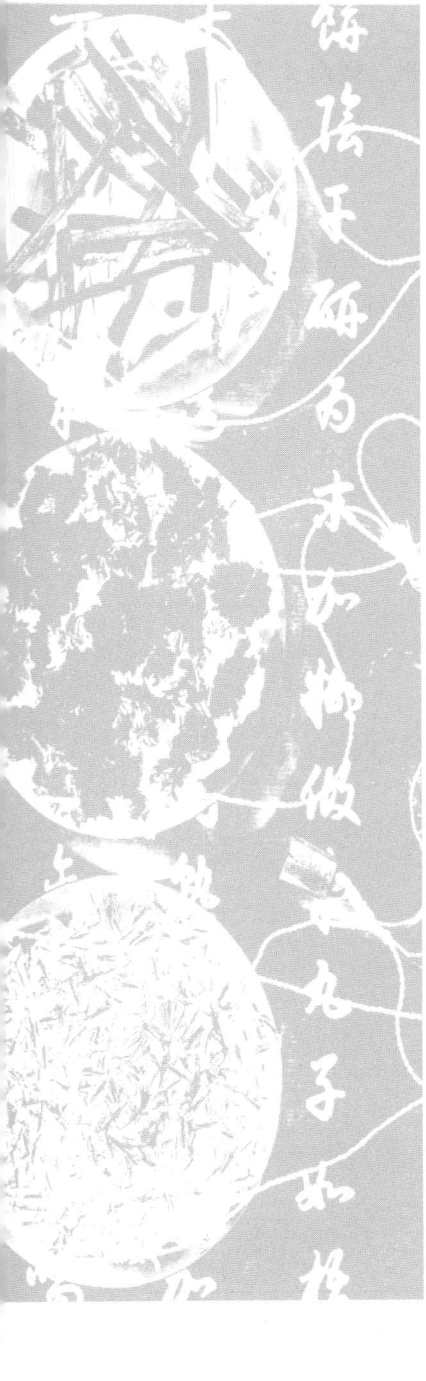

中医药防治康复保健学

主　编　马　民　张桂娟
副主编　李德辉　廖　锐　郭　慧

暨南大学出版社
JINAN UNIVERSITY PRESS
中国·广州

图书在版编目（CIP）数据

中医药防治康复保健学/马民，张桂娟主编．—广州：暨南大学出版社，2012.3
（二十一世纪中医学教材系列）
ISBN 978-7-5668-0108-1

Ⅰ.①中… Ⅱ.①马…②张… Ⅲ.①中医学：预防医学—教材②中医治疗学—教材③中医学：康复医学—教材④中医学—保健—教材 Ⅳ.①R2

中国版本图书馆 CIP 数据核字（2012）第 032350 号

出版发行：暨南大学出版社

地　址：中国广州暨南大学
电　话：总编室（8620）85221601
营销部（8620）85225284　85228291　85228292（邮购）
传　真：（8620）85221583（办公室）　85223774（营销部）
邮　编：510630
网　址：http：//www.jnupress.com　http：//press.jnu.edu.cn

排　版：弓设计
印　刷：佛山市浩文彩色印刷有限公司

开　本：787mm×960mm　1/16
印　张：18.25
字　数：345 千
版　次：2012 年 3 月第 1 版
印　次：2012 年 3 月第 1 次
印　数：1—3000 册

定　价：39.80 元

前　言

身体健康、心情愉悦，事业有成、精力充沛，是现代人类的追求目标。防病保健理论和方法是我国中医药学的重要课题和特色内容，我们编写本书的宗旨，就是希望通过对中医预防保健理论和中医临床常用方药、药膳的介绍，使读者熟悉中医的基本理论，掌握中医关于防病保健的基本内容和措施。

本书编写本着科学、实用、易学、理论联系实际的原则，在吸收古代和现代多位医家的理论与经验的基础上，结合现代中西医发展的新成果、新理论、新进展，对中医预防保健理论知识进行了系统总结，并在阐述时注意由浅入深、理论结合实践，以及语言通俗易懂、思路方法结合临床实践。本书可作为中医预防保健类课程的教材，以及广大人民群众防病健身的指南。

本书共有九章。第一章为中医学导论，主要介绍中医的一些基本理论和知识；第二章为中医脏象理论，主要介绍中医核心理论——脏象学说；第三章为中医预防保健理论，介绍中医防病长寿的具体方法和措施；第四章为中医的养生与康复，介绍养生与康复的一些具体方法；第五章为防病保健常用方药，具体介绍中医防治疾病的常用药物；第六章为防病保健常用食疗方法，具体介绍中医防治疾病的常用食物和药膳；第七章为常见疾病的防病保健知识；第八章为中医其他疾病的防治知识；第九章为周围血管疾病专题知识。编写过程中，我们力求做到语言简明易懂，内容全面，层次清晰，以利于读者学习和掌握。

由于编者水平所限，书中难免有错误和欠妥之处，敬请斧正。

编　者

2011 年 7 月于广州

目　录

第一章　中医学导论

第一节　中医学概况

中医学是关于人体生理、病理、疾病的诊断与防治及其摄生康复的、具有独特理论体系的一门传统医学科学，它蕴涵着中国传统文化的丰富内涵，充分体现出中国传统文化的背景和特点。中医学有着数千年的历史，是中华民族在长期的生产与生活实践中认识生命、维护健康、战胜疾病的宝贵经验总结，是中国传统优秀文化的重要组成部分，为中华民族的繁衍昌盛作出了巨大贡献。

中医学的理论体系是以中国古代朴素的唯物论和辩证法思想——气一元论和阴阳五行学说为科学方法论，以整体观念为指导思想，以脏腑经络的生理和病理为核心，以辨证论治为诊疗特点的医学理论体系。

一、中国传统文化与中医学

1. 中国传统文化

中国传统文化是指在文化历史发展过程中，自夏、商、周以来至鸦片战争前中国奴隶社会和封建社会时期的文化，是由历史沿革而来的、世代相传的、具有中华民族特色的文化。它是在特定的地理、经济和社会背景下形成和发展的，其核心精神为"致中和"，即强调人与自然的关系要天人合一，人与社会的关系要人伦和谐。一般认为，整体性、人文性和传承性是中国传统文化的基本特征。

2. 中医学

中医学在数千年的不断发展与完善中，逐渐形成了人（生物、心理）—自然—社会的整体医学模式，与中国传统文化的"致中和"思想一致。

中医学文化的特征主要表现在以下几方面：

（1）天、地、人三者合一的整体观。中医学认为，天文、地理、人事是一个有机的整体。而且人既有自然属性，又有社会属性，所以医学应该从人与自然、社会的关系去认识生命、健康和疾病等问题，同时也要注重心理因素的影响。

（2）人命至重、以人为本的医德观。中医学认为，“天覆地载，万物悉备，莫贵于人”，“人命至重，有贵千金”，把人的生命价值视为医学的出发点和归宿，强调维护和保障病人的生命与健康，是医生的神圣职责。

（3）阴平阳秘、动静互涵的恒动观。天地万物本原于气，人之生死由乎气。人体是一个不断发生成长、升降出入的形气转化的机体。阴平阳秘，精神乃治，动静有常，互涵平衡，以谓之健康。

（4）未病先防、既病防变的防治观。中医学主张“不治已病，治未病”，强调未病先防，既病防变，与其治疗于有病之后，不如摄养于未病之先。生、长、壮、老已是生命运动的自然法则，人不可能长生不老，但是注意调摄，则可益寿延年。

3. 中医学的学科性质

（1）中国古代哲学与中医学。中医学吸收了古代朴素的唯物论和自发的辩证法思想，即气一元论和阴阳五行学说的合理内核作为世界观和方法论构建自身的理论体系。古代哲学“天人合一”，以人为本、人伦和谐的天人观和价值观，以及辩证思维的科学思维方式，对中医学的形成和发展起到了决定性的作用。

（2）中国古代自然科学与中医学。自然科学是研究自然世界的物质形态、结构、性质和运动规律的科学。自然科学门类下的生命科学是研究有机体的构成与生命现象发生发展规律的科学。作为生命科学组成部分的中医学研究和认识人的生命规律，包括人的组织形态结构、生理功能和病理变化，以及对疾病的防治规律等。

（3）中国古代社会科学与中医学。社会科学是研究社会现象的科学，其任务是研究并阐述各种社会现象及其发展规律。其中的科学伦理规范对中医学的影响最大，其强调“仁者爱人”，以“和”为贵。仁爱救人是行医的基本原则。所谓“医乃仁术”，是指医生应该加强自己的道德修养，具有普济众生、恻隐仁爱之心，处处为病人着想，以不计名利、全力救治、认真负责作为医德的标准。

二、中医学理论体系的形成

中医学理论形成于先秦两汉时期。这一时期，社会发生了急剧的变化，政治、经济、文化都有了显著的发展，这对中医学理论的形成产生了十分重要的影响。其中影响最大的是先秦时期的阴阳五行思想和秦汉时期的道家思想、汉武帝以后的儒家思想。《黄帝内经》、《难经》、《伤寒杂病论》和《神农本草经》等著作的问世，标志着中医学理论体系已经初步形成。

《黄帝内经》全面总结了秦汉以前的医学成就，将长期实践积累的医学知识系统化、理论化，确立了中医学的理论原则。该书分为《素问》和《灵枢》两部分，它系统地阐述了阴阳、五行、藏象、经络、病因、病机、辨证、治则、针灸、汤液和养生等内容，为后世临床医学的发展奠定了理论基础。

《难经》是继《黄帝内经》之后又一部重要的古典医籍，其原名为《黄帝九十一难经》。书名“难”即质难之意，该书通过问答的形式，解释了《内经》中较为疑难的问题，并在理论上有所突破，如“独取寸口”的脉诊方法。

《伤寒杂病论》是东汉末年著名医家张仲景所著。该书经后人整理，将其分为《伤寒论》和《金匮要略》两部。《伤寒论》以外感病为主，确立了六经辨证论治的纲领，是中医学第一部阐明辨证论治的专书，为中医学辨证论治奠定了坚实的基础。《金匮要略》以内伤杂病为主，根据脏腑的病机理论进行证候分类，并发展了病因学说。

《神农本草经》是我国现存最早的一部药物学专著，成书于东汉时期。该书共载药物 365 种，根据养生、治病和有毒、无毒，分为上、中、下三品，上品主养命以应天，中品主养性以应人，下品主治病以应地，这是中国药学最早、最原始的药物分类法。该书还论述了药物的四气（寒、凉、温、热）、五味（酸、苦、甘、辛、咸）和七情（单行、相须、相使、相畏、相恶、相反、相杀）。书中对药物的功效、主治、用法、服法等都有论述，为中药理论体系的形成与发展奠定了基础。

三、中医学理论体系的发展

中医学理论体系的建立，促进了中医学在理论与实践方面的发展。中医学在汉代以后进入了全面发展时期。

1. 魏晋隋唐时期

这一时期基础理论研究的特点为：一方面继承了《内经》、《伤寒杂病论》等经典著作，并阐发其理论，如杨上善、王冰对《黄帝内经》的注释和发挥，王叔和、孙思邈对《伤寒杂病论》的整理研究；另一方面重视总结临床经验，揭示疾病的现象与本质的关系，并使之上升为理论，如王叔和的《脉经》是我国现存最早的脉学专著。隋代巢元方的《诸病源候论》是一部病因、病理学和证候学专著。晋代皇甫谧的《针灸甲乙经》系统地论述了脏腑、经络、腧穴等内容，建立了较完整的针灸理论体系。唐代孙思邈的《千金要方》和《千金翼方》，详尽地记载了唐以前主要医学著作的医学理论、方剂、诊法、治法、食养等医生所必备的各种医学理论与实践知识，堪称我国第一部医学百科全书。总之，这一历史时期，中医学理论体系在秦汉时期的基础上，有了进一步的充实和系统化。

2. 宋金元时期

这一时期，文化领域的百家争鸣，特别是思想家的革新精神，为中医学理论的创新和发展提供了有利的文化背景，各具特色的医学流派和具有独创见解的医学理论应运而生，医学理论和临床实践发展迅速。

宋代陈无择著《三因极一病证方论》，较详细地阐述了“三因致病说”。他把复杂的病因概括为内因、外因、不内外因三类，使病因学说更加系统化、理论化。

金元时期，出现了许多各具特色的医学流派，使基础医学得到了长足的发展。其中代表性人物是刘完素、张从正、李杲和朱震亨，后世称为“金元四大家”。刘完素倡导“六气皆从火化”“五志过极皆能生火”，提出了“火热论”，用药善用寒凉之品，后世称之为“寒凉派”。张从正力倡“攻邪”的治病方法，认为“邪去则正安”，并发展了《伤寒论》的汗、吐、下三种祛除病邪的方法，后世称之为“攻下派”。李杲认为“内伤脾胃，百病由生”，治病重在“调理脾胃”、“升举清阳”，后世称之为“补土派”。朱震亨力倡在“相火论”基础上“阳常有余，阴常不足”之说，治病以滋阴降火为主，后世称之为“养阴派”。总之，金元四大医学流派各有创见，各自从不同的角度丰富了中医学的内容，促进了中医学的发展。

3. 明清（中期）时期

这一时期，既有医学理论创新，又有对医学成就和临证经验的综合整理，许多不同类别的医学全书、丛书和类书相继问世。

在中医学理论研究方面，温病学派的出现，标志着中医学理论体系的发展又取得了重大的突破性成就。吴又可创立了传染病病因学“戾气学说”的新概念，提出治疗传染病的较完整的学术见解，著成《温疫论》，为温病学说的形成奠定了基础；叶天士《温热病篇》首创卫气营血辨证；吴鞠通《温病条辨》创三焦辨证；薛生白《湿热病篇》指出“湿热之病，不独与伤寒不同，且与温病大异”；王孟英的《温热经纬》，“以轩岐仲景之文为经，叶薛诸家之辨为纬”。温病学说和伤寒学说相辅相成，成为中医治疗外感热病的两大学说，在治疗急性热病方面作出了巨大的贡献。以薛己、张介宾、赵献可为代表的温补学派，提出了“命门学说”，认为命门寓阴阳水火，为五脏六腑的根本，是调节全身阴阳的枢纽。李中梓则提出了“肾为先天本，脾为后天本”的见解，为中医学理论特别是脏象学说的发展作出了新的贡献。王清任的《医林改错》，不仅为“脑主思维”说、“血瘀”说提供了新的科学认识，而且纠正了前人关于脏腑解剖知识的某些错误，尽管有些谬误，但这充分体现了他勇于抛弃前人错误，追求科学真理的精神。

在药物研究方面，以李时珍的《本草纲目》为代表。《本草纲目》是一部内容丰富、论述广泛、影响深远的药学巨著，不仅全面总结了16世纪以前我国药物学研究的成就，而且还对人体生理、病理、疾病的诊断、治疗，以及预防等作出了详细的论述，极大地发展了中医药学理论，丰富了世界科学宝库。

4. 近现代时期

近代时期（1840年鸦片战争后），随着社会制度的变更，西方科技和文化的传入，中西文化出现了大碰撞，中医学理论的发展呈现出新旧并存的趋势：一是继续走收集和整理前人的学术成果之路，如曹炳章的《中国医学大成》；二是出现了中西汇通和中医学理论科学化的思潮，以唐宗海、朱沛文、张锡纯等为代表，主张中西医互有优劣，可以殊途同归，主张吸取西医之长以发展中医。现代时期（1949年后），国家大力提倡中西医结合，继而倡导以现代多学科方法研究中医。

四、中医学的医学模式

医学模式是一种医学观念，它是指人们观察、分析和处理有关人类健康与疾病问题的观点和方法，是哲学思想在医学中的反映，是人类对生命、健康、疾病、死亡等重要医学观念的总体概括。医学模式是动态的，是随着医学科学技术的发展及人类保健需求的变化而发展的。

中医学的整体医学模式有：

1. 天人合一，形神合一的健康观

天地氤氲，万物化生，宇宙万物是一个生生不息的无限过程。人与天地万物同构，皆本原于气。阴阳均平，是为“平人”，“平人者不病”，即指人体没有违和状态。中医学用阴阳学说分析人体健康和疾病的矛盾，机体阴阳平衡标志着健康。在此，机体阴阳平衡实质是指机体（人）与自然、社会，即天、地、人三者的和谐统一。换言之，健康是人与自然、社会三者的协调、平衡，它包括：机体自身的阴阳平衡，即脏腑经络、气血精津液、形与神的阴阳平衡。机体与环境的阴阳平衡，主要指社会心理、经济、文化、行为和生活方式等社会环境对机体阴阳的影响，如果情志舒畅、饮食适宜、劳逸适度、起居有常，机体与自然环境阴阳和谐，则疴疾不起。

2. 邪正交争，阴阳失调的疾病观

机体与环境之间失去平衡、协调，表现为机体自身的阴阳失衡，即阴阳失调，意味着机体处于不健康或者疾病的状态。邪正交争是疾病发生的基本原理。邪（邪气）是指引起机体阴阳失调而发病的因素，包括六淫、疫气、七情、饮食、劳倦等致病因素；正（正气）是指与邪气相抗争的机体自身的适应、调节、抗病、康复等能力。自然、社会环境因素作用于机体，机体自身的正气又不足以适应这种环境因素的变化，导致天、地、人三者之间失于和谐统一，机体表现为形神相失、气血紊乱等病理变化，以阴阳概之，称为阴阳失调。

3. 治病求本，防重于治的防治观

阴平阳秘，精神乃治；阴阳乖戾，疾病乃起。阴阳失调是疾病发生和发展的基本机制。治病的基本原则是调整阴阳。所谓治病求本，就是本于阴阳，实际上是重建天、地、人三者的和谐统一。中医治病强调辨证论治、因时因地因人制宜，既体现了天、地、人三者一体的整体治疗观，又体现了个体化治疗的特色。健康与疾病是动态的，两者是彼此消长的关系，所以“不治已病，治未病”的思想就是要正确地处理健康与疾病的矛盾，防微杜渐，祛除影响健康的环境因素和精神心理因素，防止健康向疾病的方面转化。

总之，中医学的医学模式是天、地、人三者一体的整体医学模式。这种医学观念贯穿于整个中医学理论体系之中，指导着人们认识生理病理及诊治疾病和预防保健等医学实践活动。因此，作为一名医生，要上知天文、下知地理、中知人事，否则，不可以为医。

第二节　中医学与中国古代哲学

一、气一元论

气一元论认为，世界上的一切事物都是气的不同形态，世界上的一切现象都根源于气。气的本义，是一切客观的具有运动性的存在；其泛义，不论物质现象抑或精神现象，均称为气。在中医学中，作为医学科学中具体的科学物质的概念，气是构成人体和维持人体生命活动的最基本物质，其升降出入的运动变化，也是人体生命的规律。

二、阴阳学说

阴阳，是对自然界相互关联的某些事物和现象对立双方的概括。阴阳最初的含义是指日光的向背，向日的一方属阳，背日的一方属阴。此后根据日光的特点加以引申：凡光明的、温暖的皆属于阳；凡黑暗的、寒冷的皆属于阴。后来引申运用于说明方位的上下、左右、内外，运动状态的躁动和宁静等。人们在朴素的阴阳概念的基础上又认识到事物之间和事物内部普遍存在着相互对立的两方面，这两方面既相互对立，又相互依赖，并且不断运动变化和相互作用。由此而总结出阴阳对立、互根、消长、转化等基本理论，并用来认识和解释整个宇宙中事物的存在和变化，这样就形成了我国古代独有的哲学理论——阴阳学说。

1. 阴阳学说的基本内容

（1）阴阳对立制约。对立是矛盾的双方，阴阳对立是阴阳双方的互相排斥、互相斗争。阴阳双方的对立是绝对的，如天与地、动与静、明与暗、虚与实等。但是阴阳对立双方又是相互克服、相推、相感的，说明阴阳双方也是相互制约的。在人体中，阴阳对立是生命现象的主要矛盾，是生命运动的动力，贯穿生命过程的始终。阴阳在对立斗争中取得统一，即“阴平阳秘”，生命才能正常地活动。

（2）阴阳互根互用。互根，互为根据之谓。阴阳互根是指阴阳之间相互依存，互为根据；互用是指阴阳双方不断地滋生、促进和助长。如《景岳全书·传忠录》中说：“阴阳之理，原自互根，彼此相须，缺一不可。”即阳根于阴，阴根于阳，无阳则阴无以生，无阴则阳无以化。中医学用阴阳互根原理来阐述人体脏与腑、气与血、结构与功能等之间的关系。

（3）阴阳消长平衡。阴阳消长，是阴阳对立双方的增减、盛衰、进退的运动；平衡，是通过阴阳的消长变化维持着一种动态平衡状态。人与自然相统一，阴阳交感是宇宙的根本规律，自然界的四季和昼夜的阴阳消长，呈现出周期性、节律性的变化，如“春夏则阳气多而阴气少，秋冬则阴气盛而阳气衰”、“人亦应之”，人体阴阳消长节律与自然界阴阳消长节律是一致的。阴阳消长达到均衡（平衡）是健康的标志。

（4）阴阳相互转化。阴阳转化是指阴阳对立的双方在一定条件下的相互转移、变化，即阴可以转化为阳，阳可以转化为阴。阴阳转化是事物运动的基本规律。阴阳的转化，必须具备一定的条件，这种条件中医称为“重”、“极”，即“重阴必阳，重阳必阴”，“寒极生热，热极生寒”。在人体生命活动过程中，生理上物质与功能的代谢过程，就是阴阳转化过程。如营养物质不断地转化为功能活动，功能活动又不断地转化为营养物质。

综上所述，阴阳学说内容的四个方面是密切联系的，阴阳对立、互根是阴阳消长、转化的基础；阴阳的消长、转化是在阴阳互根基础上的阴阳对立运动的结果。阴阳消长是一个量变过程，而阴阳转化，是阴阳消长量变达到一定程度时的质变过程。

2. 阴阳学说在中医学中的运用

阴阳学说贯穿于中医学领域的各个方面，可用以说明人体的组织结构、生理活动、病理变化，以及指导疾病的诊断与防治。

（1）说明人体的结构。人体是一个有机的整体，然而人体的一切组织结构依据其基本特性的不同，又可以分为相对的阴阳两部分。如以部位来分，则上部为阳，下部为阴；体表为阳，内脏为阴；背部为阳，腹部为阴；四肢外侧为阳，内侧为阴。以内脏来分，则五脏藏精气而不泻属阴，六腑传化物而不藏为阳；五脏之中，心、肺居上为阳，脾、肝、肾居下为阴。以构成人体的基本物质来分，则气无形而动为阳，血与津液有形而静属阴。总之，人体的一切组织结构之间，无不包含着阴阳的对立统一关系。

（2）说明人体的生理功能。功能与物质相对而言，则功能无形属阳，物质有形属阴。功能活动中，升为阳，降为阴；出为阳，入为阴；兴奋、温煦、推动为阳，如心阳、脾阳、肾阳；抑制、寒凉、濡润为阴，如肺阴、肝阴、肾阴。由有形而变为无形的化气过程属阳，由无形而变为有形的成形过程属阴。

（3）说明人体的病理变化。阴阳失调是疾病发生的基础。从病因而言，六淫属阳邪，饮食居处、情志失调等属阴；六淫之中，风、暑、燥、火（热）为阳，寒、湿为阴。从病理变化而言，阳盛则热，即阳邪亢盛则表现出热的病变，如高热、汗出、口渴、脉数等；阴盛则寒，即阴邪亢盛则表现出寒的病变，如腹痛、泄泻、形寒肢冷、脉沉等。阳虚则寒，阳虚不能制约阴，则阴相对的偏盛而出现寒象，如面色苍白、畏寒肢冷、自汗、脉微等；阴虚则热，阴虚不能制约阳，则阳相对的偏亢而出现热象，如潮热、盗汗、五心烦热、脉细数等。根据阴阳互根理论，机体的阴阳任何一方虚损到一定程度，必然导致另一方的不足，即“阴损及阳”或“阳损及阴”，而最终导致“阴阳两虚”。阴阳两虚是阴阳对立处在低于正常水平的平衡状态，并非生理状态。此外，阴阳的偏盛或偏衰病理变化可以在一定的条件下各自向相反的方向转化，即阳证可以转化为阴证，阴证也可以转化为阳证。

（4）指导疾病的诊断。中医诊断的过程，包括诊察疾病和辨别证候两个方面。五行学说，一方面用于分析四诊资料，如望诊中的色泽，以色黄、赤为阳，青、白、黑为阴；以鲜明为阳，晦暗为阴。闻诊中以声音高亢洪亮为阳，低微无力者属阴等。另一方面用于辨别疾病的证候，如八纲辨证中，表证、热证、实证属阳，里证、寒证、虚证属阴。由于阴阳偏盛或偏衰是疾病过程中病理变化的基本规律，所以疾病的病理变化虽然错综复杂，但其基本性质就证候而言，可以概括为阴证与阳证两大类。

（5）指导疾病的防治。一方面用以指导养生防病，主张顺应自然，“春夏养阳，秋冬养阴”，“精神内守，饮食有节，起居有常”，做到“法于阴阳，和于术数”（《素问·上古天真论》），借以保持机体内部以及机体外界环境之间的阴阳平衡，达到防病的目的。另一方面用以指导疾病的治疗，由于疾病发生的根本原因是阴阳失调，所以调整阴阳，补其不足，泻其有余，恢复阴阳的相对平衡，是治病的根本原则。阴盛则寒，宜用温热药以制约其阴；阳盛则热，宜用寒凉药以制约其阳，即“寒者热之”，“热者寒之”。阴虚则生外热，须用滋阴壮水之法，使阴渐盛以抑制阳亢之热，即“壮水之主，以制阳光”；阳虚则生内寒，须用壮阳益火之法，使阳渐振以制约阴寒内盛，即“益火之源，以消阴翳”。此外，若为阳损及阴，则治阳要顾阴；阴损及阳，则治阴要顾阳。在用药方面也要注意药物的性能，中药的性能指药物具有四气、五味、升降浮沉的特性。四气属阳，五味属阴。四气之中，温、热属阳，寒、凉属阴。五味之中，辛、甘属阳，酸、苦、咸属阴。升、浮作用属阳，沉、降作用属阴等。

中医学的阴阳学说，是用普遍联系的、运动变化的观点来说明人体正常的生命活动过程和异常的生命活动过程，并通过广泛的阴阳划分，把人与自然、病因与病机、疾病的本质与现象，以及诊断与防治联系起来，故称阴阳为“万物之纲纪”。

三、五行学说

五行，即木、火、土、金、水五种物质的运动变化。“五”是指木、火、土、金、水五种基本物质，故又有“五材”之称；“行”是指五种物质的运动变化。

我国古代劳动人民在长期的生产生活实践中，逐渐认识到木、火、土、金、水五种基本物质是日常生活中不可缺少的五种基本元素，并且认为世界上一切事物都是由这五种物质的运动变化而生成的。在这一认识的基础上，又发现这五种物质之间存在着相生、相克的关系，并以此来分析事物之间的相互关系，进而形成五行学说。五行学说是一种朴素的唯物主义哲学。我国古代医家将其引入医学领域，很好地说明了人体五脏、六腑、形体官窍的生理病理变化，并有效地指导着疾病的诊断与治疗。

（一）五行学说的基本内容

1. 五行的特性

五行的特性，是古人在长期的生活实践中，在对木、火、土、金、水五种物质特性的朴素认识的基础上，进行引申、归纳得出来的理性概念。《尚书·洪范》中言“水曰润下，火曰炎上，木曰曲直，金曰从革，土爰稼穑”，就是对五行特性的简要概括。

（1）水的特性。“润下”，滋润、向下之意，引申为具有滋润、向下、寒凉、闭藏等特性的事物或现象。

（2）火的特性。“炎上”，炎热、上升之意，引申为具有温热、升腾、向上等特性的事物或现象。

（3）木的特性。“曲直”，指树木生长自然条畅、有曲有直的特点，引申为具有舒展、升发、条达等特性的事物或现象。

（4）金的特性。“从革”，变革之意，引申为具有肃杀、收敛等特性的事物或现象。

（5）土的特性。“稼穑”，播种、收获之意，引申为具有收纳、承载、生化等特性的事物或现象。

2. 事物的五行属性

五行学说将自然界的各种事物和现象，以及人体的脏腑组织器官的生理和病理现象进行了广泛的联系，并以取象比类和推演的方法，按照事物的不同形态、作用和性质，分别归属于木、火、土、金、水五行之中。事物的五行属性如下表。

事物的五行属性归类表

自然界								五行	人体						
五音	五时	五味	五色	五化	五气	五方	五季		五脏	五腑	五官	五体	五志	五液	五脉
角	平旦	酸	青	生	风	东	春	木	肝	胆	目	筋	怒	泪	弦
徵	日中	苦	赤	长	暑	南	夏	火	心	小肠	舌	脉	喜	汗	洪
宫	日西	甘	黄	化	湿	中	长夏	土	脾	胃	口	肉	思	涎	缓
商	日入	辛	白	收	燥	西	秋	金	肺	大肠	鼻	皮毛	悲	涕	浮
羽	夜半	咸	黑	藏	寒	北	冬	水	肾	膀胱	耳	骨	恐	唾	沉

3. 五行的生克制化

五行的生克制化是指木、火、土、金、水五行之间相互滋生、相互制约的正常关系。

（1）五行相生指五行之间的促进和滋生作用。其次序是：木生火，火生土，土生金，金生水，水生木。任何一方都有“生我”与“我生”两方面的关系。在《难经》中称为“母子关系”，即生我者为母，我生者为子。如木能生火，即木是火之母，火是木之子。五行的这种相生关系是如环无端的。

（2）五行相克指五行之间的抑制和制约作用。其次序是：木克土，土克水，水克火，火克金，金克木。在相克关系中存在“克我”与“我克”两方面的关系。在《内经》中称为“所胜”和“所不胜”的关系。“克我”者为我“所不胜”，“我克”者为我“所胜”。如木克土，即木为土之所不胜，土为木之所胜。

（3）五行制化指五行生克关系的相互结合。五行的相生、相克是不可分割的两方面：没有生，就没有事物的发生和成长；没有克，事物就会失去约束而过分亢盛。如《类经图翼》所言：“盖造化之机，不可无生，亦不可无制。无生则发育无由，无制则亢而为害。”

4. 五行的非正常关系

如果五行之间的正常关系遭到破坏，就会出现一系列异常关系。主要有母子相及和相乘相侮。

（1）母子相及是相生关系的反常。及，即连累之意。母子相及包括母病及子、子病及母两方面。母病及子，是指五行中作为母的一行异常，母不能滋生和促进子，结果致子病，最终是母子皆病；子病及母，是指五行中作为子的一行异常，影响母行，结果母子皆异常，这种情况又称为子盗母气。

（2）相乘相侮是生克关系的反常。乘，即乘虚侵袭，以强凌弱之意；侮，即欺侮之意。

①相乘，是指相克太过，超过正常的制约程度，使事物之间失去了正常的协调关系。所以相乘的次序与相克一致，即木乘土，土乘水，水乘火，火乘金，金乘木。导致相乘的原因主要有两方面：一方面是五行之中一行太强，去欺凌它所克的一行；另一方面是一行太弱，克它的一行乘虚而侵。如木与土，正常情况下是木克土，若木太强或土太弱都会形成木乘土。

②相侮，是指五行中原来被克的一行，反而去欺侮克己的一行，从而使正常的相克关系遭到破坏，故又称反侮。所以相侮的次序与相克相反，即木侮金，金侮火，火侮水，水侮土，土侮木。导致相侮的原因主要有两方面：一方面是五行中一行太强，去欺侮克它的一行；另一方面是五行中一行太弱，原来它所胜的一行反来欺侮它。如正常情况下是金克木，若木太强或金太弱，则会形成木侮金。

（二）五行学说在中医学中的运用

1. 说明脏腑的生理功能及其相互关系

运用五行相生、相克理论，阐述人体心、肝、脾、肺、肾为代表的五大系统（如上文事物的五行属性归类表）之间的相互滋生、相互制约的关系，进一步确定了人体是一个有机整体的基本认识。相生关系如肝木济心火，肝藏血的功能正常有助于心主血脉功能的正常发挥；相克关系如肾水能制约心火，而防止心火之亢烈；制化关系如脾土之虚，有心火生之；其亢，有肝木克之等。

2. 说明五脏病变的传变规律

五脏外应五时，所以六气发病的规律，一般是主时之脏受邪发病。如春天的主气为风，肝先受邪。

疾病的传变有：

（1）相生关系的传变。它包括“母病及子”和“子病犯母”两个方面。母病及子，又称“母虚累子”，是病邪从母脏传来，侵入属子之脏，为顺证，其病轻，如水不涵木，即肾阴虚不能滋养肝木，则易引起肝之阴血不足而表现为肢体麻木，或手足蠕动，甚则震颤抽掣等。子病犯母，又称“子盗母气”，是病邪从子脏传来，为逆证，其病重，侵入属母之脏，如心火亢盛而致肝火炽盛，有升无降，最终导致心肝火盛。

（2）相克关系的传变。它包括“相乘”和“反侮”两个方面。相乘传变，是指病理变化按相乘规律传变，如木旺乘脾土，即肝木克伐脾胃。反侮传变，是指病变按相侮规律传变，如木火刑金，由于肝火偏旺，影响肺气清肃，临床表现既有胸胁疼痛、口苦、脉弦数等肝火过旺之征，又有咳嗽、咳痰等肺失清肃之候。

3. 指导疾病的诊断

从色、味、脉来确定脏腑病变部位，如面见青色，喜食酸味，脉呈弦象，可以诊断为肝病。从他脏所主之色来推断脏腑相兼病变，如脾虚之人，面当色黄，若见青色，为木来乘土。从脉与色之间的相克关系来推断病变的预后，如肝病色青见弦脉，为色脉相符，预后好；若反见浮脉，即克色之脉，为逆，预后差；若得沉脉，即相生之脉，为顺，预后佳。

4. 指导疾病的防治

控制疾病传变，运用五行母子相及与乘侮规律，可以判断五脏疾病的发展趋势。如肝气太过，木旺必克土，此时应先健脾胃以防其传变。但是疾病能否传变，取决于脏腑的机能状况，即五脏虚则传，实则不传。

5. 指导脏腑用药

中药以色、味为基础，以归经和性能为依据，按五行学说加以归类，如青色、酸味入肝。

6. 指导针灸取穴

针灸医学将手足十二经四肢末端的穴位分属于五行，即井、荥、腧、经、合五种穴位属于木、火、土、金、水。临床根据不同的病情以五行生克乘侮规律进行选穴治疗。

7. 指导情志疾病的治疗

情志疾病的治疗，如“怒伤肝，悲胜怒；喜伤心，恐胜喜；思伤脾，怒胜思；忧伤肺，喜胜忧；恐伤肾，思胜恐”（《素问·阴阳应象大论》）。

（三）确定治则治法

（1）根据相生规律确定疾病的基本治疗原则是补母和泻子，即所谓的“虚则补其母，实则泻其子”（《难经》）。如肾阴虚而致肝之阴血不足，其治疗，不直接补肝，而是补肾之虚；又如肝火炽盛，可采用泻心火的方法治疗。其治法主要有：滋水涵木，即滋肾阴以养肝阴；益火补土，即温肾阳而补脾阳；培土生金，即用补脾益气而补益肺气；金水相生，即滋养肺肾阴虚；濡木生火，即滋养肝血以生心血等。

（2）根据相克规律确定疾病的基本治疗原则是抑强扶弱，分清主次。抑强，用于相克太过，如肝气横逆，犯胃克脾，治疗以疏肝、平肝为主；扶弱，用于相克不及，如肝虚郁滞，影响脾胃健运，治宜和肝为主，兼顾健脾，以加强双方的功能。其治法主要有：抑木扶土，即以疏肝健脾药治疗肝旺脾虚证；培土制水，即用温运脾阳或温肾健脾药治疗水湿内停证；佐金平木，即清肃肺气以抑制肝木；泻南补北，即泻心火滋肾水等。

总之，中医学按着气—阴阳—五行的逻辑结构，从气—阴阳—五行的矛盾运动，阐述了生命运动的基本规律，构筑了中医学的理论体系，建立了中医学的整体医学模式，体现出现代，特别是未来医学的科学精神和发展趋势。

第二章　中医脏象理论

脏象古作“藏象”，是指藏于体内的内脏表现于外的生理病理征象。脏象学说是研究人体脏腑组织器官的结构、生理活动规律及其相互关系的学说。其特点是以五脏为中心的整体观。

脏腑包括五脏、六腑和奇恒之腑。

五脏，是心、肝、脾、肺、肾之合称。脏，通藏，有贮藏之意，为精气贮藏之所。五脏的共同生理功能是主“藏精气”，即化生和贮藏精、气、血和津液等精微物质，主持复杂的生命活动。其特点是“藏而不泻”，“满而不能实”。

六腑，是胆、胃、小肠、大肠、膀胱和三焦之合称。腑，通府，有府库之意，乃水谷盛存之处。六腑的共同生理功能是主“传化物”，即受纳和腐熟水谷，传化和排泄糟粕。其特点是“泻而不藏”，“实而不能满”。

奇恒之腑，是脑、髓、骨、脉、胆、女子胞之合称。它们的形态结构多为中空，与腑相似，但其功能多主藏精气，与腑有别而类于脏，故称为奇恒之腑。

第一节　五脏的生理功能

一、心的生理功能

1. 心主血脉

心主血脉包括主血与主脉两个方面，具有推动血液在脉管中运行的作用。心的阳气充沛，血液充盈，脉道通利是心主血脉的最基本的前提条件。心主血脉的生理功能有二：一是行血以输送营养物质；二是生血，使血液不断地得到补充。生血是指饮食经脾胃消化，吸收其中的精微物质，上输心肺，在肺的吐故纳新后，经心的赤化作用而成为血液。

2. 心主神志

心主神志又称心藏神、心主神明。广义的神，一指自然界物质运动变化的功能和规律，二指整个人体生命活动的表现，即中医望诊中的神。狭义的神，是指人的精神活动，包括意识、思维和情志活动，即为心所主之神。心藏神，是人体生命的主宰。

心主血脉与心主神志两种功能密切相关。心主血脉是心主神志的基础，心主神志也主宰着心主血脉。

二、肺的生理功能

1. 肺主气

肺主气包括肺主呼吸之气和肺主一身之气。肺主呼吸之气，是指肺通过呼吸运动，吸入自然界的清气，呼出体内的浊气，实现体内外气体交换的功能。肺主一身之气，是指肺通过呼吸而参与气的生成和调节气机的作用。表现在：一是参与宗气的生成，即肺吸入的清气与脾胃运化的水谷精气在肺内结合而形成宗气积聚于胸中；二是调节全身气机，肺通过有节律的一呼一吸运动，带动着全身气的升降出入运动，对全身气机起着重要的调节作用。

2. 肺朝百脉

肺朝百脉指全身的血液都要通过脉聚会于肺，经过肺的呼吸进行气体交换，然后再输布全身。肺主气，对心主之血有推动的作用，故有“助心行血”之称。

3. 肺主宣降

宣谓宣发，即宣通、发散之意，肺主宣发，是指肺气具有向上、向外升宣的生理功能，其作用主要表现在：排出浊气、输布精微和津液、宣发卫气；降谓肃降，即清肃下降之意，肺主肃降，是指肺气具有向下通降和使呼吸道保持清洁的生理功能，其作用主要表现在：吸入清气、输布精微和津液、清肃异物。

4. 肺主行水

肺主行水又称肺主通调水道，是指肺具有疏通和调节水液运行的通道从而推动水液的输布和排泄的作用。肺主行水主要是通过肺的宣降来实现的，水液摄入人体，经脾的运化，转输于肺，一方面通过肺气宣发，将水液向上、向外布散，以濡养各组织器官，其中达于体表者，经组织利用后有部分津液化为汗而排出体外；另一方面通过肺的肃降，将水液向下、向内输布，到达内脏，发挥濡养的作用，经内脏利用后，也有一部分水液在肾脏的作用下转化为尿液而排出体外。

5. 肺主治节

肺主治节指肺辅助心脏治理和调节全身气血、津液及各脏腑组织生理功能活动的作用。其作用主要表现在：肺司呼吸、调节气机、助心行血和调节水道四个方面。因此，肺主治节，实际上是对肺的主要生理功能的高度概括。

三、脾的生理功能

1. 脾主运化

脾主运化指脾具有将水谷化为精微，并将精微物质吸收转输至全身各脏腑组织的作用。脾的运化功能主要依赖于脾气的气化和升清以及脾阳的温煦作用。脾主运化包括运化水谷和运化水液。

2. 脾主生血统血

脾主生血，因为脾运化的水谷精微是生成血液的物质基础，故有“脾为后天之本，气血生化之源”之说。脾主统血，是指脾具有统摄血液，控制其在脉内运行而防止逸于脉外的作用。

3. 脾主升清

脾主升清指脾具有将其运化和吸收的水谷精微等营养物质向上输送至心、肺、头、目，通过心肺的气化作用化生气血，以营养全身，并通过脾气的升举作用维持人体内脏位置相对恒定的作用。脾主升清与胃主降浊既对立又统一，使中焦气机达到平衡。

四、肝的生理功能

1. 肝主疏泄

肝主疏泄指肝具有维持全身气机疏通畅达，通而不滞，散而不郁的作用。其生理作用可以概括为以下五个方面。

（1）调畅气机。气机，即气的升降出入运动。肝的疏泄功能，对人体气机升降出入运动的平衡调节起着重要作用。肝的疏泄功能正常，则气机就调畅，气血就调和，各脏腑组织功能也正常；反之，则异然。

（2）调畅情志。情志活动，既属于心主神志的生理功能，又与肝主疏泄的功能密切相关。正常的情志活动，是以人的气机调畅、气血调和为基本条件的。所以，肝之疏泄正常，情志亦调畅。

（3）促进消化吸收。饮食物的受纳和消化、精微物质的吸收和输布、食物糟粕的下行与排出等消化系统的功能，主要依赖于脾主升清和胃主降浊的协同作用，而肝之疏泄正常是脾升胃降的保障。此外，油脂类食物的消化还需要胆汁的辅助，而胆汁来源于肝，胆汁的排泄依赖于肝的疏泄作用。

（4）维持津血运行。血的运化和津液的输布，均有赖于气的推动。肝的疏泄功能有调畅气机的作用，因而也就有调畅血行、通利水道的作用。若肝疏泄失常，气机郁结，易致痰凝、血瘀等。

（5）调节生殖功能。女子月经按时来潮，男子能正常排精，均取决于肝主排泄与肾主封藏的相互制约和协调平衡。一般而言，肝的疏泄功能正常，女子则能按时行经，男子则能正常排精；肾的封藏功能正常，女子不致月经先期量多，男子不致遗精滑泄。

2. 肝藏血

肝藏血指肝具有贮藏血液、防止出血和调节血量的作用。对于肝脏本身而言，肝所藏之血液可以濡养自身，以制约肝的阳气，防止其过亢，从而维持肝的阴阳平衡，使肝的疏泄功能正常。对于全身而言，既可以防止出血，又可以调节血量。此外，肝藏血调节血量对女子月经和孕产起着重要的作用。

五、肾的生理功能

1. 肾藏精

肾藏精指肾具有封藏和贮存人体之精气的作用。广义的精，指构成人体和维持人体生长发育、生殖和脏腑功能活动的精微物质的统称，包括禀受于父母的先天之精和后天获得的水谷之精，以及气血、津液等。狭义的精，是禀受于父母而贮藏于肾的具有生殖繁衍作用的精微物质，又称生殖之精。肾所藏之精，包括先天之精与后天之精，两者的关系是“先天生后天，后天养先天”。肾所藏之精，具有促进机体的生长、发育和生殖，参与血液生成和提高机体抗病能力的生理作用。

2. 肾主水液

水液亦称津液，是体内正常液体的总称。肾主水液是指肾具有主持和调节水液代谢的作用。肾主水液的功能是靠肾阳对水液的气化作用来实现的。在整个代谢的过程中，肾阳的温煦、蒸腾、气化作用一方面使脾、肺、膀胱等脏腑发挥各自在水液代谢中的作用；另一方面直接关系到尿液的生成与排泄，在维持水液代谢平衡中起着极其重要的作用。

3. 肾主纳气

肾主纳气指肾气具有摄纳肺所吸入的清气而调节呼吸的作用。肺司呼吸，但是肺吸入之清气必须下归于肾，由肾加以摄纳才能保持呼吸畅通，并可防止呼吸表浅。正如《类证治裁·卷之二》所言：“肺为气之主，肾为气之根，肺主出气，肾主纳气，阴阳相交，呼吸乃和。”

第二节　六腑的生理功能

一、胆的生理功能

1. 贮存和排泄胆汁

胆汁由肝之余气凝聚而成，进入胆腑，由胆腑浓缩并加以贮藏。贮藏于胆腑的胆汁在肝的疏泄作用下，使之排泄，注入肠中，以促进饮食水谷的消化吸收。

2. 主决断

胆主决断，是指胆在精神意识思维活动过程中，具有判断事物、作出决定的作用。

二、胃的生理功能

1. 胃主受纳水谷

胃主受纳水谷指胃有接受和容纳水谷的作用。饮食入口，经过食管进入胃中，由胃加以受纳，并暂时存于胃腑之中，故胃有“太仓”、“水谷之海”之称。

2. 胃主腐熟水谷

胃主腐熟水谷指胃将饮食物进行初步消化，并形成食糜的作用。

三、小肠的生理功能

1. 主受盛化物

主受盛化物一方面指小肠接受经胃初步消化的饮食物，起到了容器的作用，即受盛作用；另一方面指经胃初步消化的饮食物，在小肠内必须停留一定的时间，由小肠对其进一步消化，将饮食水谷化为精微和糟粕两部分，即化物作用。

2. 主泌别清浊

主泌别清浊指小肠在对胃初步消化的饮食物进行进一步消化的同时，随之进行的分清别浊的功能。分清，即将精微物质加以吸收，再通过脾的升清与散精作用上输心肺，输布全身；别浊，即将糟粕通过阑门传送到大肠，形成粪便，经肛门排出体外，同时，多余的水液经肾脏的气化渗入膀胱，形成尿液排出体外。

四、大肠的生理功能

1. 主传化糟粕

大肠接受经过小肠泌别清浊后所剩的食物残渣，再吸收其中多余的水液，形成粪便，经肛门排出体外。

2. 大肠主津

大肠在传化糟粕的同时对食物残渣和剩余水分有再吸收的作用，即大肠参与调节体内水液代谢。

五、膀胱的生理作用

1. 贮存尿液

人体津液代谢后的部分下归于肾，经肾的气化作用，升清降浊，清者回流体内，浊者下输膀胱，变成尿液，由膀胱加以贮存。

2. 排泄尿液

尿液贮存于膀胱，当膀胱内的尿液达到一定量时，通过肾的气化作用，使膀胱开合有度，则尿液可以及时地从溺窍排出体外。

六、三焦的生理功能

1. 通行元气

元气通过三焦而输布到五脏六腑，充沛于全身，以激发、推动各脏腑组织的功能活动，所以说三焦是元气通行的道路。

2. 疏通水道

全身的水液代谢，是由肺、脾、肾等脏腑的协同作用而完成的，但津液必须以三焦为通道，才能正常地升降出入。

第三节　奇恒之腑的生理功能

一、脑的生理功能

1. 主宰生命活动

脑为元神之府，是生命的枢机，主宰人体的生命活动，故脑不可伤。

2. 主藏元神

人的精神活动，包括思维意识和情志活动等，都是客观外界事物反映于脑的结果，属中医学狭义神的范畴。而思维意识和情志活动是在元神功能的基础上后天获得的，与脑有密切的关系。

3. 主感觉运动

眼、耳、鼻、舌为五脏外窍，皆与脑相通，所以人的视、听、言、动等与脑有密切的关系。脑为元神之府，能统领肢体，与肢体运动密切相关。

二、髓的生理功能

1. 养脑

髓以先天之精为物质基础，赖后天之精不断充养，分布于骨腔之中，由脊髓而上引入脑，成为脑髓，故称脑为髓之海。脑髓充盈，脑得髓养，则脑力充沛，反之则异然。

2. 充骨

髓藏于骨中，骨赖髓的充养。

3. 生血

精生髓，髓可以化为血，精髓为血液的物质基础。

三、女子胞的生理功能

1. 主持月经

月经的产生，是脏腑经络气血作用于胞宫的结果。胞宫的功能正常与否，直接影响月经的来潮，故胞宫有主持月经的生理功能。

2. 孕育胎儿

胞宫是女性孕产的器官。

四、脉的生理功能

1. 运行气血

脉，即脉管，是运行气血的管道，主司输送气血，使其流布于周身而循环不息。

2. 约束血行

脉既可以防止血液逸出而避免出血，又可规定血液方向，使之能输布所需之处。

3. 反映全身信息

脉为血府，与心连贯，肺朝百脉，故脉象（脉动应指的形象）能反映全身脏腑、气血、阴阳的综合状况。

五、骨的生理作用

1. 支撑人体

骨是支撑躯体、维持形体的总骨架。

2. 保护内脏

重要的器官，如心、肺、大脑等外部均有相应的骨骼连接成廓或壳，加以保护，避免外力损伤。

3. 协同运动

肌肉和筋膜的收缩弛张，产生动力，进而促进骨节的屈伸或旋转等，表现出各种躯体的运动。

五脏六腑、奇恒之腑虽然有各自的生理，但它们之间不是彼此孤立的，而是密切联系，共同维持着机体正常的生命活动。

第三章　中医预防保健理论

中医预防保健理论是指中医预防疾病和病后康复保健的基本思想和原则，这一理论集中体现于中医“治未病”和“病后防复”的思想原则上。主要包括三大方面，一是未病先防，二是已病防变，三是病后防复。

第一节　未病先防

未病先防，是指在疾病未发生之前，采取各种预防措施，以防止疾病的发生，即“防患于未然”。未病先防包括先天预防和后天预防两个方面，只有两者相互结合，才能达到预防疾病的目的。

一、先天预防

所谓“先天”，是指人在未出生之前的胎儿时期。先天预防，则是指从父母婚配到胎儿发育时期就采取预防措施，以增强父母体质，防止后代因禀赋造成各种疾病。先天预防主要应从优婚优育和胎养胎教两方面着手。

（一）优婚优育

优婚优育，就是通过择优婚配和适时受孕，使孕育的后代禀赋强壮，健康无病。一般认为，人体的体质强弱与后天因素有关，后天营养、锻炼等固然可以影响体质，但先天禀赋对子女的体质往往起决定作用。因此，婚育是否得当，直接关系到所生后代的健康状况。

1. 择优婚配

择优婚配指在选择配偶的时候，应注意选择年龄适宜、身体健康和无血缘关系的对象婚配。

（1）适龄婚配。人体有一个生长发育的过程，有时虽具备了生育能力，并不等于说到了结婚生育的最佳年龄，故我国古代医家多提倡晚婚晚育，适龄结婚。《褚氏遗书·求子》说：“合男女必当其年，男虽十六而精通，必三十而娶，女虽十四而天癸至，必二十而嫁，皆阴阳气完实而交合，则交而孕，孕而育，育而为子，坚壮强寿。今未笄之女，天癸始至，已近男色，阴气早泄，未完而伤，未实而动，是以交而不孕，孕而不育，育而子脆不寿。”一般而言，男子结婚生育的最佳年龄是25～30岁，女子是23～28岁。因为此时身体已发育健全，阴阳完实，气血充盛，结婚生子可以使子女体质强壮，健康长寿。若过早结婚，耗伤精血，则易使子女体弱多病，甚至夭折。

（2）体健婚配。人禀气于父母，父母的身体是否健康，往往对子女产生重大影响，故凡患有传染病或虚弱性疾病者，均不宜马上结婚，需及时治疗疾病，待疾病痊愈，身体恢复健康，才可以婚配。《三因方·求子论》说：“凡欲求子，当先查夫妻有无劳伤痼害之属，依方调治，使内外和平，则妇人乐有子矣。”现在我国《婚姻法》规定男女双方在婚前均应进行体检，则是防止带病婚配的最好方法。另外，如果男女双方患有同种疾病，或均为特异性体质，也不宜结婚，以免发生某些遗传性疾病。对于患有先天性智力低下者，则应控制其生育，以提高我国的人口素质。

（3）近亲不婚。据文献考证，我国早在三千多年前的殷周时期，就已认识到近亲结婚不利于优生优育及健康繁衍的生育规律，并制定了同姓不婚的制度，如《左传·僖公二十三年》说：“男女同姓，其生不蕃。”此处所谓男女同姓，实际上是指具有血缘关系的近亲。由于近亲结婚常常使子女多病、夭折或畸形，故在实践中得出了上述结论。现在我国《婚姻法》规定：直系血亲和三代以内的旁系血亲禁止结婚。这一法律规定，由于大大减少了致病基因的结合率，降低了隐性遗传病的发病率，从而较好地保障了所生子女的身体健康。

2. 受孕有时

受孕有时指男女结婚以后，应选择适当的时机、适宜的环境进行两性交合，并注意蓄精待时和把握男女的情机。

（1）选择时机。选择时机，指选择受孕的最佳时间。古代医家认为，妇女每次月经期间必有一“氤氲之时”，女子常有强烈的交接欲望，此即受孕的最佳时间，约在两次月经之间，停经后的第9天左右，相当于现代医学所说的排卵期。《医宗金鉴·嗣育门》说：“男女聚精在寡欲，交接乘时不可失，需待氤氲时候至，乐育难忍是真机。”注云：“取精之道唯在寡欲，交接女子必乘其时，不可失之迟早。盖妇人一月经行一度之后，必有一日氤氲之时，气蒸而热，如醉如痴，有欲交接不可忍之状，乃天然节候，是成胎生化之真机也。”根据现代研究，所谓“氤氲之时”并非一日，凡妇女排卵期间均属此范畴。如能正确地选择时机，适时交接，即可孕育健康的子女。有些青年夫妇由于不懂得这一道理，常是劳而无功，虽多次交接亦难怀孕，或虽怀孕其子女亦不健康。

至于交合的具体时间，古人认为最好时机是在“夜半子时”。《女科秘书·求嗣门》说：“施精亦要在夜半子候方可也。盖子时夜气清朗，一阳发生，……行房不惟生子，而子且贵，神气清秀，聪明必过人矣。”也就是说，半夜子时是阴尽阳生之时，此时夜深人静，外界干扰较少，有利于性生活的协调，故此时入房交合，不但容易受孕，而且胎儿发育良好，有利于优生优育。

（2）选择环境。选择环境指选择良好的内外环境受孕。外环境主要是指自然条件，内环境主要是指精神因素。中医认为，人与自然界有着密切的关系，要生育一个健康的后代，受孕时必须选择良好的外部环境，避免多变的气候及恶劣的环境对人体的影响，同时必须保持心情舒畅，避免精神情志的不良刺激。《妇人良方·求嗣门》说：“凡欲要儿子生，吉良日交会之。日常避丙丁（计日单位，以其属火，故不宜男女交合）及弦望晦朔、大风、大雨、大雾、大寒、大暑、雷电霹雳、天地昏冥、日月无光、霓虹地动、日月薄蚀。此时受胎，非止百倍损于父母，生子或喑哑、聋聩、顽愚、癫痴、挛跛、盲眇，多病短寿，不孝不仁。又避日月火光、星辰之下、神庙佛脎寺之中、井灶圊厕之侧、坟墓尸柩之旁，皆悉不可。”当然，如此众多的禁忌，实行起来亦有一定的困难，故《景岳全书·妇人规》说：“凡交会下种之时，古云宜择吉日良时、天德、月德及干支旺相，当避丙丁之说。顾以仓卒之时，亦安得择而后行？似属迂远，不足凭也。然惟天日晴朗，光风霁月，时和气爽，及情思安宁，精神闲裕之况，则随行随止，不待择而人人可辨。于斯得子，非惟少疾，而必且聪慧贤明。胎儿禀赋实基于此。至有不知避忌者，犯天地之晦冥，则受愚蠢迷蒙之气；犯日月星辰之薄蚀，则受残缺刑克之气；犯雷霆风雨之惨景，则受狠恶惊狂之气；犯不阴不阳忽热忽寒之变幻，则受奸险诡诈之气……此感兆元始之大本，苟思造命而赞化育，则当以此为首务。”一般认为，从季节条件而论，应选择不寒不热的春季受孕为宜，因为春季是万物生发的季节，有利于精、卵及胚胎的发育。从气候环境而论，应选择天气晴朗、风和气爽的天气为宜，因为此时人的情绪稳定，精神饱满，体力充沛，精气旺盛，不仅宜于受孕，且生子聪明健康。从周围环境而论，应避开险恶的地理环境，因为此时处于这样的环境下，易使人产生厌恶、恐惧之感，从而影响优质受孕，故古人主张最好在夜半子时交合，以排除外界干扰，保持环境的安静。另外，保持交合时的精神愉快、心情舒畅，对优孕也有重要意义，因为只有心情愉快才能维持气血调和，也才能保证受孕的质量。

（3）把握情机。把握情机指男女交合前要相互爱抚，待情投意合、百脉齐到时再进行交接。中医认为，只有两情相感、百脉齐到时交接，才最易受孕，且生子聪明健康，故提倡把握情机。《玉房指要》说："凡御妇女之道，务欲先徐徐嬉戏，使神和意感，良久乃可交接。"《广嗣纪要·协期篇》也说："男女未交合之时，男女情动，彼此神交，然后行之，则阴阳和畅，精血合凝，有子之道也。若男情已至，而女情未动，则精早泄，谓之孤阳；女情已至，而男情未动，女兴已过，谓之寡阴。"一般而言，男女的性兴奋在时间上是有差别的，男子较快，女子较迟。为了达到同时兴奋，就要在交接前相互嬉戏，如触摸对方的敏感部位，或拥抱、亲吻等，以唤起对方的性兴奋。待双方均有强烈的性要求，此时百脉齐到，气血充盛，彼此神交，则既可以享受性生活的快感，也可以达到孕育和优生的目的。

（4）蓄精待时。蓄精待时指男女在交接前先蓄养精血，待精血旺时再进行交接。中医认为，男子以精为本，女子以血为本，男精女血是受孕的基本条件，只有男精盛、女血旺，才能孕育健康无病的子女，故欲后代健康，必须预先蓄养精血。《万氏妇人科·种子章》说："种子者，男则清心寡欲经养其精，女则平心定气经养其血。"《广嗣纪要·寡欲篇》说："阳精溢泻而不竭，阴血时下而不愆，阴阳交畅，精血合凝，胚胎结而生育滋矣。不然，阳衰不能不应乎阴，阴亏不能不从乎阳，阴阳抵牾，精血乖离，是以无子。"至于如何蓄养精血，《医学研悦·胤嗣全书》曾提出五种方法：一曰寡欲，即减少性生活；二曰节劳，即防止劳心劳力过度；三曰息怒，即避免怒气等情志刺激；四曰戒酒，即禁止饮酒；五曰薄味，即多食蔬菜等清淡之物，少食肥腻浓郁之味。其中并指出："精聚则神全，神全则本立；……气调则血附，血附则经平。二者得理，则中的而生育矣。"可见蓄养精血，待时交接，也是优生优孕的重要方面。

（二）胎养胎教

胎养胎教，是指妇女在受孕之后，通过对孕妇的精心调养和耐心教导，以促进胎儿的健康发育，培植良好的先天素质，防止各种疾病发生的措施。中医非常重视胎养胎教，早在马王堆汉墓出土的《胎产书》中，就有关于养胎的记载。北齐徐之才则对养胎和胎教作了详细的论述，提出了逐月养胎之说。后世医家在此基础上又对养胎、胎教作了大量的补充，使其形成了一套完整的学说。今以《千金要方·妇人方·胎养》引《徐之才逐月养胎方》为主加以介绍。

《徐之才逐月养胎方》云：

妊娠一月名始胚。饮食精熟。酸美受御，宜食大麦，无食腥辛，是谓才正。

妊娠一月，足厥阴脉养，不可针灸其经。足厥阴内属于肝，肝主筋及血。一月之时，血行否涩，不为力事。寝必安静，无令恐畏。

妊娠二月名始膏。无食辛燥，居必静处，男子勿劳，百节皆痛，是为胎始结。

妊娠二月，足少阳脉养，不可针灸其经。足少阳内属于胆，主精。二月之时，儿精成于胞里，当慎护惊动也。

妊娠三月名始胎。当此之时，未有定仪，见物而化。欲生男者操弓矢，欲生女者弄珠玑，欲子美好数视璧玉，欲子贤良端坐清虚，是谓外象而内感者也。

妊娠三月，手心主脉养，不可针灸其经。手心主内属于心，无悲哀思虑惊动。

妊娠四月，始受水精以成血脉。食宜稻粳，羹宜鱼雁，是谓盛血气，以通耳而行经络。

妊娠四月，手少阳脉养，不可针灸其经。手少阳内属于三焦，四月之时，儿六腑顺成，当静形体，和心志，节饮食。

妊娠五月，始受火精以成其气。卧必晏起，沐浴浣衣，深其居处，厚其衣裳，朝吸天光，以避寒殃。其食稻麦，其羹牛羊，和以茱萸，调以五味，是谓养气，以定五脏。

妊娠五月，足太阴脉养，不可针灸其经。足太阴内属于脾，五月之时，儿四肢皆成，无大饥，无甚饱，无食干燥，无自炙热，无大劳倦。

妊娠六月，始受金精以成其筋。身欲微劳，无得静处，出游于野，数观走犬，及视走马。食宜鸷鸟猛兽之肉，是谓变腠理纫筋，以养其力，以坚背膂。

妊娠六月，足阳明脉养，不可针灸其经。足阳明内属于胃，主其口目。六月之时，儿口目皆成，调五味，食甘美，无太饱。

妊娠七月，始受木精以成其骨。劳身摇肢，无使定止，动作屈伸，以运血气，居处必燥，饮食避寒，常食稻粳，以密腠理，是谓养骨而坚齿。

妊娠七月，手太阴脉养，不可针灸其经。手太阴内属于肺，主皮毛。七月之时，儿皮毛已成，无大言，无号哭，无薄衣，无洗浴，无寒饮。

妊娠八月，始受土精以成肤革。和心静息，无使气极，是谓密腠理而光泽颜色。

妊娠八月，手阳明脉养，不可针灸其经。手阳明内属于大肠，主九窍。八月之时，儿九窍皆成，无食燥物，无辄失食，无忍大起（便）。

妊娠九月，始受石精以成皮毛，六腑百节莫不毕备。饮醴食甘，缓带自持而待之，是谓养毛发，致才力。

妊娠九月，足少阴脉养，不可针灸其经。足少阴内属于肾，肾主续缕（经脉）。九月之时，儿脉续缕皆成，无处湿冷，无着炙衣。

妊娠十月，五脏俱备，六腑齐通，纳天地气于丹田，故使关节人神皆备，但俟时而生。

以上可以看出，徐氏胎养教学说的理论基础是“外象而内感”。也就是说，由于儿在母腹尚未长成，阴阳未备，禀质未定，故能外象内感，随物变化，即所谓“当此之时，未有定仪，见物而化”。若母有教养，则感善而应良；母无教养，则感恶而应异。可见胎教对于子女的优生优育具有重要意义。

该学说的内容，主要包括调养精神、调理饮食、谨慎起居、节制房事、慎施药物、培养情操等几个方面。

1. 调养精神

调养精神指妇女妊娠之后应保持精神愉快，心情舒畅，尽量避免惊恐郁怒等不良的情志刺激。中医认为，人的精神情志活动与脏腑、气血有着密切的关系，喜怒无常，忧思过度，或大惊卒恐，容易造成脏腑失调，气血紊乱，从而影响人体的健康。妇女怀孕之后，如果情志过极，则会影响母体的健康，并妨碍胎儿的发育。如《素问·奇病论》说：“人生而有病癫疾者，病名为胎病。此得之在母腹中时，其母有所大惊，气上而不下，精气并居，故令子发为癫疾也。”明确指出胎病癫疾乃由孕母受惊所致。《万氏妇人科·胎前章》也说：“过喜则伤心而气散，怒则伤肝而气上，思则伤脾而气郁，忧则伤肺而气结，恐则伤肾而气下。母气即伤，子气应之，未有不伤者也。其母伤则胎易堕，其子伤则脏气不完，病斯多矣，盲聋喑哑，痴呆癫痫，皆禀受不正之故也。”由此可见，妊娠期间孕妇精神的创伤，可直接影响胎儿在母体中的发育，并可导致先天性疾病，如癫痫、痴呆等。所以我国古代医家十分重视妇女孕期的精神调摄，指出妊母应怡养性情，开阔胸怀，戒嗔怒，远七情，即徐氏所谓“寝必安静，无令畏恐”，“居必静处”，“端坐清虚”，以使精神愉快，脏腑安和，气血通畅，确保母子身心健康。

2. 调理饮食

调理饮食指妇女妊娠之后，应给以合理的营养和均衡的饮食。孕妇的饮食状况与胎儿的发育有着密切的关系，故历代医家都十分重视妊娠期的饮食调理，认为妇女从怀孕开始，就应重视营养，调节饮食，以满足胎儿不断发育的需要。一般地说，孕妇的饮食应经常调换，五味不可过偏，要以清淡可口、富有营养为宜，不可过食生冷、辛辣、油腻之品。《女科秘要·保胎法》说：“大约宜淡薄不宜肥浓，宜轻清不宜重浊，宜甘平不宜辛热，宜温补不宜耗散。”《万氏妇人科·胎前章》也说：“妇人受胎之后，最宜调饮食，淡滋味，避寒暑，常得清纯和平之气以养其胎，则胎元完固，生子无疾。”徐氏所谓“饮食精熟，酸美受御”、“食宜稻粳，羹宜鱼雁”、“其食稻麦，其羹牛羊”、“无大饥，无甚饱，无食干燥”等，亦是此意。另外，孕妇素有脾胃虚弱者，则应及时调理脾胃，不可只强调调理饮食，增加营养。《景岳全书·妇人规·胎不长》说：“妊娠胎气本乎血气，胎不长者，血气不足耳。妇人多脾胃病者有之，仓廪薄则化源亏，而冲任穷也。”可见在对孕妇调理饮食的同时，不可忽视对脾胃的调理。

还有一件值得注意的事情，即“勿过饮酒”。《大生要旨》说：“酒多者，最为不宜，盖胎儿先天之气，极宜清楚，极宜充实，而酒性淫热，非惟乱性，亦且乱精，精为酒乱，则湿热其半，真精其半耳。精不充实，则胎儿不固，精多湿热，则他日患胎毒疮疡。”可见，过度饮酒不仅危害孕母，也可损伤胎儿，故应戒之。

3. 谨慎起居

谨慎起居指妇女妊娠之后，行、立、坐、卧均宜谨慎，以防伤损胎儿。《产孕集·孕忌》指出，妇女怀孕之后，居处动作最易伤损胎儿，故应“毋登高，毋作力，毋疾行，毋侧坐，毋曲腰，毋跛倚，毋高处取物，毋向非常处大小便，毋久立，毋久坐，毋久卧，毋犯寒热，毋冒霜雪露雾、暴雨酷日、烈风疾雷，一举一动，必谨饬之”。《张氏医通·妇人门》也说：“举止必除，行立勿仰，坐不实其前阴，卧不久偏一侧，不得耽坐嗜卧使气血凝滞。”徐氏根据胎儿发育的时间，提出早期“不为力事，寝必安静”、“居必静处”、“卧必宴起，沐浴浣衣，深其居处，厚其衣裳，朝吸天光，以避寒殃”、“无太劳倦”，以及长期“身欲微劳，无得静处，出游于野，数观走犬，及视走马”、“劳身摇肢，无使定止，动作屈伸，以运气血”、“缓带自持而待之”、“无处湿冷，无着炙衣”等，则是为了保护胎儿发育对孕妇起居提出的较为科学的方法。该方法和现代的认识也是一致的。妊娠早期，胎元初结，尚不牢固，若运动过多，劳力过度，最易损伤胎儿，引起流产。但到了妊娠中后期，胎儿基本发育成形，适当运动和劳动，则可以舒展肢体，流通气血，有利于胎儿的发育和孕妇的分娩。

4. 节制房事

节制房事，指妇女妊娠之后，应尽量减少性生活。我国古代十分重视妊娠期间节制房事，把其视为养胎护胎的重要方面，如《万氏妇人科·胎前章》说：“古者妇人有孕，即居侧室，不与夫接，所以产育无难，生者多贤，亦少疾病。今人不知禁忌，纵情恣欲，有触动胎气而堕者，有胎肥硕而难产者，有败精凝裹而碍产者，有生子多疾、痘疮稠密者，皆多房事故也。”《产孕集·孕忌》也说：“怀孕之后，首忌交合。盖阴气动而外泻，则分其养孕之力，而扰其固孕之权，且火动于内，营血不安，神魂不密，形体劳乏，筋脉震惊，动而漏下，半产难产，生子多疾而夭，淫浊而钝，甚至孕犹而固，辄动而堕之，一再堕后，胞室寒滑，随孕随堕，终生无子而不自知，亦不概矣。”徐氏提出妊娠早期“居必静处，男子勿劳”，盖亦指此。孕妇节制房事是有一定科学道理的，因为妇女怀孕之后，胎儿靠母体维系，若在早期房事过多，往往扰动相火，耗劫真阴，导致冲任损伤，引起胎动、胎漏和流产等各种疾病；若妊娠中后期房事过多，则易耗伤气血，导致胎儿发育不良，或致孕妇形体劳乏，引起半产、难产或各种胎儿疾病。

5. 慎施药物

慎施药物指妊娠期间当禁用或慎用各种药物。中医认为。孕妇无病不可乱服药物，以免对胎儿造成无辜伤害。若孕妇已患疾病，则应及早治疗，并对药物有选择，且需掌握“病去安，胎亦无殒”的原则。《千金要方·妇人方》指出：“妇人之病……若是四时节气为病，虚实冷热为患者，故与丈夫同也。”惟怀胎妊而挟病者，避其毒药耳。一般地说，妊娠用药分禁用和慎用两部分。禁用的药物多为毒性较强或猛烈之品，如斑蝥、水蛭、虻虫、巴豆、牵牛、大戟、甘遂、芫花、商陆、麝香、三棱、莪术等，妊妇禁止使用；慎用的药物多为破气、破血或燥热沉降药物，如桃仁、红花、大黄、枳实、附子、干姜、肉桂等，在临床上可以根据具体情况斟酌使用。另外，妊娠期间最好不要使用针灸治疗疾病，因为针灸不当容易损伤胎儿，导致堕胎、流产。徐氏多次告诫“不可针灸其经”者，盖基于此。

6. 培养情操

培养情操古称“胎教”，即通过对孕母高尚情操的培养，促使胎儿生后聪明、善良、健康、长寿的措施。古人认为，胎儿在母体发育期间，可以“外象而内感”，孕母的精神情操、品德性格，甚至一举一动，都会影响胎儿。高尚的情操，可使胎儿聪慧贤良，健康端庄；邪恶的心态，可使胎儿发育异常，品德败坏，多病寿短。如《妇从良方·胎教门》说：“子在腹中，随母听闻。自妊娠之后，则需行坐端严，性情和悦，常处静室，多听美言，令人讲读诗书，陈礼说乐。耳不闻非言，目不观恶事，如此则生男女福寿敦厚，忠孝贤明，不然则男女即生，则多鄙贱不寿而愚。”《产孕集·孕宜》则进一步说：“子居母腹，以母气为气，以母血为血，母呼亦呼，母吸亦吸。善心生则气血清和，而子性醇；恶心生则气血浑浊，而子性劣。……故妊子之时，必慎所感。”又说：“古者妇人妊子，寝不侧，坐不边，立不跸，不食邪味，割不正不食，席不正不坐，目不视邪色，耳不听淫声，则生子端正，才德过人。昔太任有身，能以胎教，及生文王之圣，君子美之。故旧说谓：受孕三月，逐物变化，使妊母常观犀象珠玉宝玩之物，礼乐钟磬俎豆之事，诵诗书箴诫琴瑟咏歌，……亦不过欲和其心志，绝其嗜欲，使心静于内，虑谧于中，清气充满，浊气自消，即胎教之道也。”综上可以看出，胎教的内容主要有三个方面：一是陶冶性情，务使宁静；二是修养身心，培育情操；三是视听美好，行坐端庄。

二、后天预防

后谓“后天”，是指人体出生之后的整个时期。后天预防，则是指人体出生之后，为了防止疾病的发生所采取的各种预防措施。中医认为，疾病的发生关系到正气和邪气两个方面。其中，正气不足是疾病发生的内在根据，邪气的侵害是疾病发生的重要条件。因此，后天预防疾病的发生，必须首先增强体质，提高人体正气的抗邪能力，同时也要防止致病邪气的侵害。

（一）增强体质

增强体质，是指通过调养身体，使正气旺盛，以提高其抗御邪气的能力。一般而言，人体正气的强弱，主要由人的体质所决定。体质强壮则正气旺盛，抗病能力亦强，能够有效地预防疾病的发生。因此，增强体质是提高正气抗邪能力的关键。增强体质主要应从精神调摄、饮食调养、起居有常、身体锻炼、医药补养五个方面着手。

1. 精神调摄

中医认为，形乃神之宅，神乃形之主，两者是辩证统一的。人体脏脾气血、形体官窍等，都要在精神的统一支配下，发挥各自的功能活动。只有精神愉快，情志舒畅，才能脏脾协调，气血通畅，营养物质源源不断地供应机体的需要，人的体质才会强壮，正气才会充足，才能有效地预防疾病的发生。《素问·上古天真论》说：“恬澹虚无，真气从之，精神内守，病安从来?”可见，调摄精神，对于增强体质、预防疾病具有重要意义。一般认为，调摄精神应保持精神乐观愉快，心情舒畅，尽量减少不良的精神刺激和过度的情志变动。中医的精神调摄主要包括保养精神、调和情志和四气调神三个方面。

（1）保养精神。一是要做到清心寡欲，思想宁静，即《素问·上古天真论》所谓“恬澹虚无”、“志闲而少欲”。《寿世青编》说：“凡人欲无病，必须先正其心，使心不乱求，心不狂思，不贪嗜欲，不着迷惑，则心君泰然矣，心君泰然，则百骸四体虽有病不难治疗，独此一动，百患为招，即扁鹊华佗在旁亦无所措手矣。”《红炉点雪》也说：“若能清心寡欲，久久行之，百病不生。”可见，嗜欲太过，则伤心神而损健康；只有清心寡欲，淡泊名利，才能思想宁静，正气存内，百病不生。二是要做到乐观愉快，心情舒畅，即《素问·上古天真论》所谓“美其食，任其服，乐其俗，高下不相慕”。《延命金丹》说：“衣食随缘，自然快乐。”《寿世青编》也说：“未事不可先迎，遇事不可过忧，既事不可留住，听其自来，应以自然，任其自去。”一般而论，人的一生不可能没有忧患，会遇到许多困难和挫折，或衣食无着，或工作不顺利等，而对待这些困难和挫折，则应泰然处之，做到“心安而不惧”。一方面要打起精神努力争取，另一方面又不要过于追求，要想得开，看得远，常知足，乐观愉快，心情舒畅，以免劳心伤神，导致疾病。此外，通过静动锻炼修养身心，也可以达到调摄精神的目的。

（2）调和情志。调和情志是指对喜、怒、忧、思、悲、恐、惊七种不良的情绪加以调摄。中医认为，七情是人体对外界事物的刺激产生的情感反应，在一般情况下，属于正常的精神活动。但是，突然强烈或长期持久的情志刺激则会超出人体的适应能力和耐受程度，使脏腑功能紊乱，气血运行失常，阴阳失去平衡协调，从而影响人体的体质，导致疾病的发生。《素问·阴阳应象大论》说：“怒伤肝”、“喜伤心”、“思伤脾”、“忧伤肺”、“恐伤肾”。《素问·疏五过论》说：“离绝菀结，忧恐喜怒，五脏空虚，血气离守。”《素问·举痛论》说：“怒则气上，喜则气缓，悲则气消，恐则气下，……惊则气乱，思则气结。”故中医把七情太过视为重要的致病因素，而历代医家则把调摄情志看作养生防病的重要手段。一般认为，调摄情志应做到和喜怒，少忧思，避惊恐，如《千金·养性》说：“莫忧思，莫大怒，莫悲恐，莫大惧，……莫大笑，勿汲汲于所欲，勿郁郁怀忿恨，皆损寿命。若不能犯者，则得长生也。”对于已产生的七情波动，则应通过调节自己的感情，运用节制、疏泄和转移等方法，不断消除或减少不良情绪对人体的影响。如遇到可怒之事，则用理智节制情感上的冲动，或离开出事地点，找情投意合之人倾诉感情；若遇到不幸之事，心中悲哀，可痛哭一场，以减少心理压力；若遇到难以解决的问题，心中烦闷，可听听音乐，或从事自己喜欢的活动，以排解忧愁等。

（3）四气调神。四气调神，即根据四季气候的变化，通过调节人体的起居活动，以达到调养精神的方法。《素问·四气调大论》对此曾作了专篇论述，指出“春三月，此为发陈，天地俱生，万物以荣”，人体为了适应春天阳气升发、万物萌生的特点，在起居上则应“夜卧早起，广步于庭，被（披）发缓形”，通过舒展形体，生发机体阳气，达到舒畅精神情志的目的。“夏三月，此为蕃秀，天地气交，万物华实”，人体为了适应夏天阳气旺盛、万物繁茂的特点，在起居上则应“夜卧早起，无厌于日，使志无怒，……使气得泄，若所爱在外”，通过排泄汗液，疏泄机体阳气，达到调畅精神情志的目的。“秋三月，此谓容平，天气以急，地气以明”，人体为了适应秋天气候肃杀、万物成熟的特点，在起居上则应“早卧早起，与鸡俱兴，使志安宁，以缓秋刑”，通过谨慎起居，收敛机体阳气，达到保养精神情志的目的。“冬三月，此谓闭藏，水冰地坼”，人体为了适应冬天气候寒冷、万物闭藏的特点，在起居上则应“早卧晚起，必待日光，使志若伏若匿，若有私意，若已有得，祛寒就温，无泄皮肤”，通过保暖形体，谧藏机体阳气，达到静养精神情志的目的。古人“四气调神”的理论具有一定的科学道理，现代人体生物钟的研究证实，人体的生理随四时季节的变化也有一定的节律，若能按照人体节律进行精神形体的调养，则能起到预防疾病的作用。

2. 饮食调养

饮食调养指通过采取节制饮食、调和五味和合理搭配食品等措施，达到增强体质、预防疾病的目的。中医认为，人出生后，饮食是摄取营养、化生气血、维持身体健康的基本条件。但饮食必须节制，五味必须调和，各种食品必须合理搭配，才能全面发挥营养人体的作用，故《素问·上古天真论》把“饮食有节”视为“形与神俱”的重要因素之一。饮食调养主要应从节制饮食、调和五味和搭配食品三个方面着手。

（1）节制饮食。节制饮食是指做到饮食定时、定量、冷热适宜。定时主要是指一日三餐要有固定的时间规律，如早餐宜在日出后，中餐宜在日午时，晚餐宜在日落前。如过早过晚，或中间间隔过短过长，都会影响脾胃的浮华功能，长此以往，必然导致体质衰弱，正气亏虚，损害人体的健康。定量主要是指根据自己的实际需要，摄取适当数量的饮食，不要过饥过饱。一般地说，男女老少、体力劳动者和脑力劳动者，对饮食的需求是不同的，故应因人制宜，但总以适度略少为佳。因为过少则气血化源不足，日久体质必弱；过多则伤食难化，日久脾胃必伤，即《素问·生气通天论》所谓“饮食者，热勿灼灼，寒勿沧沧。寒温中适，故气将持”。尤其是冬夏季节，饮食的寒热更需注意，以免损伤肠胃引起疾病。

（2）调和五味。调和五味是指食用酸、苦、甘、辛、咸五味食品不可过偏。中医认为，五味对人体的脏腑气血各有所补，亦各有所害。《素问·至真要大论》说：“五味入胃，各有所喜，故酸先入肝，苦先入心，甘先入脾，辛先入肺，咸先入肾，久而增气，物化之常也，气增而久，夭之由也。”《素问·六节脏象论》说：“五味入口，藏于肠胃，味有所藏，以养五气。气和而生，津液相成，神乃自生。”《素问·生气通天论》则说：“味过于酸，肝气以津，脾气乃绝；味过于咸，大骨气劳，短肌，心气抑；味过于甘，心气喘满，色黑，肾气不衡；味过于苦，脾气不濡，胃气乃厚；味过于辛，筋脉沮弛，精神乃央（殃）。”可见，五味调和，能够补益脏腑，滋养气血，使体质增强；而五味过偏，则能破坏脏腑气血之间的平衡协调关系，使体质衰弱。故《素问·生气通天论》又说：“是故谨和五味，骨正筋柔，气血以流，腠理以密，如是则骨气以精，谨道如法，长有天命。”

(3) 搭配食品。搭配食品是指对不同种类的食品应合理调配。中医认为，食物的种类不同，所含的营养成分也不完全相同，只有进行合理搭配，才能使人体得到全营养，以满足人体生理功能的需要。《素问·脏气法时论》说：“五谷为养，五果为助，五畜为益，五菜为充，五味合而服之，以补精益气。”不仅认识到不同食品的各自作用，而且肯定了食品相互搭配的重要性，即能起到“补精益气”的作用。一般认为，人类的食品应以五谷为主，故称“主食”，而以肉、菜、果、蛋为辅，故称“副食”。就副食而论，古人多主张宜清淡，忌肥腻，如《医学心悟》指出：“莫嗜膏粱，淡食为最。”《素问·通评虚实论》也说：“消阐、仆击、偏枯、痿厥、气满发逆，肥贵人则高（膏）粱之疾也。”可见，饮食清淡能够增强体质，有利于人体的健康，而过食肥腻则易助湿生痰、化热生风，引起多种疾病。

3. 起居有常

起居有常是指按照客观规律安排自己的生活起居，制定出合理的作息制度，并作为常规坚持实行。中医认为，人类长期生活在自然界中，时刻受到自然环境的影响，人类只有能动地适应自然，才能维持机体正常的生命活动，故《灵枢·邪客》说：“人与天地相应也。”自然界对人体影响最大的有两个方面，一是一年四季气候的变化，二是一日昼夜晨昏的变化。应根据所有的变化规律，制定相应的起居制度，做到“起居有常”。《素问·上古天真论》说：“上古之人，其知道者，法于阴阳，和于术数，食饮有节，起居有常，不妄作劳，故能形与神俱，而尽终其天年。”

(1) 顺应天时。顺应天时指按照四季气候的变化规律制定起居常规。以我国的气候而论，其变化规律是：春天温暖，夏天炎热，秋天凉爽，冬天寒冷。人们长期生活在这样的气候条件下，人体的阴阳、气血也产生了适应性的生理节律，以阳气为例，春天开始升发向外，夏天盛于外而疏泄，秋天开始收敛向内，冬天藏于内而固密。故欲健体防病，必须顺应天时。《素问·四气调神大论》所谓“春三月，夜卧早起，无厌于日”、“秋三月，早卧早起，与鸡俱兴”、“冬三月，早卧晚起，必待日光”，即是根据四季气候变化制定的起居常规。但随着社会的发展和科技的进步，现在人们的起居观念已发生了很大改变，故应根据自己的实际情况制定四季起居的常规。

（2）适应昼夜。一日昼夜晨昏的变化对人体也有一定的影响，主要是影响人体的阳气。一般的规律是：早晨阳气初生，日中阳气隆盛，傍晚阳气收敛，夜间阳气潜藏。随着四时阳气的变化，人的精力也各不相同，故在制定一日起居时，应充分考虑到这一节律。古人认为，一日起居要分三个时段：一是早晨锻炼时间，二是白天劳作时间，三是晚上休息时间。早晨应按时起床，具体时间以日出前后为宜。起床后要进行身体锻炼，如跑步、登山、做健身操、打太极拳、练气功等，因为此时天已破晓，旭日东升，阳气生发，空气清新，通过呼吸吐纳，运动肢体，可使全身气血流畅，增强体质。但应注意循序渐进，不可运动过度；并应注意衣着适当，避免感触风寒。劳作是人类赖以生存的根本，故应将重要而繁杂的工作放在上午料理；下午人的精力稍差，工作安排应较上午为少。但要尽量做到“当日事，当日毕”，又不可过劳过逸，即《素问·上古天真论》所谓“形劳而不倦”。同时，还要保持每日工作量大体相等，不可忽多忽少。另外，我国工作人员有睡午觉的习惯，安排一定时间的午休，可以调养精神，对于做好下午工作也有一定的好处。晚上是休息和睡眠的时间，应尽量减少工作时间和强度，而应以休息娱乐为主，如听音乐、看电视、阅览书报等，以解除一日工作的疲劳，放松身心，为睡眠做好准备。

（3）节制房事。节制房事是指减少男女之间的性生活，也是中医起居养生的一个重要方面。古代医家认为，人身有三宝，谓之精、气、神。而精是人体生命活动的根本，也是构成体质的要素，精足则气充，气充则神旺，故保精是维持身体健康的首要措施。由于房事最耗伤人体的肾精，肾精不足则易导致各种疾病，故古人十分重视节制房事。当然，节制房事并不等于杜绝性生活，只是要求适当减少性生活，避免因房劳过度有害身体。一般地说，青年人以每周2~3次为宜，中年人以每周1~2次为宜，50岁以后每周不要超过1次，60岁以后则10天或半月1次。需要说明的是，这只是指一般的情况而言，由于人的体质有强弱之别，房事的次数亦不必强求一律，但要掌握一个基本原则，即房事后无头晕、耳鸣、腰酸、乏力等感觉，并能保持精力旺盛，能够坚持正常的工作。

4. 身体锻炼

加强身体锻炼，是增强体质、扶助正气、预防疾病发生的重要手段。通过运动或劳动，可使血脉流畅、关节疏利、气机和调，从而提高抗病能力。《三国志·华佗传》说：“佗语普（吴普）曰：‘人体欲得劳动，但不当使极耳。动摇则谷气得消，血脉流通，病不得生，譬犹户枢不朽是也。’”华佗并模仿虎、鹿、熊、猿、鸟五种动物，科学地创造出锻炼身体的“五禽戏”，一直为后人所沿用。此后，宋人发明的“八段锦”，明人创立的“太极拳”，民间流传的“易筋经”，以及古代的“吐纳法”、“导引术”和各式各样的运动气功等，均成为人们锻炼身体的极好方法。现在，运动锻炼的方法更是多种多样，如各种球类、保健操、登山、跑步、游泳、跳绳及家庭健身器材等，人们可以根据自己的爱好和体力状况，选择适合自己的运动项目加以锻炼。

需要说明的是，身体锻炼必须掌握三个原则：一是因人、因地、因时制宜。如小儿、老人运动量宜小，中青年人活动量宜大；靠山的登山，靠水的游泳；夏练三伏，冬练三九，早跑步，晚练功等。当然也不是绝对的，但均应根据自己的身体状况和年龄阶段，选择相适应的运动方法进行锻炼。二是循序渐进，持之以恒。增强体质是一个较为缓慢的过程，不可能“一口吃个胖子”，故在进行运动锻炼时，要掌握循序渐进的原则，先选择一些运动量小、容易操作的方法，以防损伤身体，然后逐渐加大运动量，或选择较为复杂的运动项目，以更好地增强体质。锻炼身体还要持之以恒，不可一曝十寒，或半途而废，因为只有坚持不懈，守恒如一，才能达到增强体质的目的。三是动静结合，以动为主。唐代孙思邈指出，运动“惟无多无少，几于道矣”。元代朱丹溪则认为：“天主生物，故恒于动；人有此生，亦恒于动。”可见锻炼身体应动静结合，以动为主，即动于外以练形体，静于内以养精神，这样就会形神兼备，达到健体防病的目的。

5. 医药补养

医药补养是指用药物、针灸和推拿等医药手段，通过调整阴阳、补益气血、滋养脏腑、疏通经络，达到增强体质、预防疾病的目的。

中医认为，对于某些虚弱性体质，平时可采取药物补益的方法加以纠正。药物补益要因人而异，如阳虚体质宜壮阳等。由于脾为后天之本，肾为先天之本，故在因人补养的同时，必须注意补益脾肾。中医还认为，针灸、推拿具有疏通经络、调理气血的作用，也是健体防病常可选用的方法。如针刺足三里，艾灸气海、关元，按摩耳、目、腹、背及太阳、涌泉等。有关知识将在中医预防技术中介绍。

（二）防止邪侵

中医认为，邪气是导致疾病发生的重要因素，在一定的条件下，甚至能起主导作用，如疫疠之气等。因此，后天未病先防，除了增强体质，提高正气的抗邪能力外，还要注意防止邪气的侵袭。《素问·上古天真论》说：“虚邪贼风，避之有时。”盖即指出，防止邪气主要应从顺应四时、避其疫邪、注意卫生和预用药物四方面着手。

1. 顺应四时

顺应四时指根据四季气候的变化规律，随时调整衣食住行，以防止四时不正之气侵害人体，所谓“顺四时而适寒暑”。如春季温暖多风，易发生温病和风病，故衣被不可过少，饮食不可过寒，运动不可出汗过多；夏季炎热潮湿，易发生暑病和泻痢，故衣被要少而干燥，饮食应注意卫生，不可寒热太偏，不可在烈日下劳作太久；秋季天气转凉，空气干燥，易发生感冒和燥咳，故衣被要随时调整，多吃含水分的水果；冬季天气寒冷，易发生流感和冻伤，故衣被要加厚，饮食要偏温，室内空气要流通，运动时最好不要出汗。

2. 避其疫邪

避其疫邪指对具有烈性传染病的疫邪要杜绝接触，以避免传染。疫邪致病异常毒烈，不论体质强弱，触之即发。如《素问·刺法论》说：“五疫之至，皆相染易，无问大小，病状相似。”故提出要“避其毒气”。对疫病已流行的地区应做到及时封锁，禁止人员流通；已感染的患者应及早隔离，抓紧治疗。对于工作需要必须接触患者的医务人员，则应做好防护措施，以免传染。

3. 注意卫生

注意卫生指通过讲究卫生防止病邪的产生和侵袭。它包括注意环境卫生、个人卫生和饮食卫生等。

（1）环境卫生。环境卫生是指居处环境的卫生，也称公共卫生。由于环境卫生直接关系到病疫的发生，所以应是大家共同注意维护的方面。古人认为，居处应选择土厚水美或背山临水之处，周围应广植树木花草。如《左传·成公六年》指出：“土厚水深，居之不疾。”《保生要录》指出：“土欲坚润而黄，水欲甘美而澄。”《起居安乐笺》则提出了一个更为理想的居处：“使居有良田广宅，背山临流，沟池环币，竹木周布，场圃筑前，果园树后，舟车足以代步涉之难。”实指建立在一个空气清新、环境优美、交通方便的地方。当然，这样的居处环境不可能人人都能得到，但居处至少应避开浓烟浊水、气味臭秽、喧嚣嘈杂的有害环境。另外，对于周围的厕所、绿地、街道、公共垃圾，则应委派专人负责，定期打扫，以避免蚊蝇孳生，病邪蔓延。关于室内环境，古人认为应以优雅为主，如《寿亲养老新书·宴处起居》指出：“栖息之室，必常洁雅。”室内可种植花草，所谓“室雅何须大，花香不在多”。对于室内卫生，一般认为房间要每天开窗，保持空气流通，日光充足；地面要每天打扫，除去灰尘，保持清洁。还要定期清扫墙角、床下、门窗、家具，农村也可以用艾叶、苍术烟熏，或雄黄酒喷洒，以消灭蚊蝇、跳蚤和臭虫等致病昆虫。

（2）个人卫生。讲究个人卫生，养成勤洗脸、洗头、洗手、洗脚、洗澡及刷牙、漱口的习惯，对于预防疾病的发生也是十分必要的。因为人体体表是沾染脏物机会最多的地方，口腔是细菌最易繁殖的处所，故我国古人很早就提出要经常清洗上述部位。如甲骨文中就有关于洗脸、洗手、洗脚、洗澡的记载。《千金要方·道林养性》说："食毕当漱口数过，令人牙齿不败，口香。"一般地说，每日晨起应洗手、洗脸、刷牙；食前、便后应洗手；食后应漱口；睡前应刷牙、洗脚；3～5日洗一次头，5～7日洗一次澡（夏天应每日1次）。此外，还应经常换洗衣服，勤晒被褥，修剪指甲，梳理头发，以消除细菌孳生的环境，减少某些疾病的发生。

（3）饮食卫生。饮食卫生是指注意饮水和食品的卫生，防止病从口入。我国是发明水井最早的国家，也是饮食文化的重要发源地，对于饮食卫生可谓极为重视。古人认为，饮水应以饮开水为宜。如《吕氏春秋·本味篇》提出须"九沸九度"，宋代庄绰说："纵细民在路上，亦必饮煎水。"对于食品，古人认为应以熟食为主，忌用腐败不洁之物。上述主张具有一定的科学道理，因为开水熟食可以杀灭致病生物，忌食腐败变质的食物和不洁之物，可以避免病从口入，故能预防病邪的侵袭和食物中毒。此外，我国还有饮茶的习惯，对于消化饮食具有一定的帮助。但应注意不要过浓，以防生湿碍脾；空腹、睡前不宜饮用，以防眩晕或失眠。

4. 预用药物

在某些疾病流行的时候，通过服用或佩带一定的药物，是预防疾病传染的有效措施。古人十分重视药物预防，《素问·刺法论》就有预服"小金丹"防疫的记载；长沙马王堆汉墓出土的药品中，则有用花椒、辛夷、桂皮等制成的香囊；《千金要方》等书中还记有用艾叶、雄黄、菖蒲、苍术、白芷等进行烟熏消毒的方法；《四时调摄笺》也说："疫气流行，用管仲（贯众）轩水缸内，食水不染。"现要人们在感冒流行的时候预服板蓝根汤，在肝炎流行的时候预服茵陈大枣汤，在痢疾流行的时候预用马齿苋等，都是基于上述原则制定的，对于预防某些疾病的发生均能起到一定的作用。

第二节　已病防变

已病防变，是指当疾病已有先兆，或已经发生，应做到及早诊断，及早治疗，或先安未受邪之脏，以防止疾病的发展传变，并避免病残。故已病防变应从以下四个方面着手：一是察病先兆，及时处理；二是早期诊治，防病加重；三是先安健脏，杜绝传变；四是把握规律，避免病残。

一、察病先兆，及时处理

中医认为，病邪侵袭人体，必然引起正邪斗争，此时人体内的脏腑经络、阴阳气血往往发生某些异常变化，并出现相应的先兆症状，预示着疾病将要发生。如《卫生宝鉴·中风门》说："凡人初觉大指次指麻木不仁或不用者，三年内有中风之疾也。"《证治汇补·预防中风》也说："平人手指麻木，不时晕眩，乃中风先兆。"当人体出现某些疾病的先兆时，则应及时予以处理，以避免疾病的发生。《医学源流论·防微论》说："凡人少有不适，必当即时调治，断不可忽为小病，以致渐深，更不可勉强支持，使病更增，以贻无穷之害。此则凡人所当深省，而医者亦必询明其得病之故，更加意体察也。"至于处理的方法，则应注意两个方面，一是自身通过调摄精神、饮食、起居等，调整体内的脏腑经络、气血阴阳，以扶助正气，及早消除病邪的干扰；二是通过及时找医生咨询，必要时服用有关的预防药物，或通过针灸、推拿等调整机体，祛除病邪。

二、早期诊治，防病加重

一般地说，病邪侵袭人体，多是由表及里，由浅入深，所引起的疾病也会由轻转重。因此，在治疗疾病时，必须根据疾病发生发展的规律，做到早期诊断，早期治疗，以阻断病势的发展。《素问·阴阳应象大论》说："邪风之至，疾如风雨。故善治者治皮毛，其次治肌肤，其次治筋脉，其次治六腑，其次治五脏。治五脏者，半死半生也。"可见，早期诊治，对于防止疾病加重具有重要意义，若失去治疗时机，病情不断发展，最后损伤脏腑，就会引起严重疾病，甚至出现生命危险。《素问·八正神明论》所谓"上工救其萌芽"，盖亦指此。早期诊治也关系到病人和医生两个方面。作为病人，必须建立忧患意识，一旦有病，应立即去医院检查，并及时治疗。《外台秘要·诸论伤寒八家》说："凡人少有病苦，似不如平常，则须早道。若隐忍不疗，冀望自差，须臾之间，以成痼疾。小儿女子益以滋甚，若天行不和，当戒勒，若有小不和，自则需救疗，寻其邪由，及在腠理，以时早疗，鲜有不愈者。患人忍之数日乃说，邪气入脏，则难可制，此虽和缓，亦无能为也。"作为医生，必须树立对病人负责的精神，在技术上精益求精，这样才能做到四诊合参，及早确诊疾病，及时正确地采取治疗措施，以解除患者的疾病痛苦。《千金要方·大医精诚》说："夫大医之体，欲得澄神内视，望之俨然；宽裕汪汪，不皎不昧。省病诊疾，至意深心；详察行候，纤毫勿失；处判针药，无得参差。"至于治疗方法，或药或针，总以适合病情为宜。

三、先安健脏，杜绝传变

中医认为，人体是一个统一的有机整体，组成人体的各脏腑、组织、器官之间，在生理上相互联系，在病理上相互影响。而人体整体统一性的形成，则是以五脏为中心，通过筋络的联络作用，分别与六腑、五体（筋脉肉皮骨）、五官（目舌口鼻耳）、四肢百骸等联系起来，从而形成一个协调共济的有机整体。就五脏而论，它们在生理上也是相互滋生，相互制约，在病理上相互影响，相互传变。其在疾病过程中相互传变的规律，主要有两种情况：一是按五行相生关系传变，二是按五行相克关系传变。因此，在临床治疗疾病时，需对受病之脏采取适当的措施，以杜绝疾病的发展传变。

（一）按相生规律防止传变

疾病按相生规律传变有两种情况，一是传其我生之脏，所谓“母病及子”，如肝病传心，心病传脾，脾病传肺，肺病传肾，肾病传肝等；二是传其生我之脏，所谓“子病及母”，如肝病传肾，肾病传肺，肺病传脾，脾病传心，心病传肝等。为了防止上述传变，则应先安未受邪之脏。如临床上肾阴虚的病人，由于阴虚失于滋养，多表现为腰酸耳鸣等症。而其病情发展，常可“母病及子”，肾病传肝，导致肝阴虚，肝阳上亢，从而出现头晕头胀等症。因此，在治疗本病时，除滋补肾阴外，尚须加入少量补肝阴的药物，使肝阴不虚，则肾不传肝。又如脾气虚弱的病人，由于运化无力，饮食物不能化生精微，多表现为食少倦怠，腹胀便溏等症。而其病情发展，常可“子病及母”，脾病传心，导致心血亏虚，从而出现心悸不安，失眠多梦等症。因此，在治疗该病时，除健脾益气外，尚须加入少量养心药，以防止其传变。

（二）按相克规律防止传变

疾病按相克规律传变也有两种情况，一是传其我克之脏，所谓“传其所胜”，如肝病传脾，脾病传肾，肾病传心，心病传肺，肺病传肝等；二是传其克我之脏，所谓“传其所不胜”，如肝病传肺，肺病传心，心病传肾，肾病传脾，脾病传肝等。为了防止上述传变，也必须先安未受邪之脏。如临床上肝气郁结的病人，由于肝失疏泄，多表现为烦躁易怒、两胁胀痛等症。而其病情发展，常可“传其所胜”，肝邪乘脾，导致脾失健运，从而出现食少腹胀，腹痛泻等症。因此，在治疗本病时，除疏肝理气外，尚须加入少量健脾益气药，以防止肝病传脾。此正《难经·七十七难》所谓：“治未病者，见肝之病，则知肝当传之于脾，故先实起脾气，无令得受肝之邪，故曰治未病焉。”又如肝火炽盛的病人，由于肝火上炎，多表现为头痛头胀，烦躁目赤等症。而其病情发展，常可“传其所不胜”，肝火犯肺，导致胸痛咳嗽，颧红咯血等症。因此，在治疗该病时，除清肝泻火外，尚需加入少量补肺药，以防止肝病传肺。

此外，清代叶天士还根据温热病损伤胃阴后，将进一步耗伤肾阴的发展规律，提出在甘寒养胃阴的同时，应加入某些咸寒滋肾阴的药物，“先安未受邪之地”，以防止温病的传变，此亦属已病防变的范畴。

四、把握规律，避免病残

在疾病发展过程中，或由于病情严重，难以治疗；或由于治疗不当，日久不愈，都会严重影响脏腑形体的功能活动，造成残废，或留有后遗症，或形成慢性疾病，给患者带来终生痛苦。因此，医生应对业务精益求精，全面把握疾病发生发展规律，预先采取坚决果断的措施，及时正确地加以治疗，以避免病残，减少后遗症，防止慢性疾病的发生。如骨折病人，最易导致畸形和功能障碍，医生遇此，必须认真对待，正确施术，并注意愈合后的功能锻炼，以免造成病残。又如中风病人，最易形成半身不遂、语言謇涩等后遗症。故在急性期过后，应及时进行针灸、推拿，或服用相关药物，以促使其功能恢复。再如外感咳嗽，早期并不难治，若不正确对待，失治误治，或治不彻底，反复发作，日久必成肺痨，严重影响身心健康。故作为医生，必须对患者言之以利害，使其及早治疗，彻底治愈。

第三节　病后防复

病后防复，是指在疾病初愈或缓解时，采取适当的措施，防止疾病的复发。病后复发有两种情况：一是疾病初愈，正气未复，余邪未尽，由于某些原因，致使原病复作。二是有些慢性疾病，经过治疗后病情缓解，但病根未除，由于某种原因而致复发。《诸病源候论·伤寒病后令不复候》说：“伤寒病后，……更发于病，名之曰复。复者，谓复病如初也。”

中医认为，导致病后复发的诱因主要是饮食不节、劳倦过度、起居不慎或复感外邪。其中，因饮食不节致疾病复发者，称为“食复”。如《伤寒指掌》说：“伤寒热退后，胃气尚虚，余邪未尽，若纳谷太骤，余邪借食滞而复作也。”因劳力过度致疾病复发者，称为“劳复”。《伤寒指掌》说：“伤寒瘥后，元气未复，余邪未清，稍加劳动，其热复作。”因房事过度致疾病复发者，称为“房复”。《伤寒指掌》说：“病后气阴两虚，早犯房事，真元大伤，……邪入下焦阴分”，称为“感复”。《重订通俗伤寒论》说：“瘥后伏热未尽，复感新邪，致其病复作。”若无上述原因而疾病自行复发者，称为“自复”。《温疫论》说：“若无故自发者，以疫邪未尽，此名自复。”由此可见，引起疾病复发的诱因虽然很多，但“余邪未尽，正气未复”，是导致疾病复发的根本原因。因此，要想做到病后防复，就应清除余邪、扶助正气，并杜绝各种诱因。

一、清除余邪

从临床上看，病后余邪有外感、内伤之不同。在外感疾病中，主要见于伤寒、时疫、温病等发热性疾病，其余邪多为热邪或湿热之邪；在内伤疾病中，主要见于某些慢易复发性疾病，其余邪多为痰饮、水湿、瘀血、湿热等病理产物。故清除余邪，应分别论治。

（一）清除外感余邪

一般认为，对于伤寒、时疫、温病初愈后只有余热者，宜用轻清泻热之剂，以免损伤人体正气。同时，热病后期阴津易亏，故还须配合甘寒滋阴生津之药，如沙参、麦冬、知母之类。对于湿温初愈后而留有湿热余邪者，则宜用轻清芳化之品，如藿香、佩兰、白扁豆、芦根之类，切不可过用苦燥之药，以免损伤人体正气。

（二）清除内伤余邪

一般认为，对于某些内伤疾病缓解后留有痰饮者，宜继续服用化痰蠲饮之品，如橘红、半夏、瓜蒌、贝母等。由于脾为生痰之源，痰饮多由脾虚失于运化所致，故在化痰的同时，宜加入某些健脾燥湿药，如党参、茯苓、白术之类。对于留有水湿者，宜健脾燥湿与渗湿利水药同用，如党参、茯苓、白术及猪苓、泽泻、车前子之类。对于留有瘀血者，宜继续服用活血化瘀药，如当归、赤芍、川芎、红花、丹参之类，同时还应根据辨证类型加入其他药物，如气虚者加入黄芪、人参；气滞者加入香附、元胡；寒凝者加入桂枝、附子等。对于留有湿热者，宜继续服用清热燥湿之品，如黄芩、黄连、黄檗、栀子、茵陈、滑石之类。但须注意一点，慢性疾病多有体虚，而上述药物主要是祛邪，故在应用时可采取间断服药的方法，即有邪则服，无邪则止；或适当加入补益药，以免进一步损伤人体正气。

二、扶助正气

导致病后复发的原因除“余邪未清”之外，“正气未复”也是重要原因，故病后防复还应扶助人体正气。正气之虚有阴虚、阳虚、气虚、血虚、津亏之别，亦有五者相互兼挟的情况，因此，扶助正气，当视患者的具体情况，或单补，或兼施。一般地说，外感热病后期易伤人体阴津，宜用甘寒滋阴生津之药，如沙参、天冬、麦冬、知母、玉竹等。内伤病后期易致阴虚、阳虚、气虚、血虚。故凡阴虚者，宜用生地、龟板、鳖甲、山茱萸之类；阳虚者，宜用附子、肉桂、干姜、鹿茸之类；气虚者，宜用黄芪、人参、茯苓、白术、大枣之类；血虚者，宜用当归、熟地、白芍、阿胶、何首乌之类。至于相兼之虚，如气阴两虚、气血两虚、阴阳俱虚等，则可根据具体情况兼挟用药。

三、杜绝诱因

前已述及，病后复发有因饮食、劳倦、房事、新感所致者，故病后防复，亦应积极地采取措施，杜绝上述诱因的发生。

（一）饮食要节制

饮食调摄本可以增加营养，扶助正气，有利于疾病的痊愈。但疾病初愈，脾胃尚虚，如果饮食过饱，或进食坚硬生冷、油腻辛辣之物，则会损伤脾胃，削弱正气，使余邪复燃，疾病复发。故疾病初愈，只宜进食清淡、易消化、富有营养的食品，切忌强食过饱。

（二）劳逸要适度

病后适当活动，可以舒展肢体，调养身心，本有利正气的恢复和疾病的痊愈。但疾病初愈，正气未复，若劳动过早，或运动量过大，则会“劳则气耗”，损伤人体正气，使余邪复炽，疾病复作。故疾病初愈，不可过早劳作，需视病情做些力所能及的活动，以免疾病复发。

（三）房事要戒慎

古人认为，疾病初愈，正气未复，余邪未尽，最忌房事。若过早行房，内损阴精，轻则病复，重则致死。《诸病源候论·温病交接劳复候》说：“病虽瘥，阴阳未和，因早房室，令人阴肿缩入腹，腹绞痛，名为交接之劳复也。”该书《伤寒交接劳复候》也说：“夫伤寒病新瘥，……若未平复，不可交接，必小腹急痛，手足拘拳，二时之间亡。”可见，疾病初愈之时，最要戒慎房事。

（四）要避免新感

疾病初愈，余邪未尽，正气本虚，若再感受新邪，则新邪引动余邪，必致疾病复作，甚至加重病情。故于疾病初愈之时，应采取各种预防措施，切勿再感新邪。

第四章　中医的养生与康复

第一节　四季养生

顺应一年四季气候的阴阳寒热变化规律，调摄人体功能活动，提高人体对自然环境变化的适应能力，从而达到健康长寿的目的，称为四季养生。四季养生方法是中医学摄生保健的重要组成部分，是中医理论整体观的一种体现。

一、四季养生的原则

1. 春夏养阳，秋冬养阴

《易·系辞》中说："变通莫大乎四时。"四时阴阳的变化规律，直接影响万物的荣枯生死，人们如果能顺从天气的变化，就能保全"生气"，延年益寿，否则就会生病或夭折。所以，《素问·四气调神大论》说："夫四时阴阳者，万物之根本也。所以圣人春夏养阳，秋冬养阴，以从其根，故与万物沉浮于生长之门。逆其根，则伐其本，坏其真矣。故四时阴阳者，万物之始终也，死生之本也。逆之则灾害生，从之则疴疾不起，是谓得道。"简要告诉人们，四时阴阳之气，生长收藏，化育万物，为万物之根本。春夏养阳，秋冬养阴，乃是顺应四时阴阳变化的养生之道的关键。所谓春夏养阳，即养生养长；秋冬养阴，即养收养藏。

春夏两季，天气由寒转暖，由暖转暑，是人体阳气生长之时，故应以调养阳气为主；秋冬两季，气候逐渐变凉，是人体阳气收敛，阴精潜藏于内之时，故应以保养阴精为主。春夏养阳，秋冬养阴，是建立在阴阳互根规律基础之上的养生防病的积极措施。正如张景岳所说："阴根于阳，阳根于阴，阴以阳生，阳以阴长，所以古人春夏养阳以为秋冬之地，秋冬养阴以为春夏之地，皆所以从其根也。今人有春夏不能养阳者，每因风凉生冷伤其阳，以致秋冬多患病泄，此阴脱之为病也。有秋冬不能养阴者，每因纵欲过度伤此阴气，以及春夏多患火症，此阳盛之为病也。"所以，春夏养阳，秋冬养阴，寓防于养，是因时养生法中的一项积极主动的养生原则。

2. 春捂秋冻

春季，阳气初生而未盛，阴气始减而未衰。故春时人体肌表虽应气候转暖而开始疏泄，但其抗寒能力相对较差，为防春寒，气温骤降。此时，必须注意保暖、御寒，犹如保护初生的幼芽，使阳气不致受到伤害，逐渐得以强盛，这就是"春捂"的道理。秋天，则是气候由热转寒的时候，人体肌表亦处于疏泄与致密交替之际。此时，阴气初生而未盛，阳气始减而未衰，故气温开始逐渐降低，人体阳气亦开始收敛，为冬时藏精创造条件。故不宜一下子添衣过多，以免妨碍阳气的收敛，此时若能适当地接受一些冷空气的刺激，不但有利于肌表之致密和阳气的潜藏，对人体的应激能力和耐寒能力也有所增强。所以，秋天宜"冻"。可见，"春捂"、"秋冻"的道理，与"春夏养阳，秋冬养阴"是一脉相承的。

3. 慎避虚邪

人体适应气候变化以保持正常生理活动的能力，毕竟有一定限度。尤其在天气剧变，出现反常气候之时，更容易感邪发病。因此，人们在因时养护正气的同时，非常有必要对外邪的审识避忌。只有这样，两者相辅相成，才会收到如期的成效。《素问·八正神明论》说："四时者，所以分春秋冬夏之气所在，以时调之也，八正之虚邪而避之勿犯也。"这里所谓的"八正"，又称"八纪"，就是指二十四节气中的立春、立夏、立秋、立冬、春分、秋分、夏至、冬至八个节气。它是季节气候变化的转折点，天有所变，人有所应，故节气前后，气候变化对人的新陈代谢也有一定影响。体弱多病的人往往在交节时刻感到不适，或者发病甚至死亡。所以《素问·阴阳应象大论》有"天有八纪地有五里，故能为万物之母"之说。把"八纪"作为天地间万物得以生长的根本条件之一，足见节气对人体影响的重要。因而，注意交节变化，慎避虚邪也是四季养生的一个重要原则。

二、春季养生

春三月，从立春到立夏前，包括立春、雨水、惊蛰、春分、清明、谷雨六个节气。春为四时之首，万象更新之始，《素问·四气调神大论》指出："春三月，此谓发陈。天地俱生，万物以荣"，春归大地，阳气升发，冰雪消融，蛰虫苏醒。自然界生机勃发，一派欣欣向荣的景象。所以，春季养生在精神、饮食、起居诸方面，都必须顺应春天阳气升发、万物始生的特点，注意保护阳气，着眼于一个"生"字。

1. 精神养生

春属木，与肝相应。肝主疏泄，在志为怒，恶抑郁而喜调达。故春季养生，既要力戒暴怒，更忌情怀忧郁，要做到心胸开阔，乐观愉快，对于自然万物要“生而勿杀，予而勿夺，赏而不罚”（《素问·四气调神大论》），在保护生态环境的同时，培养热爱大自然的良好情怀和高尚品德。所以，春季“禁伐木，毋覆巢杀胎夭”（《淮南子·时则训》），被古代帝王视作行政命令的重要内容之一。而历代养生家则一致认为，在春光明媚，风和日丽，鸟语花香的春天，应该踏青问柳，登山赏花，临溪戏水，行歌舞风，陶冶性情，使自己的精神情志与春季的大自然相适应，充满勃勃生气，以利春阳生发之机。

2. 起居调养

春回大地，人体的阳气开始趋向于表，皮肤腠理逐渐舒展，肌表气血供应增多而肢体反觉困倦，故有“春眠不觉晓，处处闻啼鸟”之说，往往日高三丈，睡意未消。然而，睡懒觉不利于阳气生发。因此，在起居方面要求夜卧早起，免冠披发，松缓衣带，舒展形体，在庭院或场地信步慢行，克服情志上倦懒思眠的状态，以助生阳之气升发。

春季气候变化较大，极易出现乍暖乍寒的情况，加之人体腠理开始变得疏松，对寒邪的抵抗能力有所减弱。所以，春天不宜顿去棉衣。特别是年老体弱者，减脱冬装尤宜审慎，不可骤减。为此，《千金要方》主张春时衣着宜“下厚上薄”，既养阳又收阴。《老老恒言》亦云：“春冻未泮，下体宁过于暖，上体无妨略减，所以养阳之生气。”凡此皆经验之谈，足供春时养生者参考。

3. 饮食调养

春季阳气初生，宜食辛甘发散之品，而不宜食酸收之味。故《素问·藏气法时论》说：“肝主春……肝苦急，急食甘以缓之，……肝欲散，急食辛以散之，用辛补之，酸泻之。”酸味入肝，且具收敛之性，不利于阳气的生发和肝气的疏泄，且足以影响脾胃的运化功能，故《摄生消息论》说：“当春之时，食味宜减酸增甘，以养脾气。”春时木旺，与肝相应，肝木不及，固当用补，然肝木太过则克脾土，故《金匮要略》有“春不食肝”之说。由此可见，饮食调养之法，实际应用时，还应视其人虚实，灵活掌握，切忌生搬硬套。

一般说来，为适应春季阳气升发的特点，为扶助阳气，此时，在饮食上应遵循上述原则，适当食用辛温升散的食品。如：麦、枣、豉、花生、葱、香菜等，而生冷粘杂之物，则应少食，以免伤害脾胃。

4. 运动调养

在寒冷的冬季里，人体的新陈代谢，藏精多于化气，各脏腑器官的阳气都有不同程度的下降，因而入春后，应加强锻炼。到空气清新之处，如公园、广场、树林、河边、山坡等地，玩球、跑步、打拳、做操，形式不拘，取己所好，尽量多活动，使春气升发有序，阳气增长有路，符合“春夏养阳”的要求。年老行动不便之人，乘风日融和，春光明媚之时，可在园林亭阁虚敞之处，凭栏远眺，以畅生气。但不可默坐，免生郁气，碍于舒发。

5. 防病保健

初春，由寒转暖，温热毒邪开始活动，致病的微生物细菌、病毒等，随之生长繁殖。因而风温、春温、温毒、温疫等，包括现代医学所说的流感、肺炎、麻疹、流脑、猩红热等传染病多有发生、流行。预防措施：一是讲卫生，除害虫，消灭传染源；二是多开窗户，使室内空气流通；三是加强保健锻炼，提高机体的防御能力。根据民间经验，在饮水中浸泡贯众（取未经加工的贯众约500g，洗净，放置于水缸或水桶之中，每周换药一次）；或在住室内放置一些薄荷油，任其挥发，以净化空气；另外，可按 $5mL/m^2$ 食醋，加水一倍，关闭窗户，加热熏蒸，每周二次，对预防流感均有良效。用板蓝根15g、贯众12g、甘草9g，水煎，服一周，预防外感热病效果也佳。每天选足三里、风池、迎香等穴做保健按摩两次，能增强机体免疫功能。此外，注意口鼻保健，阻断温邪上受首先犯肺之路，亦很重要。

三、夏季养生

夏三月，从立夏到立秋前，包括立夏、小满、芒种、夏至、小暑、大暑六个节气。夏季烈日炎炎，雨水充沛，万物竞长，日新月异。阳极阴生，万物成实。正如《素问·四气调神大论》所说："夏三月，此谓蕃秀；天地气交，万物华实。"人在气交之中，故亦应之。所以，夏季养生要顺应夏季阳盛于外的特点，注意养护阳气，着眼于一个"长"字。

1. 精神调养

夏属火，与心相应，所以在赤日炎炎的夏季，要重视心神的调养。《素问·四气调神大论》指出："使志无怒，使华英成秀，使气得泄，若所爱在外，此夏气之应，养长之道也。"就是说，夏季要神清气和，快乐欢畅，胸怀宽阔，精神饱满，如同含苞待放的花朵需要阳光那样，对外界事物要有浓厚兴趣，培养乐观外向的性格，以利于气机的通泄。与此相反，举凡懈怠厌倦，恼怒忧郁，则有碍气机，皆非所宜，嵇康《养生论》说，夏季炎热，"更宜调息静心，常如冰雪在心，炎热亦于吾心少减，不可以热为热，更生热矣"。这里指出了"心静自然凉"的夏季养生法，很有参考价值。

2. 起居调养

夏季作息，宜晚些入睡，早些起床，以顺应自然界阳盛阴衰的变化。

"暑易伤气"，炎热可使汗泄太过，令人头昏胸闷，心悸口渴、恶心，甚至昏迷。所以，安排劳动或体育锻炼时，要避开烈日炽热之时，并注意加强防护。午饭后，需安排午睡，一则避炎热之势，二则可消除疲劳。

酷热盛夏，每天洗一次温水澡，是一项值得提倡的健身措施。不仅能洗掉汗水、污垢，使皮肤清爽，消暑防病，而且能够锻炼身体。因为温水冲洗时，水压及机械有按摩作用，可使神经系统兴奋性降低，扩张体表血管，加快血液循环，改善肌肤和组织的营养，降低肌肉张力，消除疲劳，改善睡眠，增强抵抗力。没有条件洗温水澡时，可用温水毛巾擦身，也能起到以上作用。

夏日炎热，腠理开泄，易受风寒湿邪侵袭，睡眠时不宜扇类送风，更不宜夜晚露宿。有空调的房间，也不宜室内外温差过大。纳凉时不要在房檐下、过道里，且应远门窗之缝隙。可在树荫下、水亭中、凉台上纳凉，但不要时间过长，以防贼风入中得阴暑症。

夏日天热多汗，衣衫要勤洗勤换，久穿湿衣或穿刚晒过的衣服都会使人得病。

3. 饮食调养

五行学说认为夏时心火当令，心火过旺则克肺金，故《金匮要略》有“夏不食心”之说。味苦之物亦能助心气而制肺气。故孙思邈主张：“夏七十二日，省苦增辛，以养肺气。”夏季出汗多，盐分损失亦多。若心肌缺盐，搏动就会失常。宜多食酸味以固表，多食咸味以补心。《素问·藏气法时论》说：心主夏，“心苦缓，急食酸以收之”，“心欲耎，急食咸以耎之，用咸补之，甘泻之”。阴阳学说则认为，夏月伏阴在内，饮食不可过寒，如《颐身集》指出：“夏季心旺肾衰，虽大热不宜吃冷淘冰雪、蜜水、凉粉、冷粥。饱腹受寒，必起霍乱。”心主表，肾主里，心旺肾衰，即外热内寒之意，唯其外热内寒，故冷食不宜多吃，少则犹可，贪多定会寒伤脾胃，令人吐泻。西瓜、绿豆汤、乌梅小豆汤，为解渴消暑之佳品，但不宜冰镇。夏季气候炎热，人的消化功能较弱，饮食宜清淡不宜肥甘厚味。

夏季致病微生物极易繁殖，食物极易腐败、变质。肠道疾病多有发生。因此，应讲究饮食卫生，谨防“病从口入”。

4. 运动调养

夏天运动锻炼，最好在清晨或傍晚较凉爽时进行，场地宜选择公园、河湖水边、庭院空气新鲜处，锻炼项目以散步、慢跑、太极拳、气功、广播操为好，有条件的最好能到高山森林、海滨地区去疗养，夏天不宜做过分剧烈的运动。因为剧烈运动可致大汗淋漓，汗泄太多，不仅伤阴，也伤损阳气。出汗过多时，可适当饮用盐开水或绿豆盐汤，切不可饮用大量凉开水；不要立即用冷水冲头、沐浴。否则，会引起寒湿痹证、“黄汗”等多种疾病。

5. 防病保健

（1）预防暑热伤人。

夏季酷热多雨，暑湿之气容易乘虚而入，易致疰夏、中暑等病。疰夏主要表现为胸闷、胃纳欠佳、四肢无力，精神萎靡、大便稀薄、微热嗜睡、出汗多、日渐消瘦。预防疰夏，在夏令之前，可取补肺健脾益气之品，并少吃油腻厚味，减轻脾胃负担，进入夏季，宜服芳香化浊，清解湿热之方，如每天用鲜藿香叶、佩兰叶各10g，飞滑石、炒麦芽各30g，甘草3g，水煎代茶饮。

如果出现全身明显乏力、头昏、胸闷、心悸、注意力不能集中、大量出汗、四肢发麻、口渴、恶心等症状，是中暑的先兆。应立即将病人移至通风处休息，给病人喝些淡盐开水或绿豆汤，若用西瓜汁、芦根水、酸梅汤，则效果更好。预防中暑的方法：合理安排工作，注意劳逸结合；避免在烈日下过度曝晒，注意室内降温；睡眠要充足；讲究饮食卫生。另外，防暑饮料和药物，如绿豆汤、酸梅汁、仁丹、十滴水、清凉油等，亦不可少。

（2）“冬病夏治”保健。

从小暑到立秋，人称“伏夏”，即“三伏天”，是全年气温最高，阳气最盛的时节。对于一些每逢冬季发作的慢性病，如慢性支气管炎、肺气肿、支气管哮喘、腹泻、痹证等阳虚证，是最佳的防治时机，称为“冬病夏治”。其中，以老年性慢性支气管炎的治疗效果最为显著。

具体方法：可内服中成药，也可外敷药于穴位之上。内服药，以温肾壮阳为主，如金匮肾气丸、右归丸等，每日二次，每次一丸，连服一个月。外敷药可以用白芥子20g、元胡15g、细辛12g、甘遂10g，研细末后，用鲜姜60g捣汁调糊，分别摊在6块直径约5cm的油纸或塑料薄膜上（药饼直径约3cm，如果有麝香更好，可取0.3g置药饼中央），贴在双侧肺俞、心俞、膈俞，或贴在双侧肺俞、百劳、膏肓等穴位上，以胶布固定。一般贴4～6小时，如感灼痛，可提前取下；局部微痒或有温热舒适感，可多贴几小时。每伏贴一次，每年三次。连续三年，可增强机体非特异性免疫力，降低机体的过敏状态。通过如此治疗，有的可以缓解，有的可以根除。对于无脾肾阳虚症状表现，但属功能低下者，于夏季选服苁蓉丸、八味丸、参芪精、固本丸等药剂，也能获得较好的保健效果。

四、秋季养生

秋季，从立秋至立冬前，包括立秋、处暑、白露、秋分、寒露、霜降六个节气。气候由热转寒，是阳气渐收，阴气渐长，由阳盛转变为阴盛的关键时期，是万物成熟收获的季节，人体阴阳的代谢也开始向阳消阴长过渡。因此，秋季养生，凡精神情志、饮食起居、运动锻炼，皆以养收为原则。

1. 精神调养

秋内应于肺。肺在志为忧，悲忧易伤肺。肺气虚，则机体对不良刺激耐受性下降，易生悲忧情结。

秋高气爽，秋天是宜人的季节，但气候渐转干燥，日照减少，气温渐降；草枯叶落，花木凋零，常使一些人心中生发凄凉、垂暮之感，产生忧郁、烦躁等情绪变化。因此，《素问·四气调神大论》指出："使志安宁，以缓秋刑，收敛神气，使秋气平；无外其志，使肺气清，此秋气之应，养收之道也"，说明秋季养生首先要培养乐观情绪。保持神志安宁，以避肃杀之气；收敛神气，以适应秋天容平之气，我国古代民间有重阳节（阴历九月九日）登高赏景的习俗，也是养生法之一，登高远眺，可使人心旷神怡，一切忧郁、惆怅等不良情绪顿然消散，是调解精神的良剂。

2. 起居调养

秋季，自然界的阳气由疏泄趋向收敛，起居作息要相应调整，《素问·四气调神大论》说："秋三月，早卧早起，与鸡俱兴。"早卧以顺应阳气之收，早起，使肺气得以舒展，且防收之太过。初秋，暑热未尽，凉风时至，天气变化无常，即使在同一地区也会有"一天有四季，十里不同天"的情况。因而，应多备几件秋装，做到酌情增减。不宜一下子着衣太多，否则易消弱机体对气候转冷的适应能力，容易受凉感冒。深秋时节，风大转凉，应及时增加衣服，体弱的老人和儿童，尤应注意。

3. 饮食调养

《素问·藏气法时论》说："肺主秋……肺欲收，急食酸以收之，用酸补之，辛泻之。"酸味收敛补肺，辛味发散泻肺，秋天宜收不宜散。所以，要尽可能少食葱、姜等辛味之品，适当多食一点酸味果蔬。秋时肺金当令，肺金太旺则克肝木，故《金匮要略》又有"秋不食肺"之说。

秋燥易伤津液，故饮食应以滋阴润肺为佳。《饮膳正要》说："秋气燥，宜食麻以润其燥，禁寒饮。"《臞仙神隐书》主张入秋宜食生地粥，以滋阴润燥。总之，秋季时节，可适当食用如芝麻、糯米、粳米、蜂蜜、枇杷、菠萝、乳品等柔润食物，以益胃生津，有益于健康。

4. 运动调养

秋季，天高气爽，是开展各种运动锻炼的好时期。可根据个人具体情况选择不同的锻炼项目，亦可采用《道藏·玉轴经》所载秋季养生功法，即秋季吐纳健身法，对延年益寿有一定好处。具体做法：每日清晨洗漱后，于室内闭目静坐，先叩齿 36 次，再用舌在口中搅动，待口里液满，漱炼几遍，分 3 次咽下，并意送至丹田，稍停片刻，缓缓做腹式深呼吸。吸气时，舌舔上腭，用鼻吸气，用意将气送至丹田。再将气慢慢从口呼出，呼气时要稍揾（音“问”，擦的意思）口，默念哂（音“审”），但不要出声。如此反复30次。秋季坚持练此功，有保肺强身之功效。

5. 防病保健

秋季是肠炎、痢疾、疟疾、乙脑等病的多发季节。预防工作显得尤其重要。要搞好环境卫生，消灭蚊蝇。注意饮食卫生，不喝生水，不吃腐败变质和被污染的食物。群体大剂量投放中药，如板蓝根、马齿苋等煎剂，对肠炎、痢疾的流行可起到一定的防治作用；为防治乙脑则应按时接种乙脑疫苗。

秋季总的气候特点是干燥，故常称之为“秋燥”。燥邪伤人，容易耗人津液，常见口干、唇干、鼻干、咽干、舌上少津、大便干结、皮肤干，甚至皲裂。预防秋燥，除适当多服一些维生素外，还应服用宣肺化痰、滋阴益气的中药，如人参、沙参、西洋参、百合、杏仁、川贝等，对缓解秋燥多有良效。

五、冬季养生

冬三月，从立冬至立春前，包括立冬、小雪、大雪、冬至、小寒、大寒六个节气，是一年中气候最寒冷的季节。严寒凝野，朔风凛冽，阳气潜藏，阴气盛极，草木凋零，蛰虫伏藏，用冬眠状态养精蓄锐，为来春生机勃发做好准备，人体的阴阳消长代谢也处于相对缓慢的水平，成形胜于化气。因此，冬季养生之道，应着眼于一个“藏”字。

1. 精神调养

为了保证冬令阳气伏藏的正常生理不受干扰，首先要求精神安静。为此，《素问·四气调神大论》有“冬三月，此为闭藏……使志若伏若匿。若有私意，若已有得”之说。意思是欲求精神安静，必须控制情志活动。做到如同对待他人隐私那样秘而不宣，如同获得了珍宝那样感到满足。如是，则“无扰乎阳”，养精蓄锐，有利于来春的阳气萌生。

2. 起居调养

冬季起居作息，中医养生学的主张，如：《素问·四气调神大论》所说：“冬三月，此为闭藏。水冰地坼，无扰乎阳；早卧晚起，必待日光。……祛寒就温，无泄皮肤，使气亟夺，此冬气之应，养藏之道也。”《千金要方·道林养性》也说：“冬时天地气闭，血气伏藏，人不可作劳汗出，发泄阳气，有损于人也。”在寒冷的冬季里，不应当扰动阳气，破坏阴成形大于阳化气的生理比值。因此，要早睡晚起，日出而作，以保证充足的睡眠时间，以利阳气潜藏，阴精积蓄。至于防寒保暖，也必须根据“无扰乎阳”的养藏原则，做到恰如其分。衣着过少过薄，室温过低，则既耗阳气，又易感冒。反之，衣着过多过厚，室温过高，则腠理开泄，阳气不得潜藏，寒邪亦易于入侵。《素问·金匮真言论》说："夫精者身之本也，故藏于精者，春不病温。"说明冬季节制房事，养藏保精，对于预防春季温病，具有重要意义。

3. 饮食调养

冬季饮食对正常人来说，应当遵循"秋冬养阴"、"无扰乎阳"的原则，既不宜生冷，也不宜燥热，最宜食用滋阴潜阳，热量较高的膳食。为避免维生素缺乏，应摄取新鲜蔬菜。从五味与五脏关系言之，则如《素问·藏气法时论》说："肾主冬……肾欲坚，急食苦以坚之，用苦补之，咸泻之。"这是因为冬季阳气衰微，腠理闭塞，很少出汗。减少食盐摄入量，可以减轻肾脏的负担，增加苦味可以坚肾养心。

具体地说，在冬季为了保阴潜阳，宜食谷类、羊肉、鳖、龟、木耳等食品，宜食热饮食，以保护阳气。由于冬季重于养"藏"，故在此时进补是最好的时机。

4. 运动调养

"冬天动一动，少闹一场病；冬天懒一懒，多喝药一碗。"这句民谚，足以说明冬季锻炼的重要性。

冬日虽寒，仍要持之以恒进行自身锻炼，但要避免在大风、大寒、大雪、雾露中锻炼。还须指出，在冬天早晨，由于冷高压的影响，往往会发生逆温现象，即上层气温高，而地表气温低，大气停止上下对流活动，工厂、家庭炉灶等排出的废气，不能向大气层扩散，使得户外空气相当污浊，能见度大大降低。有逆温现象的早晨，在室外进行锻炼不如室内为佳。

5. 防病保健

冬季是进补强身的最佳时机。进补的方法有两类：一是食补，一是药补，两者相较，"药补不如食补"。不论食补还是药补，均需根据体质、年龄、性别等具体情况分别对待，有针对性，方能取效。

冬季是麻疹、白喉、流感、腮腺炎等疾病的好发季节，除了注意精神、饮食运动锻炼外，还可用中药预防，如大青叶、板蓝根对流感、麻疹、腮腺炎有预防作用；黄芩可以预防猩红热；兰花草、鱼腥草可预防百日咳；生牛膝能预防白喉。这些方法简便有效，可以酌情采用。

冬寒也常诱发痼疾，如支气管哮喘、慢性支气管炎等。心肌梗塞等心血管病、脑血管病，以及痹证等，也多因触冒寒凉而诱发加重。因此，防寒护阳是至关重要的。同时，也要注意颜面、四肢的保健，防止冻伤。

六、交节前后的自我调养

经验告诉人们，一些急病重症，往往在节气日前后发病，在节气日前后死亡。因此，重视交节前后的自我调护，不但对年老体弱者具有重要意义，对年富力强者也不例外，除了分别根据节气所在不同季节的养生方法进行调摄外，尤须注意下列各点：

（1）节气日前后两三天。要注意保存体力，不要熬夜，要保证有充足的睡眠时间。不要过分劳累，尤其不可劳汗当风。

（2）节气日前后，要注意情绪的稳定和乐观。尽量避免情绪冲动。

（3）注意饮食适度，不吃过寒、过热及不易消化的食物，保持大便通畅。

（4）要注意及时增减衣服，谨防外邪侵袭机体。

（5）在四立、二至、二分八个大的节气日前后，尤其要十分慎重，年老体弱的人，可适当服些保健药物（如六味地黄丸、补中益气丸等），一些救急药物应随身携带，以防万一。

第二节　饮食养生

饮食养生，就是按照中医理论，调整饮食，注意饮食宜忌，合理摄取食物，以增进健康，益寿延年的养生方法。

饮食是供给机体营养物质的源泉，是维持人体生长、发育，完成各种生理功能，保证生命生存的不可缺少的条件。《汉书·郦食其传》所说“民以食为天”，就是这个意思。古人早就认识到了饮食与生命的重要关系。他们在长期实践中积累了丰富的知识和宝贵经验，逐渐形成了一套具有中华民族特色的饮食养生理论，在保障人民身体健康方面发挥了巨大作用。

饮食养生的目的在于通过合理而适度地补充营养，以补益精气，并通过饮食调配，纠正脏腑阴阳之偏颇，从而增进机体健康、抗衰延寿。由于饮食为人所必需，而饮食不当，又最易影响健康，故食养是中医养生学中的重要组成部分。

一、饮食养生的作用

饮食为的是补充营养，这是人所共知的常识。但具体说来还有许多讲究。首先，人体最重要的物质基础是精、气、神，统称“三宝”。机体营养充盛，则精、气充足，神自健旺。《寿亲养老新书》说：“主身者神，养气者精，益精者气，资气者食。食者生民之大，活人之本也”，明确指出了饮食是“精、气、神”的营养基础。其次，由于食物的味道各有不同，对脏腑的营养作用也有所侧重。《素问·至真要大论》中说：“五味入胃，各归所喜，故酸先入肝，苦先入心，甘先入脾，辛先入肺，咸先入肾，久而增气，物化之常也。”此外，食物对人体的营养作用，还表现在其对人体脏腑、经络、部位的选择性上，即通常所说的“归经”问题。如：茶入肝经，梨入肺经，粳米入脾、胃经，黑豆入肾经等，有针对性地选择适宜的饮食，对人的营养作用更为明显。饮食养生的作用主要有以下两个方面。

1. 强身、防病

食物对人体的滋养作用是身体健康的重要保证。合理地安排饮食，保证机体有充足的营养供给，可以使气血充足，五脏六腑功能旺盛。因而，新陈代谢功能活跃，生命力强，适应自然界变化的应变能力大，抵御致病因素的力量就强。

饮食又可以调整人体的阴阳平衡，即《素问·阴阳应象大论》所说：“形不足者，温之以气，精不足者，补之以味。”根据食物的气、味特点及人体阴阳盛衰的情况，予以适宜的饮食营养或以养精，或以补形，既是补充营养，又可调整阴阳平衡。不但保证机体健康，也是防止发生疾病的重要措施。例如：食用动物肝脏，既可养肝，又能预防夜盲症；食用海带，既可补充碘及维生素，又可预防甲状腺肿；食用水果和新鲜蔬菜，既可补充营养，又可预防坏血病等，均属此类。

此外，发挥某些食物的特异作用，可直接用于某些疾病的预防，例如：用大蒜预防外感和腹泻；用绿豆汤预防中暑；用葱白、生姜预防伤风感冒等，都是利用饮食来达到预防疾病的目的。

2. 益寿、防衰

饮食调摄是长寿之道的重要环节，利用饮食营养达到抗衰防老、益寿延年的目的，是历代医家十分重视的问题。中医认为：精生于先天而养于后天，精藏于肾而养于五脏，精气足则肾气盛，肾气充则体健神旺，此乃益寿、抗衰的关键。因此，在进食时选用具有补精益气、滋肾强身作用的食品，同时，注意饮食的调配及保养，对防老抗衰是十分有意义的。特别是对于老年人，充分发挥饮食的防老抗衰作用尤其重要。《养老奉亲书》说：“高年之人真气耗竭，五脏衰弱，全仰饮食以资气血。”清代养生家曹廷栋认为：以粥调治颐养老人，可使其长寿。他指出：“老年有竟日食粥，不计顿，饥即食，亦能体强健，享大寿。”因之编制粥谱百余种，以示人食饮。

很多食物都具有防老抗衰作用，例如芝麻、桑葚、枸杞子、龙眼肉、胡桃、蜂王浆、山药、人乳、牛奶、甲鱼等，都含有抗衰老物质成分，都有一定的抗衰延寿作用。经常选择适当食品服用，有利于健康长寿。

在传统的中医饮食养生法中，有丰富的调养经验和方法；在食品选择上，有谷类、肉类、蔬菜、果品等几大类；在饮食调配上，则又有软食、硬食、饮料、菜肴、点心等。只要调配有方，用之得当，不仅有养生健身功效，而且可以收到治疗效果。

二、饮食调养的原则

饮食养生，并非是无限度地补充营养，而是必须遵循一定的原则和法度。概括地说，大要有四：一要“和五味”，即食不可偏，要合理配膳，全面营养；二要“有节制”，即不可过饱，亦不可过饥，食量适中，方能收到养生的效果；三要注意饮食卫生，防止病从口入；四要因时因人而异，根据不同情况、不同体质，采取不同的配膳营养。这些原则对于指导饮食营养是十分重要的。

1. 合理调配

饮食物的种类多种多样，所含营养成分各不相同，只有做到合理搭配，才能使人得到各种不同的营养，以满足生命活动的需要。因此，全面的饮食，适量的营养，乃是保证生长发育和健康长寿的必要条件。早在两千多年前，《素问·脏气法时论》就指出：“五谷为养，五果为助，五畜为益，五菜为充，气味合而服之，以补精益气。”《素问·五常政大论》也说：“谷、肉、果、菜、食养尽之”，全面概述了饮食的主要组成内容。其中，以谷类为主食品，肉类为副食品，用蔬菜来充实，以水果为辅助。人们必须根据需要，兼而取之。这样调配饮食，才会供给人体需求的大部分营养，有益于人体健康。

从现代科学研究来看，谷类食品含有糖类和一定数量的蛋白质；肉类食品中含有蛋白质和脂肪；蔬菜、水果中含有丰富的维生素和矿物质。这些食物相互配合起来，才能满足人体对各种营养的需求。如果不注意食品的合理调配，就会影响人体对所需营养物质的摄取，于健康无益。

在实际生活中，要根据合理调配这一原则，结合具体情况，有针对性地安排饮食，对身体健康是十分有益的。

中医将食物的味道归纳为酸、苦、甘、辛、咸五种，统称“五味”。五味不同，对人体的作用也各有不同。五味调和，有利于健康。《素问·生气通天论》指出：“阴之所生，本在五味，阴之五宫，伤在五味”，“是以谨和五味，骨正筋柔，气血以流，腠理以密，如是则骨气以精，谨道如法，长有天命”。说明饮食调配得当，五味和谐，则有助于机体消化吸收，滋养脏腑、筋骨、气血，因而有利于健康长寿。《素问·五脏生成》指出："多食咸，则脉凝泣而变色；多食苦，则皮槁而毛拔；多食辛，则筋急而爪枯；多食酸，则肉胝皱而唇揭；多食甘，则骨痛而发落，此五味之所伤也。"从食味太偏有损健康的角度，强调了五味调和的重要性。

2. 饮食有节

饮食有节，就是饮食要有节制。这里所说的节制，包含两层意思，一是指进食的量，一是指进食的时间。所谓饮食有节，即进食要定量、定时。《吕氏春秋·季春纪》说："食能以时，身必无灾，凡食之道，无饥无饱，是之谓五脏之葆"，说的就是这个意思。

（1）定量。

定量是指进食宜饥饱适中。人体对饮食的消化、吸收、输布，主要靠脾胃来完成。进食定量，饥饱适中，恰到好处，则脾胃足以承受。消化、吸收功能运转正常，人便可及时得到营养供应，以保证各种生理功能活动。反之，过饥或过饱，都对人体健康不利。

过分饥饿，则机体营养来源不足，无以保证营养供给。消耗大于补充，就会使机体逐渐衰弱，势必影响健康。反之，饮食过量，在短时间内突然进食大量食物，势必加重肠胃负担，食物停滞于肠胃，不能及时消化，就影响营养的吸收和输布；脾胃功能因承受过重，亦会受到损伤。其结果，都难以供给人体生命所需要的足够营养。气血化生之源不足，必然导致疾病的发生，无益于健康。《管子》说："饮食节，……则身利而寿命益"，"饮食不节……则形累而寿命损。"《千金要方·养性序》进而指出："不欲极饥而食，食不可过饱；不欲极渴而饮，饮不可过多。饱食过多，则结积聚，渴饮过多，则成痰澼。"人在大饥大渴时，最容易过饮过食，急食暴饮。所以在饥渴难耐之时，亦应缓缓进食，避免身体受到伤害。当然，在没有食欲时，也不应勉强进食，过分强食，脾胃也会受伤。《吕氏春秋·孟春纪》说："肥肉厚酒，务以自强，命之曰烂肠之食。"《素问·痹论》说："饮食自倍，肠胃乃伤。"梁代陶弘景在《养性延命录》也指出："不渴强饮则胃胀，不饥强食则脾劳。"这些论述都说明了节制饮食定量的重要养生意义。

（2）定时。

定时是指进食宜有较为固定的时间，早在《尚书》中就有"食哉惟时"之论。有规律地定时进食，可以保证消化、吸收机能有节奏地进行活动，脾胃则可协调配合，有张有弛。饮食物则可在机体内有条不紊地被消化、吸收，并输布全身。如果食无定时，或零食不离口，或忍饥不食，打乱胃肠消化的正常规律，都会使脾胃失调，消化能力减弱，食欲逐渐减退，有损健康。

我国传统的进食方法是一日三餐。若能经常按时进餐，养成良好的饮食习惯，则消化功能健旺，于身体是大有好处的。

定量、定时是保护消化功能的调养方法，也是饮食养生的一个重要原则，历代养生家都十分重视这个问题，例如：孙思邈在《千金要方》中指出："食欲数而少，不欲顿而多"，这即进食适度的意思。一日之内，人体的阴阳气血因昼夜变化而盛衰各有不同。白天阳气盛，故新陈代谢旺盛，需要的营养供给也必然多，故饮食量可略大；夜晚阳衰而阴盛，多为静息入寝，故需要的营养供给也相对少些。因而，饮食量可略少，这也有利于胃肠的消化功能。所以，自古以来，就有"早饭宜好，午饭宜饱，晚饭宜少"之说。

早饭宜好：经过一夜睡眠，人体得到了充分休息，精神振奋，但胃肠经一夜时间，业已空虚，此时若能及时进食，则体内营养可得到补充，精力方可充沛。所谓早饭宜好，是指早餐的质量，营养价值宜高一些，精一些，便于机体吸收，提供充足的能量。尤以稀、干搭配进食为佳，不仅摄取了营养，也感觉舒适。

午饭宜饱：午饭具有承上启下的作用。上午的活动告一段落，下午仍需继续进行，白天能量消耗较大，应当及时得到补充。所以，午饭要吃饱，所谓"饱"是指要保证一定的饮食量。当然，不宜过饱，过饱则胃肠负担过重，也影响机体的正常活动和健康。

晚饭宜少：晚上接近睡眠，活动量小，故不宜多食。如进食过饱，易使饮食停滞，增加胃肠负担，会引起消化不良，影响睡眠。所以，晚饭进食要少一些。也不可食后即睡，宜稍稍活动之后入寝。《千金要方·道林养性》说："须知一日之忌，暮无饱食"，"饱食即卧乃生百病"。

3. 饮食卫生

注意饮食卫生，也是我国人民的好传统。自古以来，饮食卫生一直为人们所重视，把注意饮食卫生看成是养生防病的重要内容之一。归纳起来，大要有四：

（1）饮食宜新鲜。

新鲜、清洁的食品，可以补充机体所需的营养，饮食新鲜而不变质，其营养成分很容易被消化、吸收，对人体有益无害。食品清洁，可以防止病从口入，避免被细菌或毒素污染的食物进入机体而发病。因此，饮食物要保证新鲜、清洁。《论语·乡党》中就有"鱼馁而肉败不食，色恶不食"，张仲景在《金匮要略》中进一步指出："秽饭、馁肉、臭鱼食之皆伤人。"告诫人们，腐败不洁的食物、变质的食物不宜食用，食之有害。新鲜、清洁的食品才是人体所需要的。

（2）宜以熟食为主。

大部分食品不宜生吃，需要经过烹调加热后变成熟食，方可食用，其目的在于使食物更容易被机体消化吸收。同时，也使食物在加工变热的过程中，得到清洁、消毒，除掉一些致病因素。实际上，在人类取得火种以后，吃熟食便成为人类的饮食习惯，以至发展为烹调学。孔子的"脍不厌细"，也是着眼于熟食而言。故饮食以熟食为主是饮食卫生的重要内容之一，肉类尤需煮烂。《千金要方·养性序》说："勿食生肉，伤胃，一切肉惟需煮烂。"这对于老年人尤为重要。

（3）注意饮食禁忌。

在人类长期的实践过程中，人们逐渐认识到，有些动、植物于人体有害，吃入后会发生食物中毒，如河豚、发芽的土豆等，对人体有毒，误食会影响健康，危及生命。因而，在饮食中，应多加小心，仔细辨认。早在两千多年前，汉代医家张仲景就提出了有关食品禁忌的问题。在《金匮要略》中，分别有《禽兽鱼虫禁忌并治》和《果实菜谷禁忌并治》两类，指出："肉中有朱点者，不可食之"，"六畜自死，皆疫死，则有毒，不可食之"，"诸肉及鱼，若狗不食，鸟不啄者，不可食之"，"生果停留多日，有损处，食之伤人"，"果子落地经宿，虫蚁食之者，人大忌食之"。这些饮食禁忌，至今仍有现实意义，在饮食卫生中，应予以足够重视。

（4）因时因人制宜。

随四时气候的变化而调节饮食，是饮食养生的原则之一，对于保证机体健康是有很好作用的。元代忽思慧所著的《饮膳正要》一书中说："春气温，宜食麦以凉之；夏气热，宜食菽以寒之；秋气燥，宜食麻以润其燥；冬气寒，宜食黍以热性治其寒"，概括地指明了饮食四时宜忌的原则。

饮食调摄，还要根据不同的年龄、体质、个性、习惯等方面的差异，分别予以安排，不可一概而论。例如：胃酸偏多的人，宜适当多食碱性食物；而胃酸缺乏的人宜适当选择偏于酸性的食品，以保证食物的酸碱适度。体胖之人，多有痰湿，故饮食宜清淡，而肥甘油腻则不宜多食；体瘦之人，多阴虚内热，故在饮食上宜多吃甘润生津的食品，而辛辣燥烈之品则不宜多食。

三、进食保健

进食保健关系到饮食营养能否更好地被机体消化吸收，故应予以足够重视。现择其要，归纳如下：

1. 进食宜缓

进食宜缓是指吃饭时应该从容缓和，细嚼慢咽。《养病庸言》说："不论粥饭点心，皆宜嚼得极细咽下。”这样进食，既有利于各种消化液的分泌，食物易被消化吸收；又能稳定情绪，避免急食暴食，保护肠胃。

急食则食下易化，暴食则会骤然加重肠胃负担，还容易发生噎、呛、咳等意外，是应当予以重视的。

2. 食宜专致

《论语·乡党》中说："食不语。"进食时，应该将头脑中的各种琐事尽量抛开，把注意力集中到饮食上来。进食专心致志，既可品尝食物的味道，又有助于消化吸收，更可以有意识地使主食、蔬菜、肉、蛋等食品杂合进食，做到"合理调配"。同时，也可增进食欲。古人所说的"食不语"及"食勿大言"（见《千金翼方》），就是要人们在吃饭时专心致志，说明自古以来，人们早已认识到专心进食有利于消化的道理。倘若进食时，头脑中仍思绪万千，或边看书报边吃饭，没有把注意力集中在饮食上，心不在"食"，那么，也不会激起食欲，纳食不香，自然影响消化吸收，这是不符合饮食养生要求的。

3. 进食宜乐

安静愉快的情绪有利于胃的消化，乐观的情绪和高兴的心情都可使食欲大增，这就是中医学中所说的肝疏泄畅达则脾胃健旺。反之，情绪不好，恼怒嗔恚，则肝失条达，抑郁不舒，致使脾胃受其制约，影响食欲，妨碍消化功能。古有"食后不可便怒，怒后不可便食"之说。故于进食前后，均应注意保持乐观情绪，力戒忧愁恼怒，不使其危害健康。

进食时，要使情绪舒畅乐观，可以从以下几个方面着手：

（1）进食的环境要宁静、整洁。

这对稳定人的情绪是很重要的。喧闹、嘈杂及脏乱不堪的环境，往往影响人的情绪和食欲。

（2）进食的气氛要轻松愉快。

进食过程中，不回忆、不谈论令人不愉快的事情，不急躁、不争吵，保持轻松愉快的气氛。

（3）轻松、柔和的乐曲有助于消化吸收。

《寿世保元》中说："脾好音声，闻声即动而磨食。"故在进食时，放一些轻柔愉快的乐曲，有利于增进食欲及加强消化功能。

四、食后养生

进食之后，为了帮助消化食物，亦应作一些必要的调理，例如食后散步、摩腹等。

1. 食后摩腹

《千金翼方》说："平日点心饭讫，即自以热手摩腹。"又说："中食后，还以热手摩腹。"食后摩腹的具体方法是：吃食以后，自左而右，可连续做二三十次不等。这种方法有利于腹腔血液循环，可促进胃肠消化功能，经常进行食后摩腹，不仅于消化有益，对全身健康也有好处，是一种简便易行、行之有效的养生法。

2. 食后散步

进食后，不宜立即卧床休息。饭后宜做一些从容缓和的活动，才于健康有益。俗话说："饭后百步走，能活九十九。"《摄养枕中方》中说："食止、行数百步，大益人。"进食后活动身体，有利于胃肠蠕动，促进消化吸收，而散步是最好的活动方式。

如果在饭后，边散步，边摩腹，则效果更佳。《千金翼方》将其归纳为："食后，还以热手摩腹，行一二百步，缓缓行，勿令气急，行讫，还床偃卧，四展手足，勿睡，顷之气定。"这是一套较为完整的食后养生方法，后世多所沿用，实践证明行之有效。

3. 食后漱口

食后还要注意口腔卫生。进食后，口腔内容易残留一些食物残渣，若不及时清除，往往引起口臭，或发生龋齿、牙周病。早在汉代，《金匮要略》中即有"食毕当漱口数过，令牙齿不败口香"之说。经常漱口可使口腔保持清洁，牙齿坚固，并能防止口臭、龋齿等疾病。

第三节　传统体育康复法

传统体育康复法，是病人通过体育运动的锻炼，增强身体素质，促进身心康复的方法。在我国，传统体育用于养生康复、防病治病，有着悠久的历史，其内容丰富，形式多样，为中华民族的繁衍昌盛作出了很大贡献。本节将以其中的放松功、内养功、强壮功、五禽戏、洗髓易筋经、八段锦、太极拳、保健功等为例，概要叙述传统体育康复法在康复医疗中的作用、原则及应用等。

一、传统体育康复法的作用

传统体育康复法十分注意动静结合，形神共养，通过多种形式的身体锻炼，内养精气神，外练筋骨皮，以燮理阴阳，流通气血，协调脏腑，扶正祛邪。其康复作用，主要表现为以下几个方面：

1. 调摄情志

对康复期的患者来说，由于伤病和残疾的影响，极易产生精神抑郁、悲观失望或急躁易怒等不良情绪。这些情志因素，反过来又可进一步削弱人体脏腑功能，有碍于人体的康复。此时患者参加相应的传统体育运动，主动积极地锻炼，一来可以“移情易性”，减少不良情志因素的刺激；二来可以条达气机，舒肝愉心。同时，当患者看到自己参加体育运动，并能从中获益时，常可增强康复信心，坚定与病残作斗争的信念。从这一意义上讲，它又是情志康复的一项有效措施。

2. 恢复肢体功能

传统体育运动，古又称“导引”，对恢复肢体功能有着独特的作用。如张隐庵注《内经》时指出：“导引，谓摇筋骨，动肢节以行气血也。……病在肢节，故用此法。”

偏瘫、痿证、痹证、颈椎病、截瘫、骨折、伤筋等均可伴有不同程度的肢体功能障碍，此时应积极采取传统体育康复法，加强患肢或全身的运动锻炼，疏通经络，调和气血，强筋壮骨，以促使肢体功能的恢复。例如，骨折以后，骨骼及关节功能受到限制，长期固定又易使骨质疏松，肌肉萎缩，关节囊挛缩，软骨变性退化以致关节面粗糙，从而继续造成形体功能障碍。参加体育锻炼，则能推动气血流通，促进局部和全身的血液循环，活血化瘀，加强骨骼及肌肉的营养，所谓“气血流通便是补”；同时可增加滑液的分泌，改善软骨功能，并牵伸挛缩和粘连的组织而维持其正常形态。所有这些，都有助于消除功能障碍，恢复肢体正常功能。

3. 促进代偿功能

病伤和残疾使机体功能活动发生障碍，机体对这种损害的反应绝不是被动的，而是依靠代偿机制，尽量使整个机体恢复协调，维持正常的整体功能。有指导的传统体育锻炼可以最大限度地发挥机体的代偿能力。

在康复医疗中，脏器和肢体受到部分破坏的病人，可以通过残存部分的运动锻炼来得到一定的代偿功能。如《石室秘录》说：“始成偏废，久则不仁之症成也。成则双足麻木，乘其尚可动之机，因而活动之。从来足必动而治，血始活。”指出了利用残存的可以活动的机能促使双足逐步恢复知觉和活动功能。又如肺切除术后，进行专门的体育锻炼，可使余肺膨胀完全，充填残腔，从而使呼吸功能得到代偿。慢性阻塞性肺疾患所致的呼吸功能障碍，可通过锻炼膈肌和腹肌活动代偿。而一侧肢体功能丧失后，他侧肢体通过有计划的锻炼，也可以部分代偿该侧的功能。

此外，传统体育运动可以通过促进精气流通，调畅气血生化之权，以增强病人体质，扶助正气，提高患者抗御病邪及修复病体的能力，从而加速身心功能的康复。

总之，传统体育康复法的作用是多方面的。这正如《红炉点雪·却病秘诀》所指出的，运动能使“血气循规而不乱，精神内固而不摇，衰者起，萎者愈，疲癃转康健之躯，枯槁回温润之色”。

二、传统体育康复法的原则

传统体育康复法多方面的作用可因运动方法、锻炼强度等因素的不同而各有所侧重。临床可根据各人的兴趣、爱好来选择锻炼项目。同时更应强调计划性，即应按照锻炼计划实施。这种锻炼计划又称为“运动处方”，它是康复医师根据病人的个人情况，结合所具备的康复条件而制订的。在制订和实施锻炼计划时，必须考虑和遵循以下一些原则：

1. 主动性原则

体育锻炼属于自我身心锻炼，需要充分发挥个人的主观能动性才能收到良好效果。能否获得康复的成功与个人的意志和毅力有很大关系，所以传统体育康复法的效果往往因人而异。作为病者，一方面需要认清传统体育康复法的意义和作用原理，坚定战胜疾病的信心，以百折不挠的毅力坚持锻炼，与伤、病、残作斗争；另一方面则需要加强思想修养，努力学习康复之道，善于控制自己的心理和行为，按照客观规律主动调整自己的运动锻炼，以达到祛病康复的目的。

2. 渐进性原则

按先简后繁，先易后难，分段学习进行锻炼。在康复医疗中，应在医生指导下，有步骤地分阶段执行学习和锻炼计划，随时检验锻炼的程度和效果，不断调整计划。切不可急于求成，以致不得不停练纠偏，反而欲速则不达。有人将此总结为“三戒”，即戒骄、戒躁、戒馁。

3. 经常性原则

锻炼身体并非一朝一夕的事，要经常而不间断。“流水不腐，户枢不蠹”这句话一方面说明了“动则不衰”的道理；另一方面也强调了经常运动的重要性。经常性原则要求体育锻炼必须“行之有素，持之以恒”，无论闲忙，要从不间断，才能逐渐形成体育活动的习惯，并收到良好的康复效果。否则，“三天打鱼，两天晒网”，必然前功尽弃。因此，病者应将参加传统体育康复法的锻炼作为日常生活的一部分。

4. 整体性原则

机体对内外环境的适应是以一个统一的整体来实现的。机体内各脏腑系统活动是互相联系、互相制约、互相影响、互相促进的。因此，体育锻炼既要研究辨证施功问题，以便有针对性地选择各种功法；同时又必须从整体着眼，注意全面锻炼。只有在全面改善身体功能状态的基础上，才能收到良好的康复效果。

5. 适度性原则

合理地安排和调节运动量，使其适度，也是体育康复锻炼中的一条重要原则。运动量太小则达不到锻炼目的，起不到康复作用；太大则易超过机体耐受的限度，反而会使身体因运动过度而受损。所谓运动量是指人体在运动中所完成的生理负荷量，一般由锻炼项目的特性、数量、强度、密度、时间等五个因素组成。锻炼项目的特性，往往在安排运动量时易被忽视。实际上不同项目对人体的作用是不同的，这在制订锻炼计划（运动处方）时更有重要意义。数量是指一天、一周或整个康复阶段内所完成锻炼的次数、距离的总量。强度是指单位时间内所完成的功（如15秒跑完100米的强度显然大于20秒跑完100米）。密度是指一次锻炼中实际用于锻炼的时间占全部时间的比例。时间是指一次锻炼或整个康复期间的锻炼总时间。掌握运动量的依据通常是：①以心率测定运动量，其公式是180－年龄＝适宜运动的心率。②以运动后劳累程度测定运动量。若运动后有疲劳感，经过休息5～10分钟后，精神体力恢复正常者，此为运动适量；若运动后，疲劳太甚，休息后仍感不适和疲劳，且有头痛、头昏、胸闷、心悸、呕逆、食少、烦躁等，此属运动过量。所以，锻炼中应当按照上述依据测定运动量，进而调整其相关因素，以保持运动量的适度，提高康复效果，并防止并发症的发生。

6. 针对性原则

传统体育康复法必须考虑到每一个人的身体素质、锻炼水平、年龄、所患疾病、功能障碍等，要因人而异，区别对待，不可强求一致。为了提高体育锻炼的效果，确保安全，医务人员还必须进行合理的组织和指导。

在实施传统体育康复法时，可根据年龄、性别及身体状况，对病者进行合理分组或个别指导，让其按照上述锻炼原则有系统地参加传统体育运动。应随时监督锻炼计划的执行，在集体锻炼时，运动场上至少有一名医护人员值班。应注意体质较差和刚参加锻炼者有无异常反应，重点了解不适宜大运动量的患者，并及时测定运动量，以便及时作出相应的调整。为防止运动外伤和疾病，锻炼前应检查场地、器械，采取措施预防中暑、感冒以及冻伤等。同时要经常进行安全教育，严格锻炼纪律，并嘱患者认真做好运动前的准备活动和运动后的放松（整理）活动。对于发热疾患、内脏疾病急性发作期患者、各种传染病患者、外伤未愈及严重失眠、精力不足者，可暂不考虑其参加锻炼。

三、传统体育康复法的应用

1. 放松功

放松功（也有人称“松静功”）属于静功，具有易学易练、不易出偏的特点。它把练气与练意相结合，采用放松的基本方法，用意识引导全身放松为主，从而达到心平气和、经络通畅、气血调和、阴平阳秘以康复心身的作用。放松功的功法较多，通常有三线放松功、分段放松功、局部放松功、整体放松功及倒行放松功等。

放松功的应用范围很广，可以作为练好其他各种气功的基础功夫。对体弱多病者来说，更是较理想的康复手段。临床用于高血压病、低血压症、心肌梗塞、慢性阻塞性的疾患、慢性肝炎、胃下垂等，都有较好的康复效果。

2. 内养功

内养功是一种较流行的静功。它的特点是通过特定的姿势、呼吸和意念的调练，以实现形体松适、呼吸调和、意念恬静等要求，从而起到静心宁神、培养正气、平衡阴阳、调和气血、疏通经络、协调脏腑等作用。一般来说，内养功的姿势有侧卧式、仰卧式、坐式和站式四种；呼吸法有吸—停—呼、吸—呼—停和吸—停—吸—呼三种；意守法则包括意守丹田、膻中及脚趾。

内养功对胃下垂、便秘、泄泻等消化系统疾病的病人有较好的康复效果，也可用于高血压病、低血压症、心肌梗塞、慢性阻塞性肺疾患、糖尿病、慢性肝炎等病人的康复医疗。

3. 强壮功

强壮功是吸收了民间功法以及佛、道、儒各家功法的精华，综合整理而成的。其特点、原理基本与内养功相同，也属于静功。它具有养气壮力、健身防病、延年益寿的作用。强壮功的姿势通常分坐式、站式、自由式三种。呼吸可包括静呼吸法、深呼吸法和逆呼吸法。意守以丹田为主，亦可意守膻中、涌泉、印堂等穴。

本功一般适用于病情较轻及体力尚好的慢性病患者的康复医疗。临床可用于心肌梗塞、高血压病、低血压症、偏瘫、面瘫、截瘫、脑震荡、胃下垂、糖尿病、耳聋及青盲等病的恢复期。

4. 五禽戏

五禽戏是一种模仿禽兽动作，用以防病治病、延年益寿的功法。五禽戏流传至今，已有几千年的历史，在不断的发展中形成了多种流派。目前，大致有三类：第一类外功型，以模仿“五禽”动作为主，着重练外形；第二类内功型，以练“内气”为主，在内气运行的基础上引动外功；第三类内外功结合型，它重视调息，将五禽动作配合呼吸进行锻炼，动静结合，内外兼练。

五禽戏既有形体动作，又要求排除杂念，意守丹田及呼吸配合，能调理明阳，流通气血，扶正祛邪，故有较好的康复医疗作用。临床常用于偏瘫、截瘫、痹证、痿证、骨质疏松症、震颤麻痹综合征等病人的康复治疗。

5. 洗髓易筋经

洗髓易筋经是我国古代流传下来的一种动功。“洗髓”为内养，内练气功之意；“易筋”为外壮，外练筋骨，是把瘦弱之筋骨变换成强壮之筋骨的意思。它共有十二个姿势：韦驮献杵第一势、韦驮献杵第二势、韦驮献杵第三势、摘星换斗势、出爪亮翅势、倒拖九牛尾势、九鬼拔马刀势、三盘落地势、饿虎扑食势、打躬势、躬尾势、大鹏展翅势。

洗髓易筋经具有强筋壮骨、协调脏腑功能等作用。康复阶段的患者练此功，对于防止肌肉萎缩，促进气血流通，加强机体营养和吸收，从而达到机体康复有很好的效果。临床常用于偏瘫、痿证、截瘫、废用综合征等病人的康复期。

6. 八段锦

八段锦也是我国古代流传下来的一种动功功法。“八段”谓其节数，“锦”谓其珍贵。八段锦这一名称，最早见于宋人洪迈所编的《夷坚志》中。它在长期流传发展中，又形成许多流派，北派托名岳飞所传，以刚为特色，动作繁而难，又名武八段；南派所谓梁世昌所传，以柔为特点，动作较简易，采用站式，又称立八段、文八段。这八段的歌诀经过不断修改，至清光绪初期逐渐定型，成为今天广为流传的七言软快：“两手托天理三焦，左右开弓似射雕，调理脾胃须单举，五劳七伤往后瞧，摇头摆尾去心火，两手攀足固肾腰，攒拳怒目增气力，背后七颠百病消。”

八段锦具有柔筋健骨，养气壮力，行气活血，协调脏腑的功能。如能配合站桩功，体现动静结合，则康复医疗的效果更好。在实际应用中，可根据病人具体情况选择相应术式锻炼。例如，胸闷不舒、急躁易怒，宜用第一、二段功法；郁闷不乐、纳呆腹胀，可用第三段；心肾不交、眩晕、肩背酸痛等，可用第四、七段；肝阳上亢、气血上攻，可用第八段；心、脑血管病者，以练前四段为宜；患呼吸系统病证者，多练第一、二、三、七段；患消化系统病证者，多练第三、五段；患颈、腰椎病者，多练第四、五、六段。若身体条件允许者，亦可全套均练习。

7. 太极拳

太极拳运动是一种顺应自然的康复医疗方法。它要求呼吸、意识、动作三者紧密结合，达到内外合一，浑然无间的境地。一般认为，太极拳是河南温县陈王廷于明末清初创编的，其后经改编又派生出杨氏、孙氏、吴氏、武氏等各式太极拳。1956 年，国家体委根据杨氏太极拳整理编制了简化太极拳（二十四式），其动作由简到繁，从易到难，循序渐进，便于普及和掌握。以后又相继整理编制了左右兼顾的四十八式太极拳和运动量较大、动作也较复杂的八十八式太极拳等，以供习者提高使用。

坚持练习太极拳，能协调脏腑，调畅气机，调理阴阳，强壮身体，故有较好的康复医疗作用。临床常用于高血压病、低血压症、心肌梗塞、慢性阻塞性肺疾患、胃下垂、慢性肝炎等病人的康复期。

8. 保健功

保健功是以练功者对头、颈、躯干、四肢的适度自我按摩和全身各部的伸屈旋转动作为主，辅以呼吸和意念活动的保健功法。其具体做法有：静坐、耳功、叩齿、舌功、漱津、擦鼻、目功、擦面、项功、揉肩、夹脊功、搓腰、搓尾骨、擦小腹、揉膝、擦涌泉、织布式与和带脉等。

临床上，保健功适用于多种疾病患者的康复医疗。例如，①耳功：适用于耳鸣耳聋、聋哑等病证，也常用于高血压病、健忘、痴呆的康复医疗。②叩齿：适用于牙痛、牙齿松动等病证的康复医疗。③舌功和漱津：可用于多种疾病引起的食欲减退、口干症。④擦鼻：对老年人的嗅觉减退有一定的康复作用。⑤目功：久练可以明目，临床可用于多种眼病恢复期的康复医疗。⑥擦面：可用于口眼歪斜、面肌抽搐、三叉神经痛的康复医疗。⑦项功和揉肩：可促进局部血液循环，适用于颈椎病和肩关节周围炎等病人的康复医疗。⑧搓腰、揉膝和搓尾骨：适用于腰腿痛、脱肛等病人的康复医疗。⑨擦涌泉：可用于高血压病、心肌梗塞、慢性肾炎、腰膝酸软等病人的康复医疗。

第四节　针灸推拿康复法

针灸推拿康复法是利用针灸、推拿的方法促使病人身心康复的方法。它具有适应范围广、疗效明显、操作方便、经济安全等优点，是中医康复医疗的重要手段。

一、针灸推拿康复法的作用

针灸推拿康复法的作用是以经络的调整作用为基础，通过对一定俞穴经络进行适当的刺激，以激发经络气血的运行，进而宣通经脉，调和阴阳，协调脏腑，补虚泻实，从而达到扶正祛邪、身心康复的目的。如针刺是通过补泻手法，利用不同的针具刺激人体的经络俞穴，激发经络之气，以疏通经络，调和阴阳；灸法则利用艾绒或其他药物灸疗于一定穴位，借助于火热和药力作用于人体，以温通经脉，行气活血，培补元气，祛除寒邪；推拿则是利用手掌、手指或辅助器具等，根据经络循行及俞穴分布，在体表的一定部位施行推、拿、揉、按、点、拍、擦等手法刺激，借以由表及里而起到流通气血，理筋整复，调理脏腑功能的作用，从而促使患者早日康复。

二、针灸推拿康复法的原则

1. 辨证施术

即根据康复辨证的结果，分别施以相应的针、灸、推拿的方法。如高血压病中的肝阳上亢证，针刺可取肝俞、肾俞，用补法实肝肾之阴；取胆经风池、侠溪，肝经行间，用泻法清降肝胆上亢之阳。而气血不足证，可取脾俞、足三里，针用补法以运化水谷，生精化血；并针百会、气海以补气运血。便秘的气机郁滞证，推拿时可按、揉胸胁部位的中府、云门、膻中、章门、期门，腹部的中院、大横，背部的肺俞、肝俞、膈俞，并横擦胸上部、胁部等，以调理气机。而气血亏损证，可按揉脾俞、胃俞、大肠俞、关元、天枢、足三里、支沟等，并横擦背部及骶部八髎穴，以补益气血。

2. 结合辨病施术

即根据辨病情况，施以不同的针、灸、推拿方法。如针法中，慢性阻塞性肺疾患可选耳穴肺、脾、肾、心、气管、咽喉、神门等，用穴位注射法或压丸法；糖尿病则选胰、内分泌、肾、三焦、耳迷根及皮质下等耳穴，用毫针法或压丸法。灸法中，虚寒性泄泻、呕吐可用隔姜灸；命门火衰所致遗精、阳痿可用隔附子饼灸。在推拿中，颈椎病多用端提法、侧提法、双提法、捏揉法和推揉法；落枕则用端提颈、纳正颈及松颈筋法。

在辨证施术和辨病施术的过程中，还应注意贯彻调补虚损、扶正祛邪及三因制宜等原则。

三、针灸推拿康复法的应用

（一）针灸

1. 毫针法

毫针法具有调节脏腑功能、疏通经络、和畅气血等作用，其适用范围较广泛，可用于多种病证病人的康复期。例如，慢性阻塞性肺疾患、热病瘥后咳嗽、高血压病、低血压症、心肌梗塞、慢性肝炎、胃下垂、偏瘫、面瘫、痿证、痹证、颈椎病、截瘫、脑震荡、骨折、伤筋、腰痛、骨质疏松症、震颤麻痹综合征、痴呆、废用综合征、五迟五软、聋哑、青盲、糖尿病、肥胖症、尿失禁、慢性肾炎等患者的康复期均可采用毫针法。

2. 灸法

灸法具有温经散寒、活血通络、益气壮阳的作用。其适用范围与毫针法基本相同。灸法多用于诸种原因引起的虚寒证，但对某些热证、实证亦有较好的疗效。

3. 拔罐法

拔罐法有温通经络、逐寒祛温、活血行气及消肿止痛的作用。多用于偏瘫、面瘫、痹证、骨折、伤筋、腰痛、高血压病、低血压症、慢性阻塞性肺疾患、骨质疏松症等。

4. 其他针法

(1) 三棱针：三棱针刺络放血能起到通经活络、开窍泄热、消肿止痛的作用，常用于多种热证、实证、瘀血证及痛证等。如点刺法可用于偏瘫、痿证、失语、截瘫等病人的康复医疗；散刺法可用于骨折、伤筋、腰痛、痹证等病人的康复医疗。

(2) 皮肤针：皮肤针可以疏通经络、调和气血。在临床上多用于偏瘫、面瘫、痿证、痹证、截瘫、骨折、伤筋、腰痛、高血压病、慢性阻塞性肺疾患等病人的康复医疗。

(3) 皮内针：皮内针多用于痛证或某些慢性疾患病人的康复医疗，如痹证、颈椎病、脑震荡、骨折、伤筋、腰痛、面瘫、高血压病、慢性阻塞性肺疾患等。

(4) 电针：一般适用于针刺的病证，大多可采用电针法，尤其对某些疼痛和瘫痪病证有较好的效果。

(5) 穴位注射：又称水针，是通过针刺加药物对有关穴位的双重作用以促使患者康复。凡适应针灸，且取穴部位可以进行药物注射的病人都可用本法进行康复医疗。

(6) 耳针：耳针的适用范围也很广泛，常用于偏瘫、耳聋、失语、聋哑、青盲、截瘫、高血压病、心肌梗塞、慢性阻塞性肺疾患、糖尿病、肥胖病、尿失禁、胃下垂等病人的康复医疗。

(7) 头针：头针对神经运动系统疾患的病人有较好的康复效果，如偏瘫、面瘫、五迟五软、失语、聋哑、截瘫、脑震荡、震颤麻痹综合征、痴呆等。此外，头针还可用于高血压病、慢性阻塞性肺疾患、尿失禁等病人的康复医疗。

(8) 火针：火针古称“焠针”，即用火烧红针尖迅速刺入穴位。它具有温经通络、软坚散结的作用。临床多用于虚寒性的痹证、伤筋、腰痛等病人的康复医疗。

(9) 微波针：微波针是用一种特殊结构的包括毫针在内的同轴型小天线，对人体经络俞穴定量、定向辐射微波束能量，具有微波的热效应、非热效应和电磁场效应。当微波功率达到一定量时，针尖上有超高频放电作用，把热效应带到深部组织。

其方法是：在毫针针刺得气并行补泻手法后，把微波仪的天线连接到毫针针柄上，并用支架固定好天线的位置，开启电源，调整输出功率，以患者自觉无刺痛为宜。每次5～20 min，以穴位周围微现红晕为度。

微波针对偏瘫、面瘫、痿证、痹证、截瘫、脑震荡、腰痛、高血压病、震颤麻痹综合征等病人有较好的康复效果。

(10) 激光针：激光针是利用小功率激光束（一般为1～30mA）照射俞穴，以促使病人康复的一种方法。具有无痛、无菌、无损害等特点，临床上特别适用于老弱患者及对针刺有恐惧心理的儿童。

我国常用于针灸临床的是氦—氖激光医疗机。其操作简单，具有通经活络、止痛等作用，临床可用于偏瘫、面瘫、痿证、痹证、颈椎病、五迟五软、耳聋、截瘫、腰痛、高血压病、低血压症、慢性阻塞性肺疾患、尿失禁、骨质疏松症、慢性肾炎、胃下垂等病人的康复医疗。

除上述方法外，还有鼻针、面针、手针、足针、指针、超声针、子午流注针法等，在康复医疗中也有一定的应用。

(二) 推拿

1. 成人推拿

成人推拿常用的手法有推法、一指掸推法、拿法、点按法、摩法、擦法、揉法、捻法、搓法、抹法、拍法、抖法、振法、踩跷法、弹筋法、摇法、拔伸法等。临床可用于慢性阻塞性肺疾患、肺结核、尘肺、慢性肝炎、胃下垂、泄泻、便秘、高血压病、低血压症、心肌梗塞、偏瘫、面瘫、痿证、痹证、截瘫、伤筋、腰痛、废用综合征、五迟五软、耳聋、青盲、糖尿病、肥胖症以及热病瘥后咳嗽、食少等病人的康复医疗。

2. 小儿推拿

小儿推拿的常用手法有推法、揉法、按法、摩法、掐法、捏法、运法等。小儿脏腑娇嫩，形气未充，肌肤柔弱，因此操作手法与成人不同，宜均匀、柔和、持久深透，适达病所而止。在施术时，应适当配合使用一些润滑剂，如蛋清、麻油、滑石粉、葱汁等，防止皮肤破损，并可增强疗效。临床可用于小儿慢性支气管炎、哮喘、慢性腹泻、疳积、小儿麻痹后遗症、遗尿、脑积水、脑发育不全等病儿的康复。

此外，小儿捏脊法是小儿推拿疗法的重要组成部分。它通过捏拿患儿脊背，可以振奋患儿全身的阳气，推动气血的运行，起到疏通经络，调畅气血，协调脏腑功能的作用，从而达到促使病儿康复的目的。适用于五迟五软、疳积及热病瘥后食少、泄泻、虚羸少气、便秘等病儿的康复医疗。其具体方法是：

让患儿呈俯卧位，脊背放平。医生双手的中指、无名指和小指握成空拳状，食指半屈，拇指伸直并对准食指的前半段，虎口向前，各指宜自然。从患儿尾椎下长强穴开始，食指向前轻推患儿皮肤后与拇指合作，将长强穴皮肤捏起来。双手食指第二节桡侧面紧贴所提皮肤均匀地向前推动，拇指向食指方向搓动，双手将提起的皮肤边推、边搓，沿着脊椎由下而上随推、随捻、随搓，直到脊背上端的大椎穴为一遍。自第二遍开始，在不同穴位加“重提”的手法，以加强疗效。即医生在患儿督脉两旁的脏腑俞穴处，用双手的拇指与食指合作，分别将脏腑俞穴部位的皮肤，用较大的劲在捏拿的基础上，向后上方尽力重提，若用劲得当可以听到“啪嗒”的清脆声响。根据病情及体质情况，可反复捏拿 3 ~ 5 次。

常规捏拿结束后，医生可用双手的拇指螺纹面，在腰部左右肾俞、脾俞、胃俞等穴处按摩。用力由轻到重，旋转揉按数次。揉中有按，按中有揉，最后结束全部过程。

以上过程每日 1 次，6 天为一疗程。如病情改善不明显时，间隔半个月到 1 个月，可进行第 2 个疗程。

捏脊过程中忌食生冷油腻及不易消化的食物。伴有发热、抽风、出血性疾病、严重心脏病、严重皮肤病及背部有皮肤破损、疖肿者，不宜施用本法。

3. 自我推拿

自我推拿亦称“自我按摩”，其方法很多，这里主要介绍头部按摩法、躯干按摩法、四肢按摩法及全身拍打法。

（1）头部按摩法。适用于视力低下、青盲、慢性鼻炎、耳聋、失语、口吃、脑震荡、高血压病、低血压症、老年性痴呆等病人的康复期。

眼按摩法。①揉攒竹：以左、右两手螺纹面分别揉攒竹穴，用力不宜过猛，以酸胀为宜。②按睛明：以左手或右手拇、食二指按挤睛明穴，先向下按，然后向上挤，一按一挤，约 24 次，以酸胀为宜。③揉四白：以左、右手食指分别按揉两目下四白穴，持续按揉，以酸胀为宜。④刮眼眶：以左、右手食指屈成弓状，以第二指节的内侧面刮眼眶，反复进行，以酸胀为宜。⑤刮眼睑：以两手拇指点按太阳穴，以食指刮上下眼睑 8 ~ 32 次。

鼻按摩法。①捋鼻唇沟：以两拇指指关节沿两鼻唇沟上下按摩 8 ~ 32 次。

②点迎香：用食指点揉迎香穴8~32圈。③摩鼻梁：以拇指、食指押着鼻梁两侧或于鼻梁上，以酸胀为宜。④按素髎：以食指或拇指按揉素髎穴，用力适当，揉至呼吸通畅为度。

耳按摩法。①鸣天鼓：以两掌心按耳，用食指重叠于中指上，置于头枕骨穴，突然食指向下滑，弹敲风池穴8~32次。②旋指捣耳：以食指尖插至两外耳道口，同时相向内旋，再突然放松。③拔耳：将双手食指插入耳中，然后拔出，连续5次。④按摩耳轮：用手在耳轮上施行按法和摩法，然后从耳垂开始自下而上进行揉摩、抚摩至耳热为止。⑤按揉耳垂：两手拇指与食指举起，分别将耳垂拿住揉按，时轻时重，揉按3~5分钟。

口腔按摩法。①叩齿：上下牙齿互相轻叩击24次。②搅舌：用舌在口腔内搅动24次，所生津液分1~3次吞下，以意送往丹田。③动唇：将上下唇不断叩动，然后以食指背抚摩唇1分钟，最后用毛巾擦净。

头面按摩法。①手梳头：两手十指分开，微曲，从前发际梳到后发际24次。②揉太阳：以两手中指螺纹面按揉太阳，以酸胀为宜。③抹额：以两手食指屈成弓状，第二指节的内侧面紧贴印堂，由眉间向前额两侧抹32次。④抹颞：以两手拇指螺纹面紧按两侧鬓发处，由前向后往返用力抹，约32次。⑤按揉脑后：以两手拇指螺纹面紧按风池，用力作旋转按揉，然后按揉脑空8~32次，以酸胀为宜。⑥搓手浴面：先将两手搓热，然后掌心紧贴前额，用力向下擦至下颌，连续8~32次。

（2）躯干按摩法。

胸部按摩法。适用于心肌梗塞、慢性阻塞性肺疾患、尘肺等病人的康复医疗。方法是：①横摸胸肋：两手交叉，横摸左、右胸肋各8~32次，适当用力按摩，以酸胀为宜。②拿胸肌：一手拇指紧贴胸前，食、中两指紧贴腋下，相对用力提拿，一呼一吸，一提一拿，慢慢由里向外松之，反复8~16次。③擦胸：一手大鱼际紧贴胸部体表，往返用力擦，防止破皮，至发热为止。

腹部按摩法。适用于糖尿病、尿失禁、慢性肝炎、胃下垂、五迟五软及热病瘥后食少、泄泻、便秘等病人的康复医疗。方法是：①揉腹：以两掌相叠，用掌心旋转按摩腹部，上至剑突下，下至曲骨穴，正反各24圈，渐至腹部发热为度。②擦肋：以两手大鱼际紧贴两侧胁肋部，做前后往返擦，以发热为度。

腰部按摩法。适用于腰痛、肾虚耳聋、骨质疏松症、慢性肾炎等病人的康复医疗。方法是：①揉腰眼：两手握拳，用拇指指掌关节紧按腰眼，作旋转用力按摩，以酸胀为宜。②擦腰：两手掌握紧贴腰部，用力上下擦动，动作要快速有力，以发热为度。

（3）四肢按摩法。适用于偏瘫、痿证、痹证、颈椎病、截瘫、伤筋、骨折、震颤麻痹综合征等病人的康复医疗。

上肢按摩。按摩左上肢时，用右手手指上至左肩峰，下至左手指，由上向下捋，边捋边转，把手的正反面都按摩到，做 8 ~ 32 次；然后点按曲池、少海、内关、尺泽、合谷等穴。按摩右上肢时方法相同。分段按摩，包括肩部按摩和手部按摩。肩部按摩：①按肩井。以两掌心左右轮换着按摩肩井穴及其周围，以酸胀为宜。②揉肩内俞。以拇指螺纹面紧贴肩内俞上，持续揉按，以酸胀为宜。③按肩髃。以一手中指螺纹面紧贴肩髃穴，用力持续按揉，以酸胀为宜。④擦肩：一手掌心紧贴肩部体表，上下擦动，以热为宜。手部按摩：①捻指。以一手拇、食二指，捻动另一手指节，自上而下，轮换交替进行。②搓手掌：以两手手掌相对用力搓动，由慢而快，搓热为度。③擦手背。两手手掌和手背互相用力，由慢而快，擦热为度。

下肢按摩。先左后右，两手手指分开，从大腿根部开始，从上直到脚趾如同鹰爪一般下捋，边捋边转，反复做 8 ~ 32 次，然后点按足三里、阳陵泉、三阴交、昆仑、太溪等穴。分段按摩，主要有三：①拿揉髌骨。下肢放松，以一手拇指螺纹面及食指屈成弓状，拿捏或揉按髌骨。②摇踝关节。正坐搁腿，一手抓踝上，一手抓脚，做旋转动作 8 ~ 32 次。左右交替进行。③擦涌泉。用一手小鱼际紧贴足心，用力擦，擦热为度。左右交替进行。

（4）全身拍打法。适用于痹证、痿证、偏瘫、截瘫等病人的康复医疗。方法是：用拳或掌在头部、颈部、肩部、背部、胸部、腹部、丹田、腰部、上肢、下肢作轻松而富有弹性的拍打。

必须注意，自我推拿应在医生指导下，在掌握了常用穴位的取穴方法及基本推拿手法的基础上实施。

第五章　防病保健常用方药

中医认为，疾病发生关系到正气与邪气两个方面，而正气不足是发病的内在基础，故增强体质、扶助正气，是预防疾病的关键，我国人民在长期的生活实践中，发现了许多具有补养作用的药物，并由此组成了各种补益方剂，服用后可以改善虚弱体质，扶助人体正气，从而成为预防疾病和病后康复的有效方法。虚弱体质有气虚、血虚、阴虚、阳虚之别，故补益方药亦有补气、养血、滋阴、助阳之分。今就中药学基本常识、中药汤剂的煎服方法、主要方药简介如下。

第一节　中药学基本常识

中药是我国传统药物的总称。凡是运用中国传统医药学理论、作用机理、用药原则指导临床应用的药物，统称为中药。它以天然药物及其加工品为主要来源，包括植物药、动物药、矿物药及部分化学、生物制品类药物。由于其植物较多、应用最广泛，因而也有“本草”的称谓。通常人们把能上柜可直接用于调配的中药材称为饮片，或称为中药饮片。在习惯上，中药制剂或中成药也统称为中药。中药学基本知识一般包括药性、用药禁忌、配伍、剂量和用法等应用知识。

一、中药的来源

通俗地说，中药来源于大自然，中药的产地、采收、贮存与炮制是决定药材质量的重要因素。江河湖泽、山陵丘壑、平原沃野以及辽阔海域，复杂的自然地理状况，水土、气候、日照、生物分布等不同生态环境，可使药材疗效差别很大。天然药材的分布和生产，与自然条件紧密联系。中药材的产量与质量所表现出的地域性很强。自古以来，中医药家都十分重视“道地药材”，如四川的黄连、广东的陈皮、东北的人参、云南的茯苓、山东的阿胶等。如果生长、栽培、驯养的环境适当，土地适宜，采收贮存适时恰当，炮制正确，药材质量高，药性则强，疗效好；反之则药性弱，疗效差。

中药大部分为植物药，植物在生长发育的各个时期，根、茎、花、叶、果实各个部分，由于有效成分含量的不同，因而药性的强弱也不同，因此，药材的采收应在其有效成分含量最多的时候采集最为适宜。例如：全草归药的药材，大多在植株充分成长或开花的时候，从根以上割取地上部分采集；叶类药材，通常在花蕾将开放或正盛开的时候采收，此时植物生长茂盛，叶子营养丰富。但有些特定的品种，如霜桑叶则须在深秋或初冬经霜后采集。花类药材，通常在花正开放时采收，花朵次第开放的，则分次采集；果实和种子类药材，除枳实、青皮、乌梅等少数药材要在果实未成熟时采集外，其余的通常应在春夏时节果实成熟时采集。

中药材大多是生药，其中不少药材必须经过特定的炮炙处理，才能符合治疗的需要。中药的炮炙，即中药炮制，其目的是使药材纯净，降低或消除药材的毒性和副作用，或矫臭、矫味，改变药材的性能，增强疗效或产生新疗效，便于临床使用。中药炮制的方法，主要有修制、水制、火制、水火共制、发芽发酵及制霜等方法。炮制是否得当，直接关系到药效的好坏，而少数毒性药和烈性药的炮制，更是确保用药安全的必要措施。

二、中药的药性

中药的药性，也称性能，是中药作用的基本性质和特征的高度概括；是我国历代医家在长期的医疗实践中，以中医的阴阳、脏腑、经络学说为指导，根据各种药物的性质及所表现出来的治疗作用总结出来的用药规律，它是中药理论的核心，包括四气、五味、归经、升降沉浮、毒性等。

1. 四气

四气，即指药物的寒、热、温、凉四种药性。其中，寒凉和温热是对立的两种药性，寒凉属阴，温热属阳；寒和凉之间、温和热之间，是程度上的不同，温次于热、凉次于寒。

药性的寒热温凉，是从药物作用于机体后所产生的疗效反应中概括出来的，是相对于疾病的寒热性质而言的。一般来说，寒凉性药具有清热泻火、凉血解毒、凉肝息风等作用；温热性药具有温里散寒、补火助阳、温通经脉等作用。临床对药性寒热的应用，必须遵循“寒者热之，热者寒之”、“疗寒以热药，疗热以寒药”的用药原则，即寒证、阴证、阳虚证用温热药；温病、热证、阳证用寒凉药。至于寒热错杂之证，当寒药热药并用。对于真寒假热、真热假寒证，当审证求因，从本而治。

此外，还有一些平性药，是指寒热之性不甚显著、药性平和、作用比较缓和的药物，但仍有偏凉、偏温的差别，仍属四气的范围。其性平是相对而言的。四气从本质上讲，只有寒热两性而已。

2. 五味

五味，即辛、甘、酸、苦、咸五种味道。此外，还包括涩味和淡味。但长期以来，一直将涩附于酸，淡附于甘，以合五行配属关系，故仍称五味。其中辛、甘、淡属阳，酸、苦、咸、涩属阴。五味的实际意义，一是标示药物的真实滋味，二是提示药物作用的基本特征。现将五味的作用及主治病证分述如下：

辛："能散、能行"，具有发散、行气、行血、开窍、化湿的作用，多用于表证、气滞、血瘀、窍闭、湿阻之证。如治疗表证的麻黄、薄荷，治疗气滞证的木香、香附等，都有辛味。

甘："能补、能和、能缓"，具有补益、和中、缓急止痛、调和药性的作用，多用于虚证、脾胃不和、拘急疼痛等证。如人参大补元气，熟地补益精血，谷芽消食和中，甘草缓急止痛。某些甘味药还能解毒，如甘草、大枣、绿豆等能解某些食物和药物中毒。

酸："能收（敛）、能涩（固涩）"，具有收敛止汗，敛肺止咳、收敛止血，涩精止遗，涩肠止泻等作用。如山茱萸、五味子涩精、敛汗，五倍子涩肠止泻，乌梅敛肺止咳、涩肠止泻等。涩与酸味作用相似。

苦："能泻、能燥"，泻有通泄、清泄、降泄三种含义，分别用于热结便秘、火热上炎及肺气上逆之咳喘，如大黄、黄芩、杏仁等苦味药。燥即燥湿，用于湿证。苦而温者如苍术、厚朴，能苦温燥湿而用于寒湿证；苦而寒者如黄连、黄檗，能清热燥湿而用于湿热证；此外，还有苦能坚阴之说，又称为"泻火存阴"，用于相火亢盛的痿证，如黄檗、知母。

咸："能下、能软"，具有泻下通便、软坚散结的作用。多用于瘰疬、痰核、痞块及热结便秘等证。如海藻、昆布治瘿瘤，玄参、牡蛎治瘰疬，鳖甲软坚消癥，芒硝泻下通便等。

淡："能渗、能利"，具有渗湿利小便的作用。多用于水肿、小便不利等证。如猪苓、茯苓等。"淡附于甘"。

3. 归经

归经是指药物对于机体某部分的选择性作用，即主要对某经（脏腑或经络）或某几经产生明显作用，而对其他经则作用较小，或无作用。归经指明了药物治病的适用范围，说明了药效所在。药物的归经不同，治疗作用就不同。掌握中药的归经理论，既有利于临床辨证选药，也有助于区别功效相似的药物。

4. 升降沉浮

升降沉浮是指药物在人体内作用的不同趋向，它是与疾病的病机或证候所表现出的趋势或趋向相对而言的。

升与降、浮与沉都是相对立的作用趋向，升指上升、升提；降是下降、降逆；浮是升浮，上行而发散；沉是重沉，下行泄利。一般地说，升浮药都能上行向外，具有升阳举陷、发散表邪、宣毒透疹、涌吐开窍等作用；而沉降药则能下行向内，具有清热泻下、潜阳熄风、降逆止呕、利水渗湿、重镇安神、降气平喘、清积导滞等作用。

掌握升降浮沉的性能，可更好地指导临床用药，以纠正机体功能的失调，使之恢复正常，或因势利导，有助于驱邪外出。一般来说，病变在上、在表宜用升浮而不宜用沉降；在下、在里宜用沉降，而不宜用升浮。病势上逆者，宜降不宜升；病势下陷者，宜升而不宜降。

决定药物升降浮沉的主要因素有：

（1）性味。一般而言，能升浮的药物大多具有辛、甘之味和温、热之性；能沉降的药物大多具有酸苦咸涩味和寒凉之性。

（2）质地。一般花、叶、皮、枝等质轻药物大多是升浮的；种子、果实、矿物、贝壳等质重者大多是沉降的。但也有特殊性，如旋复花降气消痰、降逆止呕，药性沉降；苍耳子通窍发汗、散风除湿，药性升浮。

（3）炮制。能改变药物升降浮沉的性能，如药物经酒炒则升，姜炒则散，醋炒收敛，盐炒下行。

（4）配伍。药性的升降浮沉可通过配伍发生转化。一般来讲，升浮药与大量沉降药配伍可降低其升浮性；反之，沉降药与大量升浮药配伍可降低其沉降性。可见，各种药物所具有的升降浮沉的性能，在一定条件下，是可以通过人为控制而转化的，如李时珍言："升降在物，亦在人也。"

5. 毒性

古代常常把"毒药"看作是一切药物的总称，而把药物的毒性看作是药物的偏性。现代"毒药"的意义已有很大区别，医疗用毒性药品一般系指毒性剧烈、治疗剂量与中毒剂量相近，使用不当会致人中毒或死亡的药品。中药的毒性值得注意，不可错误地认为中药大都直接来源于天然药材，因而毒性小，安全系数大，而不按章使用。自新中国成立以来出现了大量中药中毒的报道，特别是文献中认为大毒、剧毒的药物，必然有中毒致死者。小毒、微毒，甚至目前认为无毒的某些药物，同样也有个别中毒病例发生，故临床应用必须加以重视。

（1）有毒与无毒的含义。有毒与无毒，是就药物用于人体后会否造成不良反应而言。“毒”，在中药学中有狭义与广义之别。物之能害人即为毒，这是狭义的毒，包括今之药物的毒性和副作用。广义的毒含义有三：①“毒”为药物的总称，也就是说药即是“毒”，“毒”即是药。②“毒”指药物的偏性，亦即药物之所以能治病，就在于其有某种偏性，这种偏性既能治疗疾病，又能毒害人体，关键在于如何应用。③“毒”指药物的毒性和副作用，即上述狭义的毒。

（2）毒性与副作用的区别。毒性是指药物对机体的损害；副作用是指在常用剂量时药物出现与治疗需要无关的不适反应。毒性反应对人危害较大，多因过用、久用而致。副作用对人体危害轻微，停药后一般会消失。

（3）确定药物有毒无毒的依据。如何确定药物的有毒无毒，一直是中医药学家探讨的问题。总括各家论述主要有三点：①含不含有毒成分。一般毒药会主含一些毒性成分，如砒石、马钱子等；无毒中药一般不含毒性成分或含毒性成分甚微。②整体是否有毒。中药大多为天然药，一种药中常含许多成分，这些成分相互制约，有毒成分也不例外，有些含毒性成分的中药在整体上是不显示毒性的。③用量是否适当。使用剂量是否适当，是确定药物有毒无毒的关键，未超出人体对药物的最大承受量即为无毒，超过则为有毒。一般地说凡是有毒中药，特别是有大毒者，治疗量与中毒量比较接近或相当，安全度小，易对人体造成危害。无毒中药虽治疗剂量大，安全度高，但也并非绝对不会伤害人体。其中一部分药如人参、大黄等，常量或稍大于常量应用，不会出现不良反应，若大量应用，即有毒害人体的可能；而另一部分药如浮小麦、扁豆等，超大量应用或食用，也不会毒害人体，此即实际上的无毒药。

（4）影响有毒无毒的因素。药物的有毒无毒受到多种因素影响。主要有品种与入药部位、产地、采集时间、贮存、加工炮制、剂型、配伍、给药途径、用量、用药时间长短、在皮肤与黏膜施用面积的大小，以及病人的体质、年龄、性别、种属、证候性质等。

6. 中药的相互配伍与禁忌

配伍是指根据病情需要和药性特点，有选择地将两味以上药物配合同用的方法。前人把单味药的应用同药与药之间的配伍关系概括为七种情况，称为“七情”。其中首先谈到“单行”。单行即指用单味药治病即能获得疗效，适合于病情比较单纯的病证。如独参汤，单用一味人参治疗虚脱证，现代单用鹤草芽驱杀绦虫，以及许多行之有效的“单方”等。但若病情较重，或病情比较复杂，单味药力量有限，且难全面兼顾治疗要求；有的药物具有毒副作用，单味应用难以避免不良反应，因此往往需要同时使用两味以上的药物。药物配合使用，药与药之间会发生某些相互作用，如有的能增强或降低原有药效，有的能抑制或消除毒副作用，有的则能产生或增强毒副反应。因此，在使用两味以上药物时，必须有所选择，讲究一定的原则，这就提出了药物配伍关系问题。“七情”之中，除“单行”外，其余六个方面都是讲配伍关系。现分述如下：

（1）相须。即性能功效相类似的药物配合应用，以增强原有疗效。如麻黄与桂枝均为辛温之品，都能发汗，两者配伍，可以增强发汗解表的功效；石膏与知母配伍，能明显增强清热泻火的功效。

（2）相使。即在性能功效方面有某些共性，或性能功效虽不相同，但是治疗目的一致的药物配合应用，而以一种药为主，另一种药为辅，能提高主药疗效。如黄连与木香配伍治疗湿热泻痢，腹痛里急后重，黄连清热燥湿、解毒止痢为主药，木香调中宣滞、行气止痛为辅药，可增强黄连清热燥湿止痢的功效。

（3）相畏。即一种药物的毒性反应或副作用，能被另一种药物减轻或消除。如生半夏和生南星的毒性能被生姜减轻或消除，所以说生半夏和生南星畏生姜。

（4）相杀。即一种药物能减轻或消除另一种药物的毒性或副作用。如生姜能减轻或消除生半夏和生南星的毒性或副作用，所以说生姜杀生半夏和生南星的毒。由此可知，相畏、相杀实际上是同一配伍关系的两种提法，是药物间相互对待而言的。

（5）相恶。即两药合用，一种药物能使另一种药物原有功效降低，甚至丧失。如莱菔子能削弱人参的补气作用，就说人参恶莱菔子。

相恶，只是两药的某方面或某几方面的功效减弱或丧失，并非两药的各种功效全部相恶。如生姜恶黄芩，只是生姜的温肺、温胃功效与黄芩的清肺、清胃功效互相牵制而疗效降低，但生姜还能和中开胃，治不欲饮食并喜呕之证，黄芩尚可清泄少阳以除热邪，在这些方面，两药并不一定相恶。

（6）相反。即两种药物合用，能产生或增强毒性反应或副作用。如“十八反”、“十九畏”中的若干药物（见“用药禁忌”）。

上述七情除单行外，都是说明药物配伍需要加以注意的，即在配伍应用的情况下：

①有些药物因产生协同作用而增进疗效，是临床用药时要充分利用的。

②有些药物可能相互拮抗而抵消、削弱原有功效，用药时应加以注意。

③有些药物则由于相互作用，而能减轻或消除原有的毒性或副作用，在应用毒性药或烈性药时必须考虑选用。

④有些药物因相互作用而产生或增强毒副作用，属于配伍禁忌，原则上应避免使用。

基于上述可知，从单味药到配伍应用，是通过很长的实践与认识过程逐渐积累丰富起来的。药物的配伍应用是中医用药的主要形式。药物按一定法度加以组合，并确定一定的分量比例，制成适当剂型，即为方剂。方剂是药物配伍的发展，也是药物配伍应用的较高形式。

7. 用药禁忌

用药禁忌是指在治疗疾病的过程中，避免配伍和应用的药物和食物。

(1) 配伍禁忌。

配伍禁忌是指某些药物配合使用会产生剧烈的毒副作用或降低和破坏疗效，因而在用药过程中应避免配合应用。《神农本草经》指出："勿用相恶、相反者。"不过相恶配伍是可使药物某些方面的功效减弱，但又是在一定情况下可以利用的配伍关系，并非绝对禁忌。而相反配伍可能危害患者的健康，甚至危及生命，故相反的药物原则上禁止配伍应用。目前医药界共同认可的配伍禁忌，有"十八反"和"十九畏"。

十八反：甘草反甘遂、大戟、海藻、芫花；乌头反贝母、瓜篓、半夏、白芨；藜芦反人参、沙参、丹参、玄参、细辛、芍药。

十九畏：硫黄畏朴硝，水银畏砒霜，狼毒畏密陀僧，巴豆畏牵牛，丁香畏郁金，川乌、草乌畏犀角，牙硝畏三棱，官桂畏石脂，人参畏五灵脂。

必须明确，十九畏中的"畏"与药物"七情"中"相畏"的"畏"含义截然不同，十九畏中的药物并不是相畏的配伍关系，而主要是相恶和相反。

(2) 妊娠用药禁忌。

妊娠禁忌药专指妇女妊娠期除中断妊娠、引产外，禁忌使用或需慎重使用的药物。在为数众多的妊娠禁忌药中，不同的药对妊娠的危害程度是有所不同的，因而在临床上也应区别对待。近代多根据临床实际，将妊娠禁忌药分为禁用与慎用两大类。

禁用药多系剧毒药或药性作用峻猛之品，及堕胎作用较强的药。如水银、砒霜、雄黄、轻粉、斑蝥、马钱子、蟾酥、川乌、草乌、黎芦、胆矾、瓜蒂、巴豆、甘遂、大戟、芫花、牵牛子、商陆、麝香、干漆、水蛭、虻虫、三棱、莪术等。

慎用药则主要是活血祛瘀药、行气药、攻下药、温里药中的部分药。如牛膝、川芎、红花、桃仁、姜黄、牡丹皮、枳实、枳壳、大黄、番泻叶、芦荟、芒硝、附子、肉桂等。

在众多的妊娠禁忌药中，能引起堕胎是早期妊娠禁忌的主要理由。随着对妊娠禁忌药的认识逐渐深入，对妊娠禁忌理由的认识也逐步加深。归纳起来，主要包括对母体不利、对胎儿不利及对产程不利。今天，无论从用药安全的角度，还是从优生优育的角度来说，妊娠禁忌都是应当给予高度重视的。

（3）服药时的饮食禁忌。

服药饮食禁忌是指服药期间对某些食物的禁忌，又简称食忌，俗称忌口。一般而言应忌食生冷、辛热、油腻、腥膻、有刺激性的食物，此外，根据病情的不同，饮食禁忌也有区别。如热性病应忌食辛辣、油腻、煎炸类食物；寒性病应忌食生冷；胸痹患者应忌食肥肉、脂肪、动物内脏及烟、酒；肝阳上亢，头晕目眩、烦躁易怒等应忌食胡椒、辣椒、大蒜、白酒等辛热助阳之品；脾胃虚弱者应忌食油炸黏腻、寒冷固硬、不易消化的食物；疮疡、皮肤病患者，应忌食鱼、虾、蟹等腥膻发物及辛辣刺激性食品。

十八反歌：

本草明言十八反，半蒌贝蔹及攻乌。
藻戟遂芫俱战草，诸参辛芍叛藜芦。

十九畏歌：

硫黄原是火中精，朴硝一见便相争。
水银莫与砒霜见，狼毒最怕密陀僧。
巴豆性烈最为上，偏与牵牛不顺情。
丁香莫与郁金见，牙硝难合京三棱。
川乌草乌不顺犀，人参最怕五灵脂。
官桂善能调冷气，若逢石脂便相欺。
大凡修合看顺逆，炮爁炙煿莫相依。

妊娠用药禁忌歌：

蚖斑水蛭及虻虫，乌头附子配天雄，
野葛水银并巴豆，牛膝薏苡与蜈蚣，
三棱芫花代赭麝，大戟蝉蜕黄雌雄，
牙硝芒硝牡丹桂，槐花牵牛皂角同，
半夏南星与通草，瞿麦干姜桃仁通，
硇砂干漆蟹爪甲，地胆茅根与䗪虫。

三、服用中药的剂量

剂量，即药剂的用药量，一般是指单味药的成人内服一日用量。也有指在方剂中药与药之间的比较分量，即相对剂量。

1. 市制与公制计量单位及换算

中药的计量单位，历代相异，古今有别。明清以来，普遍采用16进制，即1斤=16两=160钱。现今我国对中药生药计算采用公制，即1千克=1 000克。为了方便处方和配药，特别是古方剂量的换算，通常按规定以近似值进行换算，即1两（16进制）=30克，1钱=3克，1分=0.3克，1厘=0.03克。

单味中药的成人每日内服常用剂量，除峻烈药、毒性药和某些精制品外，一般干品药为3~9 g，部分为15~30 g。

2. 确定剂量的依据

（1）药物的性质性能。如：药材质量。质优力强者，用量宜小些；质次力不足者，用量可大些。

（2）药材质地。如：花叶类质轻之品用量宜轻，金石、贝壳质重之品用量宜重；干品用量宜轻，鲜品用量宜重。

（3）药物的气味：气味平淡作用缓和的药，用量宜重；气味浓厚作用峻猛的药，用量宜轻。

（4）有毒无毒：有毒药，应严格控制剂量，不得超出安全范围；无毒药，剂量变化幅度较大，可适当增加用量。

3. 用药方法确定剂量

（1）方药配伍：单味应用时剂量宜大，复方应用时剂量宜小；在方中作主药时用量宜稍大，而作辅药则用量宜小些。

（2）剂型：入汤剂时用量宜大；入丸、散剂时用量宜小。

（3）使用目的：某些药因用量不同可出现不同作用，故可据不同使用目的增减用量。如以槟榔行气消积用6~15 g即可，而驱绦虫则需用60~120 g。

4. 患者情况确定剂量

（1）体质：在以祛邪为主时，体强者用量宜重，体弱者用量宜轻。以补虚为主时，脾胃强健者，用量宜稍大；脾胃虚弱者，用量宜轻小。

（2）年龄：小儿发育未全，老人气血渐衰，对药物耐受力均较弱，故用量宜减小；而青壮年气血旺盛，对药物耐受力较强，故用量宜大些。小儿5岁以下通常用成人量的1/4，五六岁以上可按成人量减半用。

（3）性别：一般说男女用量差别不大，但在妇女月经期、妊娠期，投用活血化瘀药则宜减小。

（4）病程：新病正气损伤较轻，用量可稍重；久病正气损伤较重，用量宜轻些。

（5）病势：病急病重者用量宜重，病缓病轻者用量宜轻。

（6）生活习惯与职业：如以辛热药疗疾，平时不喜食辛辣热物或常处高温下作业的人用量宜轻，反之则用量宜重。

四、不宜与中药同服的西药

在医疗实践中，必须注意中西药同时服用的合理性，谨慎用药。中西药结合也有禁忌。中西药的配伍并用，可影响某些药物在体内的吸收、分布、代谢、排泄等，对于单纯西药或单纯中药治疗某一疾病有较好疗效者，则不必中西药合用，以避免药物的浪费和不应有的不良反应，如因病情确实需要同用，应间隔 3 ~4 h 以上服用。

1. 降低药效的中西药配伍

（I）四环素类药物与含有硫酸钙的中药如石膏、瓦楞子、寒水石，以及与中成药牛黄解毒丸（含有石膏）合用，四环素类药物与钙离子结合后，可形成难以吸收的络合物，从而失去或大大减弱抗菌效果。

（2）降糖药如甲苯磺丁脲、优降糖与鹿茸、甘草、人参、脑灵素等不能合用，因为这些中药所含有效成分能促使糖元异生，减少人体组织对葡萄糖的利用，降低葡萄糖分解，从而使血糖升高，加重糖尿病。

（3）降压药如复方降压片与含麻黄碱的中成药如麻杏止咳糖浆、止咳定喘丸等合用，可使血管收缩，有升高血压的作用，这样就抵消了降压药的疗效。

（4）碳酸氢钠、氢氧化铝、胃舒平、碳酸钙、氨茶碱等碱性西药与乌梅、山楂、女贞子、五味子等含有机酸较多的中药合用，会产生酸碱中和反应，从而失去双方应有的功用。

（5）西药中的四环素、利福平、红霉素、林可霉素、制霉菌素等抗生素以及铁制剂、维生素 B1 与石榴皮、五倍子、大黄、地榆、诃子、虎杖等中药合用，这些中药含有大量鞣质，能与生物碱盐类、甙类、蛋白质等生成不溶于水的沉淀物，从而无法被胃肠道吸收，影响它们的疗效。

（6）西药中的抗生素类与中药神曲、谷芽、麦芽等合用，中药含的大量消化酶会因抗生素使酶活性破坏，以致功效大减。

（7）西药中的维生素 C、烟酸片、谷氨酸等与人参、黄芩、龙胆草、远志等中药合用，中药的有效成分被分解，会降低疗效。

（8）青霉素与冰硼散（口服）合用治疗急性咽喉炎、扁桃体炎，因冰硼散中的硼砂口服后可碱化尿液，增加青霉素的排泄，使其有效血药浓度下降，从而降低疗效。

2. 产生副作用的中西药配伍

(1) 阿司匹林与鹿茸、甘草及其制剂同时服用，因阿司匹林对胃有刺激作用，而鹿茸、甘草含糖类皮质激素，能促使胃酸分泌，两类药物同用加重了对胃黏膜的有害刺激。

(2) 西药如吗啡、杜冷丁、可待因等与中药杏仁、桃仁等合用，因杏仁、桃仁中含有氰甙，与西药麻醉剂、镇静剂合用时，可过度抑制呼吸中枢，并损害肝肾功能，导致严重后果。

(3) 磺胺类药物与乌梅、山楂、五味子等含有机酸的中药合用，磺胺类药物在酸性环境中易析出结晶，对尿道产生刺激作用，从而引起尿闭或血尿。

(4) 西药中的心律平、奎尼丁与中成药六神丸、益心丹合用，可导致心脏骤停。

(5) 西药苯巴比妥、水合氯醛等镇静止痉药与中药人参酒、舒血活络酒合用，会加强对中枢神经的抑制作用，易发生危险。

3. 增加毒性的中西药配伍

(1) 强心甙与珍珠母、龙骨、石膏等中药合用，因后者含大量钙离子，对心脏的作用类似于强心甙类药的作用，它们合用，可使毒性增强，会导致心律失常和传导阻滞。

(2) 西药阿托品、咖啡因、山莨菪碱与中成药小活络丹、川贝枇杷露合用，会增强生物碱的毒性。

(3) 西药氨茶碱与中药贝母同用会造成中毒。

(4) 新霉素与至宝丹、安宫牛黄丸等中成药合用，因新霉素所含硫酸盐在胃肠道分解产生少量硫酸，使至宝丹、安宫牛黄丸中雄黄所含的硫化砷氧化，反而增加了药物的毒性，甚至加速死亡。

(5) 西药亚硝酸异戊酯与中药冠心苏合丸同用，能生成含汞离子的有毒沉淀物，使人中毒。

(6) 中药朱砂安神丸与西药三溴合剂、硫酸亚铁合用，能生成溴化汞、硫化汞，从而引起药物中毒。

五、煎煮中药的常见误区

1. 煲中药就是“三碗煲成一碗”

人们在看电视或电影时，常见一些医馆伙计拿几包中药给病人时，叮嘱“三碗煲成一碗”。于是，许多病人认为，煲中药加水的规矩就是“三碗水煲成一碗水”。在古时，传统医馆在给病人开出药方后一般作出“几碗煲成一碗”的医嘱，但不是千篇一律的。有时医生也会依据所开出药物体积的大小作出“两碗煲成一碗”或“四碗煲成一碗”等医嘱，因为加水少则药味不出，加水多又稀释汤药损耗药力。因此，煲中药加水时，通常不提倡以加多少碗水来衡量加水量，并且各个家庭的碗大小不一。故一般提倡加水要求浸过药面部分即可。

2. 感冒药不可复煎

由于感冒药通常是一些解表类药物或含挥发油多的药物，有些人认为第一煎含大量挥发油等有效成分，而第二煎已很少甚至不含挥发油等有效成分，已没药效，故感冒药不可复煎。其实不然，古人云：一煎取其性，二煎取其味，一般汤剂都要煎煮 2 ~ 3 次。一般情况可上午、下午各煎 1 次或晚上再煎 1 次，或连续煎煮 2 ~ 3 次，药汁混合均匀再分成 2 ~ 3 份分次服用。感冒药的有效成分不仅是挥发油等易挥发的成分，还有其他各种性质的有效成分，二煎的汤液同样含有治疗感冒的成分；感冒药与其他方药同样有它的性味归经，也需要“一煎取其性，二煎取其味”。故感冒药也要复煎。

3. 中药“不干不净”吃了才没病

不管是古代还是现代的医药文献，都对药材的洁净作显著的要求，中药材的外形有时会表现出“黑、大、粗”的特点，但不表示中药可以肮脏污秽。药材如含非药用物质、杂质或病菌等秽物，不仅影响药效，还会对人体造成损害。有个别药房或药店不注意中药饮片的保洁保质，当人们指出其药材脏时，还振振有词：中药就是不干不净吃了才没病。这是非常错误的，也是业务技能差的突出表现。

4. 中药煎煮时间越长越“出味”，越有效

有些人把中药汤剂煎煮 1 ~ 2 h，以为这样就能把药味全煎出来，其实这种做法是不科学的。因为中药煎煮时间越长并不等于药汤有效成分浓度越高。在刚开始煎煮时，药汁浓度随着时间增长而增浓，但到一定时间，当药材内部的浓度与外部的浓度相同时（即到达饱和浓度），再加热，药效成分也不会增多，只不过蒸发了水分，而且有些化学成分由于长时间加热，化学结构会发生变化，影响药物疗效，有些药物长时间煎煮还会产生有毒物质。因此，煎药适时即可。

5. 用温水或开水煎煮中药可省时

这种做法是不可取的。中药材的表面含有淀粉、蛋白质等物质，煎煮中药时加温水或开水容易形成薄膜，或叫“起糊”，阻塞药材有效成分溶到外部的管道，使药物中的有效成分不易煎出而影响疗效。所以煎煮中药一定要用凉

水，最好先浸泡，使药材膨胀，促使表面的淀粉、蛋白质脱落一些，为有效成分的煎出清除障碍。

6. 药汤喝得越多疗效越好

中药汤剂一次的服用量（如规定成人多少毫升，儿童多少毫升），目前没有作特别严格的规定，但一般约定为普通盛饭的碗近一碗或大半碗，儿童减半。药汤的量不是越多就越有效。因为药液之所以有效，是因为药液中含有药材在煎煮时溶出的有效成分，有效成分就是这碗药汤（或叫溶液）的溶质。溶质数量一定，溶液的量越大浓度则越小，反之，溶液的量越小，浓度则越大。故煎煮中药时，多放点水，让药汤多点，有效成分不一定就多，疗效也不一定就好。适量即可。

7. 先煎药用水浸泡过就可不用先煎

这是不对的，先煎药一般是矿物类及贝壳类药物或贵重药材，例如：鹿角霜、牡蛎、鳖甲、龟板、珍珠母、石决明、海蛤壳、瓦楞子、鹅管石、磁石、海浮石、赭石、紫石英、自然铜、钟乳石、石膏、龙骨、石斛、川贝、天麻、田七等。浸泡一段时间只是普通的浸润，较短的煎煮时间还不能把其有效成分充分溶出，需将先煎药放在砂锅内，用水煎之约滚10～15 min，然后将其他正在浸泡的药物加入同煎。

六、服用中药的常见误区

1. 中药无毒副作用

中药大多数来自天然动植物，经过不同方法的炮制，加之在中医理论的指导下通过适当的配伍，一般很少发生毒副反应。但是因此就认为中药无毒副作用则是错误的，西药所表现的毒副作用及不良反应，中药也有，从较轻的过敏反应至较严重的肝肾功能损伤，乃至致死，中药都会发生。一些人们认为很安全的中药如甘草、菊花等用之不当也会发生不良反应。

2. 人工种植的中草药药力低，服中药得加量

国家为保护野生药材资源，鼓励培育中药材。运用人工种植药材是国家政策，只要是来源合法，到合法药房、药店正确调配的方药，药效通常是可以保证的，无须再刻意加大药物剂量。由于中药的多成分性，特别是可能有对立作用成分的存在，中药剂量和效应间的关系比化学药物更复杂。中药尽管在一定条件下，机体对药物的反应大小与药物的剂量成正比，但有时则不能表现出典型的线性关系，小剂量和大剂量作用相反的情况也很多，如：人参对离体心脏的作用就是小剂量兴奋，大剂量抑制。部分人工种植药材与野生药材在某些成分或数值上有异，就笼统地以为人工种植的中草药药力低，服中药得加量的观

点是不恰当的。患者擅自加大药量，后果有时也是不堪设想的。

3. 有病治病没病防病，中药可以长期服用

中医讲究“治未病”。中医学认为人体疾病的发生，有内因与外因，特别强调了人体内在的抗病的能力。在相同条件下有人得病，有人不得病，就是“内因”的不同。人体要保持身体健康，就要增强体质及抗病能力，才不易发生疾病，健康长寿。因此重视养生，调摄精神，加强锻炼，讲究卫生，调节饮食，劳逸结合，生活有常，适应气候变化，避免外邪侵袭，是防病治病的关键，而不是靠长期服用中药。因为中医历来也讲究“中病即止”，许多中药长期服用容易产生蓄积中毒，损害肝肾功能等不良反应。因此，中药应按医嘱服用。

4. 吃药跟着广告走

药品广告有许多正面作用，但有些广告为了拉拢消费者，含失实内容，有意夸大药品作用，或隐瞒毒剧反应，害处非常之大，所以不提倡所谓“送礼送健康”，把药品或保健品当礼物送。每种药品或保健品都有其适应证或适应人群，适宜辨证论治后再应用。因此，遵医嘱吃药更为安全适宜。

5. 中药药效慢不能用于急救

在西医西药还没有传入我国之前，中国不可能就没有急病重病病人。古时中国医生就是应用中药治疗急性病和用于急救。如“独参汤”、“参附汤”、“四逆汤”等都是古人用于抢救危重病人的良方。根据古方制成的“参附注射液”、“清开灵注射液”等中药制剂也已被列为急救室的必备药物。只要用之得当，中药是可以治疗急性病和用于急救的。由于西药，特别是西药注射液使用方便、药效快，传入我国后被普遍用于治疗急性病和用于急救，人们得各种急性病后首先想到的就是西药，而不是中药。久而久之，人们便产生了这种误解。

6. 中药汤液过夜或存放几日后再服用

中药汤液常含有淀粉、糖类、蛋白质、维生素、挥发油、氨基酸和各种酶、微量元素等多种成分，如果过夜服用或存放过久，可能会因空气、温度、时间和细菌污染等因素的影响，降低药效；也可能由于细菌繁殖滋生，淀粉、糖类等营养成分发酵水解，以致药液发馊变质，服用后对人体健康不利。因此一般提倡按医嘱即煲即服，那些作了各种如抽真空、防腐等措施的新型中药汤剂则另当别论。

7. 用茶水、果汁、咖啡、牛奶、碳酸饮料甚至用酒送服中药口感好

用茶水、果汁、咖啡、牛奶、碳酸饮料甚至用酒送服中药，这些做法都不应提倡。这不仅有可能降低药效，还可能产生毒副作用。如：茶水和咖啡中含

有丹宁酸，牛奶中含有大量钙和镁，很容易同药物中的某些物质发生反应，从而影响药效；肝脏是药物代谢的重要器官，同时也是分解酒精的场所，如果将酒和药同时服下，就会加重肝脏的负担，使有毒物质在肝内蓄积，造成对肝脏的损害。

8. 喜欢躺着服药

中药一般味苦难喝，口感较差，最好采用“站立”或“坐位”服用。躺着服用也容易使药液误入气管，引起呛咳。英国一位科学家为病人口服了能在X光下清晰可见的钡元素，进行研究观察，结果发现病人采用站立或坐位服药时，只需6 mL的水冲服，药物在5 s之内就能全部达到胃里，但如果躺着服用同样的药物，用了多达几倍的水冲服，有一半药物在长约25 cm的食管里就逐渐被溶化吸收，并不能全部到达胃里，致使药物没有完全发挥作用，有些药物还会刺激食道黏膜。因此，在口服用药时，最好采用站立或坐位，不宜躺着服药。服药时所采用的体位对药物的吸收作用也有较大影响。

9. 幼儿服药用强灌

中药汤液一般味苦难喝，口感较差，幼儿一般怕吃中药，有些家长就采用强灌的方法，这容易使药液误入气管，引起呛咳或发生意外。孩子生病不可避免，家长掌握有关服药的知识后，正确引导孩子，让其主动配合服药更为安全。如：孩子提最爱问的问题“药苦吗?”时，家长一定要诚实，不要骗他，更不要用糖水、牛奶、汽水或其他果汁饮料送服。生活中常有些孩子在家长的善意诱导和启发下，为了治好自己的病，对苦药也能顺利吃下去，使药充分发挥疗效。

10. 吃中药不会引起过敏反应

从过敏的发生率来看，化学合成药品的致敏率高于天然药物，中药的致敏率较西药低。据报道，有些中药也能引起过敏反应，如穿心莲、双黄连、鱼腥草、紫珠草、乌贼骨、银翘解毒丸和云南白药等，都可以引起过敏性休克等反应。中药过敏问题也要重视。如果怀疑某些中药可能引起过敏，应在医生指导下服用，以观察反应，确保用药安全。

第二节　中药汤剂的煎服方法

一、煎药方法

1. 煎药器具

家庭煎药多用砂锅，其导热均匀，化学性质稳定，锅周保温性好，水分蒸发量小。缺点是孔隙和纹理多，易吸附各种药物成分而窜味。还可用陶瓷、白色搪瓷器皿、玻璃器皿等，它们也不会与中药有效成分起化学反应。医院和药店普遍采用以不锈钢为煎药器皿的现代煎煮装置，不锈钢质轻、受热快、耐酸、耐腐蚀，而且化学性质稳定，是十分优良的煎药器具。煎药忌用铁器、铜器是因为这两种材料化学性质活跃，能在煎煮过程中与中药饮片所含多种成分发生化学反应。铝锅也不是理想的煎煮器具，它不耐强酸、强碱，从 pH 值为 1 ~ 2 或 pH 值为 10 的煎液中可检出铝离子，有研究认为人体某些疾病可能与体内铝的含量过高有关。

2. 浸泡

浸泡有冷浸和温浸之分。含挥发油、甙类及维生素类多的饮片如薄荷、羌活、解表药等以冷浸为宜，以免长时间煎煮有效成分随着水蒸气而挥发掉；含淀粉、蛋白质类等一些高分子成分多的饮片如天花粉、山药、茯苓等用温浸比冷浸更易浸润和膨胀。一般的复方汤剂以 40 ~ 50min 为宜，夏日可酌减，冬日可酌加。

3. 加水量

传统加水量一般为浸泡后淹没饮片 2 ~ 3cm，二煎液面与饮片表面相平为度。有学者经实验研究得出：砂锅煎药首煎加水量（mL）= 吸蓄量 × 饮片总量（g）+ 预期得药量（mL）+ 蒸发系数 × 煎煮时间（min）。其中吸蓄量 2. 0mL/g；蒸发系数 13. 1mL/min。一煎与二煎加水量按 7∶3 分配。

4. 煎煮火候、时间及煎药量

一般先用武火（大火）煮沸后，改用文火（小火）煎煮，保持沸腾状态；每剂药煎煮 2 次；一般药第一煎煮沸后，再用文火煎煮 20 ~ 30 min；解表药、攻下剂煎煮时间宜短些，先煎沸后约 15 min，二煎沸后 10 min 即可，滋补药宜煎煮时间长些。趁热滤取煎液约 100 ~ 200mL；第二煎加水煮沸后，再用文火煎煮 15 ~ 20 min，趁热滤取煎液约 100 ~ 200 mL。注意第二次煎煮后，应挤榨药渣，避免煎液的损失。2 次煎液合并混匀后分 2 次服用。

5. 煎药次数及特殊煎法

一般方剂煎煮 2 次，滋补药可煎 3 次。一煎煎出率大约为 30%，二煎为 40% ~ 50%，两次合并可得 70% ~ 80%，而三煎、四煎仅占 20%。煎煮机一般采用 1 次煎煮，煎煮次数过多，一是不利于节约能源，二是煎煮时经过加压，药物成分可能发生变化。

（1）先煎：矿物、动物贝壳、化石类饮片粉碎度为 60 目，先煎 30min 煎出率可达 100%。此外，川乌、草乌、附子等有毒中药，久煎可以使其毒性降低，保证用药安全有效，先煎 0. 5 ~ 1h，甚至 2 ~ 3h。

（2）后下：如解表药、芳香化湿药久煎可使药效成分大量散失，故将其他药物煎煮一定时间后，再将这些药物放入锅中同煎，时间 5～10min。另如钩藤、大黄、番泻叶等久煎会使功效改变，也应后下。

（3）另煎：如人参、西洋参、羚羊角等贵重药物，药量小，若与众药同煎，其药效成分容易被其他药物的大量药渣吸附，造成有效药量减少，故对贵重药物单包另煎，取汁服用。

（4）烊化：如阿胶、鹿角胶、龟板胶、鳖甲胶、蜂蜜、饴糖之类黏性大而易溶药物，可先单独加水加温溶化，兑入煎好的药液中服用，或直接将其置入已煎好的汤液中加热溶化后服用。胶类药物若混煎易黏锅，影响溶出率。

（5）包煎：分 4 类：①花粉、孢子类及细小种子类，如松花粉、蒲黄、海金沙、葶苈子、滑石、青黛等，颗粒疏水性强，表面张力大，不能与水充分接触而浮于水面；②含淀粉、黏液质较多的药物，如车前子、秫米等，易黏锅糊化、焦化；③附绒毛药物如旋覆花、枇杷叶绒毛脱落混入汤液刺激咽喉；④易使汤液浑浊，如灶心土、五灵脂、蚕砂、柏子仁霜等，能使药渣与提取液分离困难。诸如此类均需包煎。

6. 注意事项

饮片不能用开水浸泡，因植物细胞中的蛋白质、淀粉的成分突遇高温会产生凝固现象，有效成分反而不宜煎出；煎药中一定要增加 2～3 次的搅拌，以克服药物之间的凝胶屏障；汤药煎好后应及时过滤取汁，如果放凉后再过滤，因药效成分被药渣吸附，而影响药液的品质和疗效；煎药若发生熬干甚至糊锅现象，由于药性改变只能弃之，不可服用。

二、服药时间

为使每次内服药液的成分基本相同，应将两次煎药合并后分次服用，特殊的可以三次合并再分。一般每剂汤药分两次服完，间隔 4～9h，也有分三次服完以维持体内浓度的。大多数早晚各 1 次。

参考服药时效性可按以下原则：①补肾药宜在下午和晚上服用；②滋阴养血药宜入夜服用；③驱虫药和泻下药大多在空腹服，此时胃中空虚，药液能较快地达到病所产生作用；④理气和胃药宜空腹服，以利药物直接作用于胃体，充分发挥药效；⑤消导药宜在饭后服，可延长药物与胃的接触时间，发挥最大疗效；⑥对胃有刺激的药物应在饭后服，此时胃中食物较多，可减少药物的刺激性；⑦若服大量苦寒剂，当饭后服，以防苦寒败胃；⑧安眠药应在睡前服。

药食合用时应注意：在患病服药期间，凡是属于生冷（包括从冰箱里拿出来的水果、冷饮）、黏腻（糯米糕饼）等不易消化的食物，或有特殊刺激性

（含有辣椒的食品、醋、酒等）的食物，都应避免食用。因为生冷食物性多寒凉，易伤阳气；辛辣之物性多温热，耗气动火，易促发炎症；油腻之物助湿生痰，滑肠滞气，且难消化；腥膻类食物大多含有某些激素或异性蛋白，能够诱发人体的过敏反应。

一般服药原则为发汗药应禁生冷，调理脾胃药禁油腻，消肿理气药禁豆类，止咳平喘药禁鱼腥，止泻药禁瓜果，皮肤科抗过敏药禁发物。

古人云："凡服汤药，虽品物专精，修治如法，而煎药者鲁莽造次，水火不良，火候失度，则药亦无功。"可见讲究煎药方法并准确运用，直接关系到中药的临床疗效，不可忽视。由于脏腑经络功能、疾病症状具有不同的节律性变化，决定了在治疗上择时施治的必要性，"攻邪当选经气最旺时，补虚当候经气最虚时"。这是选择最佳给药时间的基本原则。对于药食合用的注意事项亦不可轻看，它既可确保药物的疗效，又可预防疾病的复发。

第三节　补气方药

补气方药，是指具有补气作用、能够改善气虚体质和治疗气虚证的方剂与药物。气虚体质，是指因先天禀赋或后天失养所致的以气的亏少为特征的个体素质，是导致气虚证的内在基础。气虚证，则是各种致病因素损伤人体后，表现出以脏腑气虚（功能低下）为特征的疾病证候。二者的表现只有程度的不同，而无本质的区别。其表现为：精神不振，倦怠乏力，少气懒言，食少便溏，动则心悸自汗，气短喘促，舌淡苔白，脉虚弱无力等。补气方药对气虚体质和气虚证具有明显的改善和治疗作用，故可用于气虚体质的保健和气虚证的康复治疗。

一、补气方剂

1. 四君子汤（《局方》）

人参、炙甘草、茯苓、白术各等份。上为细末，每服24 g，水煎服。本方功能益气补中，温养脾胃，为补气之专方。可用于改善气虚体质，并能用于脾胃气虚证的康复治疗。脾胃气虚证的表现为：食少倦怠，腹胀便溏，面色萎黄，语声低微，精神不振，舌淡苔白，脉象沉弱。

2. 补中益气汤（《脾胃论》）

黄芪15 g，炙甘草5 g，人参10 g，当归10 g，陈皮6 g，升麻3 g，柴胡3 g，白术10 g，水煎温服。本方功能益气升阳，调补脾胃。可用于脾胃气虚、中气下陷证的康复治疗。中气下陷证的表现为：在脾胃气虚的基础上，兼有胃下垂、脱肛、子宫脱垂及久泻久痢。

3. 生脉散（《内外伤辨惑论》）

人参10 g，麦冬15 g，五味子6 g，水煎服。本方功能益气补肺，复脉生津。可用于脾肺气虚、脉微津伤证的康复治疗。气虚津伤证的表现为：肢体倦怠，气短懒言，汗多口渴，咽干舌燥，久咳久嗽，心悸脉微等。

二、补气药物

1. 人参

味甘苦，性微温，归脾、肺经。功能大补元气，补益脾肺，生津止渴，宁神益智。为改善气虚体质之珍品，常用于脾肺气虚所致之食少倦怠、喘咳短气、神疲乏力等症的康复治疗，亦可用于虚脱的急救，并能作为消渴、心悸、失眠、健忘、阳痿等病的治疗用药。内服一般用量6～9 g，大剂量可用至30 g。

2. 党参

味甘，性平，归脾、肺经。功能补中益气，养血生津。其补益功效稍逊于人参，但因价格低廉，故常作为人参的代用品。内服一般用量9～15 g，大剂量可用至30 g。

3. 黄芪

味甘，性微温，归脾、肺经。功能补气升阳，固表止汗，利水消肿。为改善气虚体质之佳品，常用于脾胃气虚、中气下陷所致之胃下垂、脱肛、子宫脱垂等病的康复治疗，亦可作为痹证、消渴、崩漏、中风瘫痪、自汗、水肿等病的治疗用药。内服一般用量9～15 g，大剂量可用至120 g。

4. 白术

味甘苦，性温，归脾、胃经。功能补脾益气，燥湿利水，固表止汗。为补气健体常用之品，多与其他补气药物配伍，用于脾胃气虚、中气下陷、心脾不足所致之食少倦怠、心悸气短、久泻脱肛等症的康复治疗，亦可为吐泻、痰饮、水肿、眩晕，妇女月经不调、崩漏、胎动不安等病的治疗用药。内服一般用量6～12 g，大剂量可用至30 g。

5. 山药

味甘，性平，归脾、肾经。功能补脾养胃，益肺固肾，养阴生津。为益气固本之良药，久服可以改善气虚体质，常用于脾肾气虚所致之食少泄泻、遗精腰痛、咳喘劳嗽、带下遗尿等虚劳证的康复治疗，亦可用于治疗气阴两伤的消渴证。内服一般用量9～30 g，大剂量可用至90 g。

6. 茯苓

味甘淡，性平，归心、肺、脾、肾经。功能益气健脾，养心安神，利水渗湿。为补气养心之上品，久服不仅可以改善气虚体质，而且能够安神益智，却病延年。临床要与其他益气健脾药配伍，治疗脾胃气虚所致的食少倦怠、腹胀便溏；与理气化痰药配伍，治疗咳嗽痰多、食少脘痞；与养心安神药配伍，治疗惊悸、失眠；与渗湿利水药配伍，治疗水肿、小便不利。内服一般用量 9 ~ 12 g，大剂量可用至 30 g。

7. 大枣

味甘，性温，归脾、胃经。功能补脾益气，养血安神。久服可以增气力，健体魄，改善气虚体质。与其他补气药相配，常用于心脾气虚所致之食少倦怠、心悸气短、失眠健忘等症的康复治疗。内服一般用量 9 ~ 12 g，大剂量可用至 100 g。

第四节　养血方药

养血方药，是指具有补血作用、能够改善血虚体质和治疗血虚证的方剂与药物。血虚体质，是指因先、后天因素所致的以血不足为特征的个体素质。血虚证，则是以血亏不能濡养脏腑组织器官为特征的疾病证候。二者的表现只有程度的不同，而无本质的区别。其表现为：头晕目眩，面色无华，心悸健忘，失眠多梦，手足麻木，妇女月经量少或经闭，唇白舌淡，脉细无力等。养血方药对血虚体质和血虚证具有明显的改善和治疗作用，故可用于血虚体质的保健和血虚的康复治疗。

一、养血方剂

1. 四物汤（《局方》）

当归 10 g，川芎 6 g，白芍 10 g，熟地黄 15 g，上为粗末，水煎热服。本方功能补血调血，为养血之专方。可用于改善血虚体质，并可用于血虚证的康复治疗。血虚证的表现如上述。

2. 归脾汤（《校注妇人良方》）

白术、当归、茯苓、龙眼肉、远志、炒枣仁各 10 g，炙黄芪 12 g，人参、木香、炙甘草、上药加生姜各 6 g，大枣 3 枚，水煎温服。本方功能补血益气，健脾养心，原为治疗心脾两虚证而设。可用于改善气血两虚体质，并可用于心脾两虚、气血不足证的康复治疗。心脾两虚证的表现为：心悸健忘，失眠多梦，食少体倦，面色萎黄，舌淡苔薄白，脉象细弱，或见便血、崩漏等。

二、养血药物

1. 当归

味甘辛微苦，性温，归肝、心、脾经。功能补血活血，调经止痛，润肠通便。为养血调经之专品，可与其他养血药配伍改善血虚体质，或用于血虚证的康复治疗，亦常用于多种妇科疾病，如月经不调、痛经、经闭、产后腹痛等。内服一般用量6～10 g，大剂量可用至30 g。

2. 白芍

味苦酸，性微寒，归肝、脾经。功能养血敛阴，柔肝止痛，平抑肝阳。可与其他养血药物相配改善血虚体质，或用于病后阴血不足的康复治疗，亦常用于治疗肝血亏损之月经不调、痛经，肝气不和之腹痛、胁痛以及手足拘挛疼痛，营卫不和之自汗、盗汗，及肝阳上亢之头痛、眩晕等症。内服活血宜酒炒，柔肝止痛宜清炒，敛汗宜生用。

3. 熟地

味微苦、甘，性微温，归心、肝、肾经。功能补血调经，滋阴补肾。为滋补之圣药，久服可改善血虚阴亏体质；与养血药配伍可用于血虚证的病后康复，与滋阴药配伍可用于阴虚证的康复治疗；亦常用于治疗心肝血虚之心悸失眠、月经不调，及肝肾阴虚之遗精盗汗、消渴尿多等症。内服一般用量10～15 g，大剂量可用至60 g。本品滋腻，宜与行气健胃药同用。

4. 阿胶

味甘，性平，归肺、肝、肾经。功能补血止血，滋阴润燥。为养血滋阴之品。可用于血虚阴亏体质；亦可用于血虚阴亏证的病后康复；与养血益气温阳药配伍，可治疗血虚气弱之心动悸、脉结代；与养血止血药配伍，可治疗胎漏、便血、尿血；与滋阴药配伍，可治疗燥咳、失眠、虚风抽搦等症。内服一般用量6～9 g，大剂量可用至30 g。本品腻滞，宜与健脾和胃药同用。

5. 何首乌

味苦甘涩，性微温，归肝、肾经。功能养血生精，滋补肝肾，乌须发，强筋骨。为补血益精之良药，久服可改善血虚精亏体质；与养血补肾药物相伍，可治疗须发早白，眩晕耳鸣；与牛膝合作，酒浸，可治疗腰膝疼痛，足软无力。内服一般用量10～15 g，大剂量可用至30 g。补肝肾、益血宜制用。

6. 桑葚子

味甘酸，性微寒，归心、肝、肾经。功能养血滋阴，补肝肾，乌须发。常服可以改善血虚阴亏体质；与补肝肾、养阴血之药配伍，可治疗须发早白，眩晕耳鸣，心悸失眠等症。内服一般用量10～15 g，大剂量可用至60 g。

7. 枸杞子

味甘，性平，归肝、肾经。功能补肝血，滋肾精，安神明目。为健体强身常用之品，久服可以改善血虚阴亏体质；与其他养血益精之品同用，可治疗肝肾精血亏损之腰脊酸痛，阳痿遗精，须发早白，眼目昏花等症。内服一般用量6～12 g，大剂量可用至60 g。

第五节 滋阴方药

滋阴方药，是指具有补阴作用、能够改善阴虚体质和治疗阴虚证的方剂与药物。阴虚体质，是指因先、后天因素所致的以阴精不足为特征的个体素质。阴虚证，则是以阴精亏损、阴不制阳、虚热内生为特征的疾病证候。二者的表现只有程度的不同，而无本质的区别。其表现主要为虚热证：潮热，五心烦热，形体消瘦，头晕耳鸣，腰膝酸软，心悸健忘，久咳痰少，颧红口干，失眠盗汗，舌红少苔，脉像细弱等。

滋阴方药对阴虚体质和阴虚证具有明显的改善和治疗作用，故可用于阴虚体质的保健和阴虚证的康复治疗。

一、滋阴方剂

1. 六味地黄丸（《小儿药证直诀》）

熟地黄240 g，山萸肉、干山药各120 g，泽泻、茯苓、丹皮各90 g，上研细末，炼蜜为丸。每次6～9 g，每日2～3次，温开水或淡盐送服。如水煎服，用量按原方比例酌减。本方功能滋补肝肾之阴，为滋补强身、益寿延年之上品。可用于改善阴虚体质及病后伤阴的康复治疗，亦常用于治疗肾阴不足所致的腰膝酸软、头晕目眩、耳鸣耳聋、遗精盗汗、消渴多饮、潮热骨蒸、五心烦热等症。本方加知母、黄檗，名“知柏地黄丸”，主治肝肾阴虚火旺所致之虚烦失眠等症；加麦冬、五味子，名“麦味地黄丸”，主治肾虚喘嗽等症；加枸杞子、菊花，名“杞菊地黄丸”，主治肝肾阴虚所致之两目昏花、视物不明，或眼目干涩、迎风流泪等症。

2. 大补阴丸（《丹溪心法》）

黄檗（炒）、知母（酒浸炒）各120 g，熟地黄（酒蒸）、龟板（酥炙）各180 g，上为末，猪脊髓丸。每服6～9 g，早晚各一次，淡盐汤或白汤送下。如水煎服，用量按原方比例酌减。本方功能滋阴降火，可用于改善阴虚火旺体质及病后阴虚火旺证的康复治疗；亦常用于治疗阴虚火旺所致的骨蒸潮热、心烦盗汗、咳嗽咯血、足膝痛热等症。

二、滋阴药物

1. 沙参

味甘微苦，性微寒，归肺、胃经。功能养阴润肺，益胃生津。为清养保健之品，与其他养阴药同用常服，可以改善阴虚体质，也是热病后期伤津常用的康复药物。临床主要用于肺胃阴津亏虚所致的肺痨肺痿、咳嗽痰少、消渴咽干、大便秘结等症。内服一般用量 9 ~ 12 g，大剂量可用至 30 g。

2. 麦冬

味甘微苦，性微寒，归心、肺、胃经。功能滋阴润肺，清热养心。亦为清养之品，作用与沙参相似，可用于改善阴虚体质及热病后期伤津的康复，亦可用于肺胃阴津亏虚证；同时，该药又能入心，故与益气敛阴药同用，可治疗热伤气阴及心阴亏损所致的心悸多汗、脉虚欲脱；与清凉血药配伍，可治疗温病热入心营所致的身热烦渴、神昏谵语；与清热利咽药相合，可以治疗虚火上炎所致的咽喉疼痛等。内服一般用量 9 ~ 12 g，大剂量可用至 30 g。

3. 天冬

味甘苦，性寒，归肺、肾经。功用与麦冬相似，能养阴清热，润肺生津，化痰止咳，且能滋肾阴，为清养之佳品，又为治肺肾阴虚要药。内服一般用量 9 ~ 15 g，大剂量可用至 30 g。

4. 石斛

味甘淡，性微寒，归肺、胃、肾经。功能养阴益胃，清热生津。为清补之佳品，应用与沙参、天冬相似。但本品又有明目之功，可用于肝肾阴虚、眼目失养所致的内障、雀目、瞳孔散大等症。内服一般用量 6 ~ 12 g，大剂量可用至 30 g。

5. 玉竹

味甘，性微寒，归肺、胃经。功用与沙参、麦冬相似。内服一般用量 9 ~ 15 g，大剂量可用至 60 g。

6. 百合

味甘微苦，性微寒，归心、肺经。功能补肺阴，润肺燥，清心火，安心神。与麦冬相似，为养心润肺之良药，除具有滋补保健作用外，临床主要用于阴虚肺燥之肺痨、燥咳、吐血、咯血，以及心阴亏损之心神恍惚（百合病）、失眠等症。内服一般用量 9 ~ 12 g，大剂量可用至 30 g。

7. 黄精

味甘，性平，归肺、脾、肾经。本品能养阴润肺、补肾填精，又能健脾益气，而为气阴双补之药，常一味单服，用于改善气阴两虚体质，及热病后期气阴两伤的康复保健；与其他滋阴益气药物配伍，则常用于肺肾两虚之咳嗽、消渴，及脾虚气弱之食少倦怠、消瘦乏力等症。内服一般用量 9 ~ 15 g，大剂量可用至 30 g。

8. 女贞子

味甘苦，性微寒，归肝、肾经。功能滋肝肾，益精血，乌须明目。常用于肝肾阴亏、头目失养之腰膝酸软、头晕耳鸣、须发早白、两目昏花、视物不清等症。内服一般用量 9 ~ 12 g，大剂量可用至 30 g。

9. 山茱萸

味酸涩，性平，归肝、肾经。功能补肝肾，益精血，涩精止遗，敛汗固脱。为平补肝肾之佳品，是改善体质、强身健体的常用药物。临床主要用于肝肾亏损之头晕、目眩、阳痿、遗尿、崩漏等症。内服一般用量 6 ~ 12 g，大剂量可用至 30 g。

10. 龟板

味咸甘，性微寒，归肾、心、肝经。本药为血肉有情之品，厚浊质量，具有滋阴潜阳、补肾壮骨的作用，是改善阴虚体质常用的滋补强壮药。临床常与平肝潜阳药同用，治疗肝肾阴亏、肝阳上亢所致的眩晕头胀、目昏耳鸣；与滋阴降火药配伍，治疗阴虚火旺所致的骨蒸潮热、失眠盗汗；与滋阴熄风药配伍，治疗热病伤阴、虚风内动所致的手足抽搐；与补肾涩精药配伍，治疗遗精、崩漏、带下等症，内服一般用量 9 ~ 15 g，大剂量可用至 30 g。

11. 鳖甲

味咸，性微寒，归肝、脾经。本药与龟板相似，亦为血肉有情之品，具有滋阴潜阳、补肾壮骨的作用，为改善阴虚体质的常用药物。但鳖甲还有退虚热、散坚结的功能，故除用于龟板所治的疾病外，还常与滋阴退热药同用，治疗肾精亏损或热病伤阴所致的骨蒸劳热、暮热朝凉；与软坚散结药同用，治疗气血痰湿凝聚所致的积聚痞块等。内服一般用量 9 ~ 15 g，大剂量可用至 30 g。

第六节　助阳方药

助阳方药，是指具有补阳作用、能够改善虚弱体质和治疗阳虚证的方剂与药物。阳虚体质，是指因先、后天因素所致的以元阳亏虚为特征的个体素质。

阳虚证，则是以阳虚火衰、阳不制阴、失于温煦为特征的疾病证候。二者的表现只有程度的不同，而无本质的区别。其表现主要为：畏寒肢冷，精神疲惫，面色青白或灰滞，腹痛喜温按，腰脊冷痛，胸闷心悸，咳痰稀白，大便清稀，小便清长，或有阳痿、不孕，舌淡胖苔白滑，脉象沉微等。助阳方药对阳虚体质和阳虚证具有明显的改善和治疗作用，故可用于阳虚体质的保健和阳虚证的康复治疗。

一、助阳方剂

1. 肾气丸（《金匮要略》）

生地黄240 g，山茱萸、山药各120 g，泽泻、茯苓、牡丹皮各90 g，桂枝、附子各30 g，上为末，炼蜜为丸。每次6 ~ 9 g，每日1 ~ 2次，开水或淡盐汤送服。如水煎服，用量按原方比例酌减。本方功能温补肾阳，为助阳之专品，是改善阳虚体质的首选方剂，也是病后阳虚证康复保健的常用方。临床多用于肾阳虚所致的精神委靡、腰膝酸软、畏寒肢冷、少腹拘急、阳痿遗精、下利清谷、遗尿失禁或尿少浮肿等症。本方加牛膝、车前子，名“济生肾气丸”，主治肾阳虚所致的腰重脚肿、小便不利等症。

2. 右归丸（《景岳全书》）

大怀熟地240 g，山药（炒）120 g，山茱萸（微炒）90 g，枸杞（微炒）120 g，鹿角胶（炒珠）120 g，菟丝子（制）120 g，杜仲（姜汤炒）120 g，当归90 g，肉桂60 g，制附子60 g，上为细末，先将熟地蒸烂杵膏，加炼蜜为丸。每服6 ~ 9 g，每日2 ~ 3次，热白汤送下。本方功能温补肾阳，为温补之重剂，阳虚体质较重者可用此方调整，但病后康复不宜应用。临床主要用于肾阳不足、命门火衰之证，其临床表现与“肾气丸”所治同，而其程度则较前者为重。

二、助阳药物

1. 鹿茸

味甘咸，性温，归肝、肾经。本药为血肉有情之品，纯阳气雄，功能壮元阳，补肝肾，益精血，强筋骨。为温补强壮之要药，具有改善阳虚体质的重要作用，尤其于老年人的保健。可以单用浸酒，亦可以与他药配伍。临床主要用于元阳不足、精血亏虚所致的腰痛骨软、阳痿滑精、遗尿尿频及妇女崩漏、带下、不孕等症。内服一般用量1 ~ 3 g，大剂量可用至6 g。由于本品壮阳助火，故凡阴虚阳亢、火热内盛者忌用。

鹿茸价格昂贵，一般可用鹿角、鹿角胶、鹿角霜代之。

2. 巴戟天

味辛甘，性温，归肝、肾经。功能温肾助阳，强筋骨，除寒湿。本品为温补强壮药，与他药配伍，可以改善阳虚体质，并用于病后阳虚的康复治疗。临床主要用于肾阳不足所致的骨软无力、遗精阳痿、遗尿尿频、不孕、带下等症，亦用于肾阳亏虚、寒湿内侵所致的关节痹痛。内服一般用量9~12 g，大剂量可用至30 g。

3. 杜仲

味甘微辛，性温，归肝、肾经。具有温肾阳、强筋骨、除寒湿、暖宫安胎的作用。为常用温补之品，可用于改善阳虚体质和病后阳虚的康复治疗。临床主要用于肾精不足所致的遗精阳痿、小便频数；阳虚寒湿凝滞所致的腰痛顽痹；肝肾亏虚、肝阳上亢所致的头痛眩晕；以及肝肾亏损、冲任不固所致的胎动不安等症。内服一般用量9~12 g，大剂量可用至30 g。

4. 补骨脂

味辛苦，性温，归肾经。功能补肾壮阳，温脾止泻。常与他药合用，治疗肾阳不足所致的腰痛、阳痿、遗精、尿频，以及脾肾阳虚所致的下利清谷、五更泻。亦可用于病后阳虚的康复保健。内服一般用量6~9 g，大剂量可用至30 g。

5. 菟丝子

味甘辛，性微温。归肝、肾经。功能补肾益精，养肝明目。常用于肝肾亏所致的阳痿、遗精、腰痛、膏淋、白浊、胎动不安、两目昏暗等症。亦可用于阳虚体质的保健。内服一般用量9~15 g，大剂量可用至30 g。

6. 肉苁蓉

味甘咸，性温，归肾、大肠经。功能温肾阳，益精血，润肠通便。为温补强壮之要品，老年人尤宜取用，能改善阳虚体质，亦可治疗阳虚精亏所致的阳痿、遗精、白浊、便秘等症，临床多与其他补肾助阳药相伍，以增强其疗效。内服一般用量9~18 g，大剂量可用至30 g。

7. 胡桃仁

味甘，性温，归肺、肾经。功能温肾益精，敛肺定喘，润肠通便。为温补强壮常用之品，可以改善虚弱体质，提高抗病能力；并能用于肾阳亏虚所致的腰痛、遗精；肺肾气虚所致的喘咳气短；以及精血不足所致的肠燥便秘。内服一般用量9~30 g，大剂量可用至60 g。

8. 冬虫夏草

味甘，性温，归肺、肾经。功能温肾益精，补肺益气，止嗽定喘。为滋补强壮之要药，可以增强体质，提高抗病能力，用于病后体虚之康复；亦可用于肺肾两虚所致的虚劳喘嗽，以及肾阳亏损所致的阳痿遗精等症。内服一般用量6～15 g，大剂量可用至60 g。

9. 紫河车

味甘咸，性温，归心、肺、肾经。为血肉有情之品，功能大补元气，养血益精。是滋补强身之良药，常用于改善虚弱体质，亦可用于腹胀阳痿遗精、流产不孕的辅助治疗。内服研粉或入丸、散，一般用量6～12 g，大剂量可用至60 g。

第六章　防病保健常用食疗方法

合理的饮食，不仅是摄取营养、维持人体正常生命活动的基本条件，而且是提高机体抗病能力、保持身体健康的重要基础。中医十分重视饮食保健，创制了许多食疗方法，如《素问·脏气法时论》提出："五谷为养，五果为助，五畜为益，五菜为充，气味合而服之，以补精益气。"后来，古代医家又把食物与药物相结合，创制了各种各样的药膳，以发挥其滋补营养与防病治病的双重作用。现就常见易行者介绍于下。

第一节　饮食调养类

一、五谷为养

五谷，古人谓粳米、小豆、麦、大豆、黄黍五种粮食；后人多泛指各种粮食。

1. 粳米（大米）

味甘，性平。它具有补脾胃、益气血、长肌肉、和五脏的作用。长期服食，能够强身体，悦颜色，聪明耳目。最适宜于病中或病后调养服食，一般以煮粥较好。

2. 小麦

味甘，性平。它具有养心安神、健脾益气、补血生精的作用。长期服食，能够健体益智，清热除烦。可用于虚弱证的辅助食疗，一般以面粉煮粥为宜。另外，浮小麦有养心敛汗之功，多用此煎汤治疗心虚自汗。

3. 小米

味甘咸，性微寒。它具有健脾养胃、益气生精之效。最宜身体虚弱及病后、老幼、妇人产后食用。一般以煮粥取米油服之。

4. 大豆

味甘，性平。有黄豆、黑豆之分，均具有丰富的营养。其中，黄豆又有健脾益气、生精利水之功，可作为小儿、老人、病弱者保健之用，也可用于营养不良引起的水肿。一般采取煮食，或磨制豆浆煮饮，或做成豆腐制品食用。黑豆则有补肾乌发、养血明目之功，可用于病后体弱、老年体虚之人，亦可入药治疗肾虚白发、脱发。

5. 绿豆

味甘，性寒。它具有补中益气、调和五脏、清暑解毒、利尿生津之功，李时珍称其为“济世之良谷”。夏季煮汤或做粥服之，可以预防中暑；入药则可治疗水肿、小便不利、暑热泄泻；作汤饮之亦可解酒毒。

二、五果为助

五果，故人谓桃、李、杏、栗、枣五种水果；后人多泛指瓜果。

1. 桃

味甘酸，性温。它具有益气生津、润肠通便之功，是老年体虚、肠燥便秘的滋补佳品。可消毒生食，亦可做成桃脯、果酱食用。又有猕猴桃者，功能生津止渴、活血消瘀，被广泛用以预防癌症、高血压，成为健体防病的优良果品。

2. 杏

味甘酸，性温。它具有生津止渴、润肺定喘之功，可作为肺病咳喘、咽干口渴的辅助食疗。可消毒生食，亦可做成杏脯、果酱食用。

3. 梨

味甘微，性寒。它具有养阴生津、润肺止咳、清热化痰之功。清脆可口，老幼皆宜。多用于热病后期伤津所致的烦热口渴，也可作为秋燥咳嗽、肺痨音哑的食疗果品。一般消毒生食，或制成梨膏、果酱。

4. 苹果

味甘微酸，性凉。它具有开胃生津、健脾润肺之功，是老、幼、病、弱咸宜的果中佳品。对于腹胀纳呆、神倦体弱者甚宜，又常用于夏秋烦热咳嗽的食疗。一般消毒生用，或制成果酱食用。

5. 橘子

味酸甘，性凉。它具有和胃生津、润肺化痰之功。可用于胸膈满闷、腹胀食少、咳嗽呕吐的辅助食疗，对于老年人患有冠心病者尤为相宜。一般宜饭后食，亦可做成果汁饮用。

6. 栗子

味甘，性温。它具有补肾益精、健脾益气之功，对于小儿发育迟缓、老人腰酸喘咳、病合体虚食少等，均可起到滋补强壮的作用。一般炒熟食，也可煮粥或做成窝头食。

7. 桂圆

味甘，性平。它具有补气养血、益智安神之效，是老、幼、病、弱的滋补佳品。凡体质虚弱，见有心悸失眠、神倦健忘者，均可以此滋补之。可生食，也可食其干果。其果肉入药，名为龙眼肉，是养血常用之品。

8. 西瓜

味甘，性凉。它具有滋阴生津、清热解暑、止渴利尿之功，是夏天最佳的天然果品饮料。可以预防中暑，解除烦热口渴；也可用于热病伤津所致的口燥咽干、小便不利。

三、五畜为益

五畜，古人谓牛、羊、豕、犬、鸡五种动物；后人多泛指各种家养动物；今天把水产类动物亦归此类。

1. 牛肉

味甘平，性温。它具有补脾益气、养精血、壮筋骨的作用，是偏于温补的营养食品，宜于气血虚弱和腰膝冷痛之人食用。患疮毒、湿疹、肝炎、肾炎等病者当慎食，以免引起复发。

2. 羊肉

味甘，性温。它具有温肾壮阳、益气养血之功，是冬季常用的温补佳品。对于肾阳不足所致的腰膝酸软、遗精滑泄、形寒肢冷等症，具有明显的温补效果；又可用于妇女产后虚寒腹痛及久病体虚的辅助食疗。因本品温热，夏季宜少食。

3. 猪肉

味甘咸，性平。它具有益气养血、滋阴润燥之功，是人们常用的动物食品，味道鲜美，营养丰富，但以瘦肉为佳，可用于老幼妇弱及病后体虚的滋补调养。肥肉滋腻，易生痰助湿，故不宜多用，特别是痰湿内盛之人及老年高血压、冠心病患者尤当慎食。

4. 狗肉

味甘咸，性温。它具有补中益气、温肾壮阳之功，是冬季滋补佳品，适用于阳虚体质及病后虚寒之人食用，亦可用于肾阳不足所致的阳痿遗精、腰膝酸冷症的辅助食疗。阴虚火旺之人不宜食。

5. 鸡肉

味甘，性温。它具有益气温中、补血填精之功。味道鲜美，营养丰富，是荤菜中的佳品。常食，可以强身健体，养神益智；老幼妇弱、虚劳羸瘦、发育不良、崩漏乳少以及病后体虚，均可以此辅助调养。一般以童子鸡、母鸡、乌骨鸡食之最佳。

6. 鲤鱼

味甘，性平。素称家鱼之首，鲜嫩味美，营养丰富，它具有补虚益气、健脾利水之功。为日常饮食之佳肴，又可用于水肿、黄疸、脚气、产后缺乳的辅助食疗。

7. 鲫鱼

味甘，性平。与鲤鱼相类，老幼皆宜。

8. 甲鱼（鳖）

味甘咸，性平。它具有滋阴养血、益气填精之功，自古以来被视为滋补佳品，以为久食能够益寿延年。一般常用于改善虚弱体质及病后调补。

9. 虾

味甘，性温。它具有益肾助阳、通脉下乳之功，味道鲜美，为食中珍品，席上佳肴。平人食之能增益气力；病后体虚及肾阳不足、阳痿滑精之人食之，可以起到调补的作用；妇女产后无乳者，还可以此通脉下乳。但本品能发宿疾，助热生风，故有宿疾喘嗽、阴虚过敏之人不宜食用。

10. 海参

味甘咸，性温。它具有补肝肾、益精血、润燥止咳之功。历来被视为高级营养补品，凡久虚成痨、久病衰弱而见眩晕耳鸣、腰膝酸软、遗精滑泄、小便频数者，均可以此作为食疗之品。本品又能润燥止咳，对于肺痨咳嗽咯血、老年或产后便秘者，常可食用。

四、五菜为充

五菜，古人谓葵、藿、薤、葱、韭五种蔬菜；后人多泛指各种蔬菜。

1. 白菜

味甘，性微寒。它具有养胃和中、清热生津、通肠利水之功，是我国南北方人民常用的蔬菜，营养丰富，清爽可口，深受喜爱。对于肺热咳嗽、心烦口渴、大便秘结、小便黄赤者，可以此作为辅助食疗。炒菜、煮食均可。

2. 芹菜

味甘微苦，性微寒。它具有清热利湿、平肝通肠之功。可作为黄疸、淋证、便秘、高血压、冠心病的辅助食疗。炒、煮、凉拌均宜。

3. 韭菜

味辛，性温。它具有温补中、行气理血之功，是我国古今人们皆喜爱的蔬菜。可用于肾虚阳痿、腰膝酸软、小腹冷痛等症的辅助食品，也可作为吐血、衄血、便血等出血症的药物治疗。一般宜熟食。

4. 大蒜

味辛臭，性温。它具有温中开胃、行气消积、解毒杀虫之功。为烹饪常用的调味品，也是人们喜爱的辅料食品。可用于积滞内停、脘腹冷痛、泄泻痢疾、百日咳、肺结核等病的辅助治疗。捣泥外敷可以治一切痈肿疮疖。内服又可解鱼蟹毒。食用生熟皆宜。

5. 葱

味辛，性温。它具有发表散寒、通阳利窍之功，是常用的调味品，能增加特异清香，除腥膻，开胃进食。可用于风寒感冒、胸痹心痛、腹泻痢疾、小便不利等病的辅助治疗。捣泥外敷可治疮疖恶肿、跌打损伤。食用生熟皆可。

6. 生姜

味辛，性温。它具有解表散寒、温胃止呕、化痰止咳、解鱼蟹毒之功，是常用的调味品，能增清香，除腥膻。可以生用，也可盐渍，或糖浸晒脯。长年适量服用，能够预防感冒，增进饮食，有益身体健康。临床可以作为药品使用，常与他药配伍，治疗风寒感冒、胃寒呕吐、痰饮咳嗽等病。又可解鱼蟹毒。

7. 萝卜

味辛甘，性凉。它具有宽中下气、化痰消积、清热生津之功。食用可生可熟，可菜可果，是蔬菜中之佳品。对于痰喘咳嗽、食积腹胀、吐泻痢疾、高血压等病，均可以此作为辅助治疗。秋天多食本品，则可生津润燥，预防咽痛口干，咳嗽音哑。古人云："冬吃萝卜夏吃姜，不用医生开药方。"说明本品的确有预防疾病的作用。

8. 胡萝卜

味甘，性平。它具有益气健胃、养肝明目、润肠通便之功。经常食用，可以增强体质，预防疾病，延年益寿。对于饮食停滞、胸脘满闷、大便不畅，或肝虚目暗、视物不清等症，均可以此作为辅助食疗。现代亦有用本品预防冠心病及肿瘤者。食用生熟皆可。

9. 藕

味甘，性寒。它具有清热生津、健脾益气、凉血止血之功。本品生用，能够清热凉血、止血而不留瘀，可用于吐血、咯血、鼻衄、尿血；捣汁饮用，能够清热生津，可用于病后期余热未尽、口渴虚烦；熟食或制成藕粉，能够健脾益气，可用于老幼妇弱及病后体虚调养，亦可用于食少腹泻的调理。

10. 辣椒

味辛，性热。它具有温中散寒、开胃进食、发汗除湿、通阳活血之功。可以做酱生食，也可以炒菜熟食。本品为温散保健之佳品，凡体虚有寒者，如脾胃虚寒之食欲不振、胃脘冷痛、寒湿下利；体虚寒湿久痹之关节冷痛、屈伸不利等，均可以此作为辅助治疗。但本品辛热，刺激性强，故高血压、溃疡病、肺结核，以及阴虚内热者，当忌用或慎用。

11. 西红柿

味甘酸，性微寒。它具有健胃消食、清热利尿、生津止渴之功。为常人喜食之品，可生食，亦可熟食，老少皆宜。虚弱之人食之，可以健体强身；病后之人食之，可以促进恢复；又可以治疗热病烦渴、胃热口渴、不思饮食等症。

12. 木耳

味甘淡，性平。它具有补肾益气、润肺生津之功，为天然滋补之佳品。宜熟食。适量久用，能够健体强身，宁神益智，延年益寿；对于肺痨久咳、老年喘嗽及热病后期津亏者，则可以此作为辅助食疗。现代有人报道本品具有抗癌作用。

13. 海带

味咸腥，性寒。它具有消痰软坚、清热利水之功。本品含有人体必需的矿物质（碘），故宜经常食用。又能入药，多与其他化痰软坚药物相结合，治疗瘿瘤、结核、哮喘、水肿、脚气、冠心病等有疗效。

五、乳蛋为辅

中医用乳酪、蛋类营养人体，防病治病，早有记载，故此一并介绍。

1. 牛奶

味甘，性平。它具有补虚羸、益气血、滋肺胃、生津润肤之功，是日常生活中的营养保健佳品，老幼妇弱皆宜，对于病后体虚者更宜饮用。食用宜消毒生饮、煮沸，或制成奶品。

2. 羊奶

味甘，性温。它具有补益精血、温润五脏之功。为小儿发育不良的辅助治疗。宜煮沸食用。

3. 鸡蛋

味甘，性平。它具有补气养血、滋阴润燥之功。为日常不可缺少的营养佳品，老幼妇弱皆可食用。对于小儿发育不良、老人体质虚弱、妇女产后体虚、病后气血不足等，均可以此滋补营养。宜熟食，不宜生用，一次不可过多。

4. 蜂蜜

味甘，性平。它具有补中益气、强身健脑、润燥通便之功。为天然营养滋补佳品，适量常服能够改善体质，预防疾病，促进智力发育，尤宜于小儿、老人、脑力劳动者应用。对于气血不足所致的贫血、羸弱、食欲不振、眩晕心悸、失眠健忘、皮肤干燥、大便秘结等症，本品均有较好的治疗效果。食用多宜熟蜜，或制成各种饮料。又蜂王蜜为蜜之上品，其滋补作用更强，常服可使精力旺盛，体强身润，益寿延年。

六、茶酒为配

茶、酒为我国人民喜爱的饮品，适当饮用可以增进健康，预防疾病，故简介如下。

1. 茶

茶由于产地和制作方法不同，而有不同的名称。大体可分清茶（如龙井、碧螺春、毛峰等）、花茶（如茉莉花茶、玉兰花茶等）、红茶（如祁红、滇经等）三类。清茶性凉，具有清热解暑之功，宜于夏天饮用；红茶性温，具温中健胃之功，宜于冬天饮用；花茶居中，四季皆可饮用。茶叶不仅是一种良好的兴奋剂和利尿剂，而且具有很多功能，如提神醒脑、强心利尿、清热降火、生津止渴、消食解酒、杀菌除臭等。既可作为日常生活的饮料，又可用于治疗神倦、尿少、腹泻、痢疾、口臭、醉酒等症，并可预防中暑、动脉硬化、中风和冠心病，久用可以益寿延年。饮茶以泉水为上，以沸水冲泡为佳。胃病、肝病、贫血、寒湿内盛之人及饥饿时不宜饮用。

2. 酒

酒由于产地和制作方法不同，又有不同的名称。大体可分为白酒（粮食和曲酿制）、色酒（果汁与酒精兑制）、药酒（药物与酒浸制）三类。酒味辛苦芳香，性太热。它具有通血脉、去恶气、温五脏、润肌肤的功能。少饮对身体有益，可以预防疾病，振奋精神。但嗜酒，暴饮则对身体有害，易于导致高血压、心脏病、脑中风、肝硬化、胃溃疡等病；孕妇饮酒过多，还可导致胎儿发育不良、畸形或痴呆。故孕妇及患有上述疾病者不宜饮用。对于药酒的应用，亦应视其种类、适应证及个体的体质加以选择。

第二节　药膳类

药膳，是指采用一定的中药与相应的食物搭配调制而成的食品。旨在取药物之性，用食物之味，使药食相辅相济，更好地发挥其滋补营养及预防疾病的作用。药膳的种类很多，根据配方的不同，可分为滋补健身、防病治病两大类；根据制作方法的不同，可分为粥类、汤类、饭糕类、菜肴类和酒类等。今就其简单易行者介绍于后。

一、滋补健身药膳

它指采用滋补药物（补气、养血、滋阴、助阳）与相应食物搭配烹调而成的食品，具有滋补强壮作用，适用于一般人及体质虚弱者食用。

1. 补气药膳

补气药膳具有健脾益气、补肺固表、增气力、益精神的作用，适用于气虚体质者食疗。

（1）人参粥（《食医心鉴》）：人参 10 g，粳米 100 g。先蒸煮人参 1～2 h，再入粳米煮粥即成。

（2）黄芪粥（《食医心鉴》）：黄芪 30～60 g，粳米 100 g。先煮黄芪取汁去渣，再入粳米煮粥即成（《圣济总录》以黄芪、人参合用煮粥，名补虚正气粥）。

（3）清蒸黄芪鸡（民间方）：黄芪 30 g，子母鸡 1 只。先将鸡宰杀，去毛、内脏及头足，入黄芪于鸡腹内，隔水清蒸（煮亦可），至鸡熟烂即成。加调味食之（也可参、芪同用）。

2. 健脾益肾、滋养气血药膳

从健脾益肾、滋养气血着手，但不可峻补、蛮补。

（1）八珍糕（《食宪鸿秘》）：茯苓、淮山药、白扁豆、薏苡仁、莲子肉、芡实各 30 g。上研末，糯米 100 g 磨粉，白糖 100 g，拌匀，共蒸成糕。

（2）芡实粉粥（《本草纲目》）：芡实粉 30 g，核桃肉 30 g（打碎），红枣 5～7 枚（去核）。先将芡实粉用凉水打糊，放入滚开水中搅拌，再入核桃、红枣，煮熟成粥糊，加糖调味即成。

（3）八宝豆腐（《随园食单》）：嫩豆腐 100 g，香菇（切碎）5 g，松子仁、葵花子仁（捣）各 10 g，鸡肉丝 50 g，火腿丝 25 g。同入浓鸡汤中煮熟，适当加入调味品即成。

（4）读书点心（民间方）：核桃肉 500 g，芝麻 125 g，桂圆肉 125 g。加糖适量，共捣匀。每日早、晚取一匙，开水冲服。

二、青壮年药膳

青壮年时期是人生的黄金时代，为了做出一番事业，更应保持身体健壮，精力充沛，故药膳调养很有必要。

（1）玉灵膏（《随息居饮食谱》）：龙眼肉 500 g，白糖 5 g，西洋参 5 g。装入瓷碗内，适量加水，上罩丝棉一层，置饭锅内蒸熟。每日服食 5 g，开水冲服。

（2）参枣米饭（《醒园录》）：人参3～5 g，大枣20枚，糯米250 g。先将人参蒸汤，取汤与红枣、糯米煮饭。

（3）鹿茸蛋（《大众药膳》）：鹿茸0.3 g，鸡蛋1枚。把鸡蛋顶端开一小孔，将鹿茸研末灌入鸡蛋内，用纸封固孔口，饭上蒸熟即成。早晨食，盐开水或米汤饮下。

（4）美发方（《金峨山房药录》）：芝麻250 g（炒），黑豆250 g（蒸熟），制首乌粉、茯苓粉各150 g。上为末，早、晚鸡蛋汤送服。

三、老年药膳

老年人肾气渐衰，气血不足，形体虚弱，性功能降低，抗病能力较差，最宜于药膳调理。一般以滋补肝肾、调养气血为主，以增强体质，延缓衰老。

（1）益寿鸽蛋汤（《四川中药志》）：枸杞子、龙眼肉、制黄精各10 g，鸽蛋4个，冰糖50 g。先将上药煮15 min，再打入鸽蛋、冰糖，煮熟即成。

（2）清脑羹（《中国药膳学》）：银耳50 g，杜仲50 g，冰糖250 g。先将杜仲煎熬3次，取汁去渣，下银耳炖煮至熟烂，再调入冰糖即成。

（3）丹参酒（民间方）：丹参30 g，白酒500 g。密封浸泡2周以上，适量饮之。

（4）延寿酒（《中藏经》）：黄精30 g，天门冬30 g，松叶15 g，枸杞子20 g，苍术12 g，白酒1 000 g。密封浸泡2周以上，适量饮之。

（5）八仙糕（《养生与长寿》）：茯苓、党参、山药、莲肉、芡实、枸杞子、黄精各200 g，上研末，与糯米粉3 000 g、粳米粉7 000 g和匀。白蜜900 g、白糖1 200 g用水熬化，拌药、米粉内揉匀，蒸熟成糕，切条烘干。每日清晨服食数条。

四、妇女药膳

妇女有经、带、胎、产的生理特点，故药膳应根据妇女的生理特点加以调配。

（1）当归红糖蛋（《食物与治病》）：当归10 g，红糖30 g，鸡蛋2只。先将当归煮汤，入红糖，再打入鸡蛋煮熟即成。有养血调经作用，可用于月经不调。

（2）益母草汁粥（《太平圣惠方》）：益母草30 g（煎汁去渣），生地黄60 g（绞汁，或干地黄煎汁），藕60 g（绞汁），生姜10 g（绞汁），白蜜20 g，粳米100 g。先煮米作粥，粥将煮好时入上诸药汁及白蜜，调匀煮沸即成。有养血活血作用，可用于月经不调，经色紫黑有血块，痛经。亦可用于产后腹痛及恶露不尽。

（3）参地蒸乌鸡（《中国药膳学》）：乌骨鸡1只，党参20 g，当归5 g，熟地黄5 g，龙眼肉5 g，白芍5 g，炙甘草10 g。将鸡去毛及内脏，药物洗净纳入鸡腹内，加水清蒸至熟烂即成。有补气养血作用，体弱、月经量少不调者可食。

（4）白果冬瓜子饮（《食物与治病》）：白果10个，冬瓜子30 g。水煎温服。用于白带过多。

（5）砂仁蒸鲫鱼（《家庭食疗手册》）：活鲫鱼1尾（200～250 g，去鳞腮、肠杂），砂仁末3～5 g。将砂仁及适量油、盐纳鱼腹中，用豆粉糊封口，加水清蒸至熟烂即成。有止呕安胎作用，可用于妊娠呕吐及胎动不安。

（6）猪蹄通乳汤（《梅师集验方》）：猪蹄2只，通草5 g。煮至熟烂，加盐、葱、姜少许。有补气血、通乳汁的作用，可用于产后乳汁偏少。

第七章　常见疾病的防病保健知识

第一节　流行性感冒

流行性感冒是由流感病毒引起的急性呼吸道传染病。其临床特点为起病急，全身中毒症状明显，伴有发热、头痛、全身酸痛等症状。其流行特点是突然发生，迅速蔓延，病例较多而流行过程较短。流感潜伏期一般为1～3 d，单纯型者症状较轻，可突然恶寒、发热，伴有头痛、全身酸痛，体温可达39℃以上，继而出现鼻塞、流涕、喷嚏、咽痛及咳嗽等呼吸道症状。伴发肺炎者，可出现持续高热、气急、干咳、咯血或紫绀，称为肺炎型流感。

本病中医称为“时行感冒”，认为是由感染四季时邪病毒所致，自口鼻、皮毛侵入人体而发病，由于体质差异及发病季节不同，而有风热、风寒两种类型。

一、病前预防

1. 顺应四时，注意起居

本病主要是感染四季时邪病毒所致，故顺应四时，注意起居是预防流感的重要措施。一般应从以下方面着手：

（1）在气候变化剧烈或季节交替之际，应随时增减衣服。如春季天气渐暖，不应过早脱衣，以防非时之寒；秋季天气渐冷，不应过早增衣，以防非时之热；气候变化剧烈之时，应予早晚随时增减衣服，以备不时之需等。

（2）保暖御寒，进行耐寒锻炼。老年阳虚体弱者，最易感受寒邪引起流感，故应注意保护机体阳气，防御外界寒邪侵袭，特别应注意足部保暖。现代医学认为，足部是血管分布的末梢，皮下脂肪薄，保温能力差，足部受凉会反射性地引起鼻黏膜血管收缩，以致发生感冒。故应于每日晚间用温热水洗足，以促进末梢循环。又因寒邪袭人多自皮毛而入，故进行耐寒锻炼可以有效地防止寒邪的侵袭。耐寒锻炼的具体方法为：体质较差者，从春暖开始，以冷水擦鼻、洗脸、漱咽，长年坚持不懈；体质较好者，从盛夏开始冷水洗浴，范围由小到大，逐渐擦浴全身，并坚持至9月以后，然后改为面部冷水洗浴，有条件者可以练习冬泳。

（3）注意冬夏生活起居。中医认为，寒邪易伤人形体，暑邪易伤人元气，故冬夏应特别注意生活起居。一般地说，夏季不要贪凉饮冷和露宿，睡眠时电风扇速度宜放慢，老年人睡眠时最好关闭电风扇，安装空调者室温不可低于25℃，室内外温差不应小于5℃；冬季以室内温和为宜，不宜过热，劳动或运动时不可出汗过多。

2. 消毒隔离，避免传染

流感病毒主要是通过空气传播，而鼻腔是呼吸的通道，也是病原微生物聚集之处，故在流感发生期间，应注意消毒隔离，以避免传染。可采用以下措施：

（1）戴口罩。在感冒流行期间，戴口罩是预防流感的有效方法之一。实验表明，戴一个六层纱布的口罩，可以隔离70%左右的病毒和细菌。

（2）居室消毒。居室消毒也是预防流感常用的方法，一般可采用食醋或香药消毒法：①食醋消毒法。将房间密闭，取食醋5～10mL，加水1～2倍，用喷雾器在房间内均匀喷雾；或加热熏蒸，使醋气充满房间，每次30～60min，每日1次或隔日1次，连续3～6次。②香药消毒法。取香薷、苍术、艾叶等份，加适量助燃剂，在居室内点燃，以室内充满香气为准，每日1次，连续3～6次。

（3）佩戴香囊避邪。实验证明，芳香药物可以抑制病毒、细菌的活力，增强人体鼻腔黏膜的免疫功能，从而预防流感的发生。可用下法配制：高良姜100 g，白芷100 g，佩兰50 g，冰片15 g。研细混匀。每用5 g，制成5 cm^2的香囊，佩戴于胸前。10天换1次。

3. 预防便方

贯众10 g，大青叶（或板蓝根）12 g，生甘草3 g，水煎服。

二、病后保健

1. 起居调摄

本病具有传染性，故患者应适当隔离；要卧床休息，注意保暖，避免受寒或重感；室内温度宜适中，要保持空气流通；内衣应及时更换，被褥宜常晒以保持干燥。

2. 饮食调养

患者应多饮温开水或糖盐水，使身体保持微汗状态；饮食宜清淡及富含维生素，可多食蔬菜及水果，发热时宜进食流质或半流质食品，不宜进食厚味、辛辣、肥腻等食物。

3. 治疗便方

（1）神仙粥：葱须 7 根，生姜 7 片，糯米 1 把。共熬成粥，加醋半杯服食。可用于流感辅助治疗。

（2）玉屏风丸：黄芪 30 g，防风 30 g，白术 60 g。上为末，水泛为丸。每服 10 g，每日 2 次。本方益气固表止汗，既可用于预防流感，也可用于流感善后调理。

第二节　慢性支气管炎

慢性支气管炎一般是由理化因素的刺激或病毒感染、过敏反应等引起，使全身或局部抵抗力降低，导致气管黏膜及周围组织发生慢性炎症的疾病。临床以长期咳嗽、咯痰，并伴有喘息为主要症状。轻者在晨起或晚间咯痰较多，痰多为白色黏液或稀薄泡沫状。一般于秋冬之际加重，春季后逐渐减轻。严重者年均有持续性咳嗽，气候变化及吸入烟尘时症状加重，或出现急性发作，多伴有发热、恶寒、头痛、流涕等症状；伴有感染时痰可为黄色、质黏稠或挟有血丝，部分患者伴有喘息。本病多由初病时失治或未彻底治疗所致，其病情轻重与病程长短有关。久病迁延不愈者可发展为肺气肿、肺心病；病重时可出现心力衰竭、呼吸衰竭。

慢性支气管炎是一种临床常见病，多发生于中老年人群中，据统计，该病在 50 岁以下人群中的总发病率为 3% ~6.6%，50 岁以上人群中的发病率为 14.2% ~18%。90% 以上的患者因寒冷感冒发作或复发。

本病属中医“咳嗽”、“喘证”、“痰饮”的范畴，认为是由脾失健运，痰饮内伏，又外受风寒或风热之邪，阻滞肺气，使肺失肃降所致。

一、病前预防

针对慢性支气管炎的发病因素，注意个人卫生，戒烟节酒，加强体育、呼吸及耐寒锻炼，以增强体质，预防感冒，改善居住及工作环境，消灭大气污染，是降低发病率的重要措施。应特别注意以下几点：

1. 加强锻炼，提高抗病能力

应长年坚持体育锻炼，年龄大者可打太极拳，练习静功，登山跑步，练习腹式深呼吸等，并应开展耐寒锻炼（见流行性感冒）。

2. 预防外邪侵袭

积极预防感冒及其他呼吸道感染（如急慢性鼻炎、咽炎、扁桃体炎等），注意口腔卫生。气候变冷时要注意及时避寒保暖，避免寒冷空气对呼吸道的刺激。

3. 戒烟节酒

现代大量研究资料表明，吸烟可以直接危害肺功能，长期大量吸烟者，其肺功能比不吸烟者提前10年老化。烟草燃烧的烟雾中含有20多种化学物质，对呼吸道具有刺激性和损害作用，甚者可导致肺癌。据调查，吸烟者比不吸烟者，咳喘发病率高5～8倍。吸烟时间越长，吸烟量越大，患病率越高，每天吸25支以上者，咳喘发病率较正常人高20倍。故对吸烟者而言，戒烟是预防本病的重要措施。

酒对于人体有兴奋神经的作用，少量饮酒可使精神振奋，有助于消除疲劳。但大量饮酒可损伤脾肺，聚湿化痰，从而诱发咳喘。另外，酒气从呼吸道呼出，可刺激呼吸道，降低其抗病能力，并由此引发各种呼吸道疾病，故饮酒应有节制，切忌贪杯暴饮，更勿饮烈性酒。

4. 免吸入有害气体

肺为清虚之脏，很容易受到外界有害气体的侵袭。空气污染、工矿企业排放的有毒气体等，都可对肺脏及呼吸道产生不良刺激而诱发本病。一个人每天呼吸的空气量约为1 200L，因此，即使空气污染的浓度不高，若长期吸入体内，也会对呼吸道及肺脏产生危害。仅以本病的发病率为例，农村以含硫量高的石煤为燃料者比燃烧柴草者发病率明显增高；工矿企业中接触各种工业粉尘（如采矿、陶瓷、玻璃等生产行业所产生的二氧化硅粉尘）、有机物粉尘（如纺织、粮食、棉花加工等）、烟尘、各种化学气体（如浓硫酸、硝酸）、毒气等，较未接触者发病率均明显增高。因此，加强环境保护，注意避免吸入有害气体，对预防本病是非常重要的。另外，家庭厨房内油烟浓度比较高，对肺及呼吸道极为不利，应注意保持厨房内的空气流通，最好能安装换气设备以净化空气。

5. 预防便方

（1）人参粥：人参粉3 g，粳米100 g，冰糖适量。煮粥。连服数月，宜冬季服用。可增强体质，提高抗病能力。

（2）四仁鸡子汤：白果仁、甜杏仁各1份，胡桃仁、花生仁各2份。共碾末。每天清晨取20 g，鸡蛋一枚，加调料冲服，连服半年。

（3）胡桃生姜嚼方：临冬之前，每晚就寝时，将1～3个胡桃仁与1～3片生姜同细嚼，慢慢咽下；若加1～2片生晒人参同嚼则效果更佳。连服数月。

二、病后保健

1. 适当休息

本病患者年龄多偏高，病程往往长达十几年甚至几十年，因而体质较差。故在发作期间，轻症患者可适当劳动或运动，重症患者应卧床休息。缓解期患者应根据自己的体力，逐渐加大劳动量和运动量，要做到劳逸结合，动静适度，以增强体质，抗御外邪。

2. 保精养神

本病的发生与精神因素有一定关系，七情关乎内脏，情志太过则脏气失和。一则气郁胸中，肺气不得宣通，可致呼吸奔迫而为喘；二则肝脾失调，痰浊瘀血内生，阻于气道而发为喘息。因此，患者应当尽量避免忧思、郁怒、惊恐等不良精神情志刺激，保持情绪稳定，精神愉快，从而保障脏腑功能正常，以利于病人的康复。

3. 注意饮食调养

发病期患者应多食富含蛋白质及维生素食品，饮食宜清淡，不宜过甜、过咸及过于酸辣。阳虚感寒者，适当多吃瘦肉、鱼类、禽蛋、牛羊乳，慎食生冷食物；阴虚燥热者，忌食辛辣动火之品，如辣椒、韭菜及煎烤熏炸等，多食蔬菜水果；肥胖痰盛者，应忌食肥甘厚味，少食鸡鱼蛋肉，多食蔬菜水果；少数对鱼、虾、蟹、禽蛋、牛羊乳过敏患者，应查清过敏原而忌食之。

4. 戒除烟酒

烟酒对呼吸道均有明显的刺激作用，可加重病情或导致急性发作，故凡患有本病者，应绝对戒烟忌酒。许多人在彻底戒除烟酒后，咳喘明显减轻，痰量减少，确能收到良好的保健效果。

5. 治疗便方

（1）杏仁粥：杏仁（去皮尖）15 g，粳米50 g。加水适量煮粥服。本方具有散寒止咳、化痰降气之功能，可用于因感受风寒所致者。

（2）茯苓粉粥：茯苓粉30 g，粳米30 g，大枣7 枚。先将米与大枣同煮成粥，放入茯苓粉搅和均匀，随时服用。本方具有健脾化痰之功效，可用于咳嗽痰黏稠者。

（3）人参胡桃煎：人参3 g，胡桃肉3 个。加水煎煮1 h，煎汁约150 mL，先饮汤，后将人参、胡桃肉嚼食。本方补益肺肾，可用于咳嗽气短无痰者。

（4）紫河车粉：胎盘一具，研粉，装入胶囊。每日 3 ~ 6 g，临冬前服。胎盘能大补精血，可增强人体免疫力，经常服用能预防慢性支气管炎的复发。

第三节　高血压病

高血压病又称原发性高血压，是以循环动脉血压升高尤其是舒张压持续升高为特点的全身性、慢性血管疾病。本病的病因尚不十分清楚，长期精神紧张、有高血压家族史、肥胖、饮食中含盐量高或大量吸烟者发病率较高。有缓进型和急进型两种，临床上以缓进型为多，早期多无症状，继而以头痛头晕、耳鸣健忘、失眠多梦、血压升高等为基本特征。晚期病人常伴有脑、心、肾等脏器病变。如累及心脏可致高血压心脏病；症见心悸、气短、胸痛；累及脑可致脑血管意外，症见头痛、昏仆、半身不遂；累及肾脏可致肾小动脉硬化，症见腰酸、尿浊、夜尿频多等。

本病属中医“眩晕”、“头痛”等病的范畴，认为乃由情志内伤、肝肾阴亏，或饮食不节、痰浊壅滞所致。其主要病机为阴阳失调，尤其是肝肾阴亏、肝阳上亢者为多。

一、病前预防

本病预防的关键在于解除和避免致病因素，保持人体阴阳自稳调节的平稳。平时应避免精神刺激，注意积极参加文体活动，避免劳累过度，饮食宜清淡，忌食厚味，避免过胖，勿嗜烟酒。要开展群众性防病工作，进行集体的定期健康检查，对有高血压病家族史而本人血压曾有过增高记录者，应定期随访观察，如出现头晕、头胀、烦躁易激动、健忘、失眠、耳鸣、乏力和四肢麻木等阴阳失衡之早期信号时，应及时测量血压，并积极进行治疗，以防止其发展。预防高血压，并没有特效方法，只有从日常生活做起，主要应注意以下方面。

1. 生活规律化

要合理安排自己的作息时间，使工作、学习、娱乐、休息时间规律化。特别是从事脑力劳动者，因为工作主要是用脑，工作时思想集中，注意力专一，大脑神经常处在高度紧张的状态中，故生活规律化尤为重要。它可以保证大脑有一段轻松的时间，消除大脑的疲劳，调节大脑的活动，不至于精神过度紧张。生活规律化还可以提高工作效率，避免长期碌碌无为的紧张生活。故有高血压倾向者，应合理制定自己的作息时间表，安排好工作、休息及体育活动时间。

2. 劳逸适度

劳逸适度可以促进人体的新陈代谢，特别是对引起高血压病的脂质代谢有促进作用。故预防高血压，既要避免多劳少逸，更要避免少劳多逸，甚至于不劳只逸。明智的做法是有劳有逸，劳逸适度。应积极参加身体锻炼，如做保健操、慢跑、练气功、爬山等，避免身体肥胖，但活动不宜过于剧烈。

3. 不吸烟，少饮酒

吸烟对人体的危害是众所周知的。烟中主要成分尼古丁对人体心血管、呼吸、神经、消化等系统都会产生不良影响。对心血管系统来说，尼古丁可使周围血管收缩而使血压升高。

血管长期处于收缩状态是血管粥样硬化的原因之一，动脉血管粥样硬化又可使血压持续升高，所以不吸烟是预防高血压的重要方面。少量饮酒有扩张血管的作用，对身体有益而无害，但如长期无节制地饮酒或饮一些烈性酒，就会对身体产生危害。酒中的主要成分是酒精，能使心血管舒缩功能受损、血管壁粥样硬化，也是造成血压升高的重要病因，故应避免饮酒过度。

4. 注意饮食调节

临床资料显示，长期饮食不当，如暴饮暴食，喜食甘肥，嗜好多盐等，可以引起血压升高。近年来，专家们通过大量研究又发现，体内钙的缺乏也可以诱发高血压。他们在实验中给高血压病人补充钙质，血压多能下降，其中有不少顽固性高血压患者经过补充钙质后，血压也可缓解。

注意饮食首先要对自己每天的进食量有所节制，不可暴饮暴食，避免身体肥胖。其次要少吃高脂肪、高胆固醇食物和甜味食品，如肥肉、蛋黄、动物内脏、骨髓、乳类、动物性油类、鱼子、糖及糖果食品等。要以淡食为主，平时烹饪菜肴，应控制食盐用量，成人每人每天食盐摄入量以 5 g 为宜，对盐渍食品更应少吃或不吃。

5. 预防便方

（1）大枣汤：大枣 100 g，浓煎，吃枣喝汤，每日 2 次。大枣中含有芦丁成分，是防治高血压的有效成分。

（2）山楂汤：鲜山楂 10 枚，捣碎后加糖 30 g，水煎，常服。山楂中含有三苦类和黄酮类成分，能降低血中胆固醇，具有降压、利尿、镇静等作用，对预防高血压有良效。

二、病后保健

1. 建立信心，消除焦虑和急躁情绪

高血压病与精神因素有密切关系，患者应首先解除思想顾虑，不要因患高血压而闷闷不乐或忧心忡忡。因为高血压虽是一种顽症，但它的发生和发展毕竟是缓慢的，在现实生活中，有20～30年病史的人仍能和健康人一样生活、工作、学习，所以患高血压后如能通过积极的自我保健和药物调节，将血压长期控制在接近正常的水平，就不易有心、脑、肾等并发症发生。其次，高血压患者应避免愤怒、痛苦、恐惧等情志刺激，应学会克制、转移情绪的方法，或以哭诉等方式发泄自己的感情。应尽量不看或少看惊险、凶杀等电影或电视，以免精神过度紧张。

2. 注意起居调养

高血压患者应注意适当休息，避免过度劳累，特别是血压较高、症状明显或有并发症者，应绝对卧床休息。受寒能使交感神经兴奋性增高，血管收缩，血压升高。所以在秋冬季节，一定要注意自身的防寒保暖，适当增添衣服，并注意穿戴不可过紧，以免影响体表血液循环。另外，高血压患者在排解二便时应特别小心，因为身体下蹲和起立时可使脑部血管发生急剧舒缩变化，如脑血管血压高于血管承受能力时，会出现程度不同的脑血管意外。故下蹲或起立时不可突然或过猛。再者，便秘患者在排便时往往腹压增加，也会导致血压急剧上升，严重时可诱发脑溢血，故高血压患者应保持大便通畅，养成每天排便的习惯，一旦有便秘倾向，应积极采取治疗措施，切不可硬性用力排便。

3. 选择适当食品

高血压患者的饮食应以低盐、低脂肪为主，多吃蔬菜水果，少食含胆固醇高的食物，如鸡蛋、猪肝、动物脂肪等。应戒烟戒酒，以消除不良刺激。

4. 治疗便方

（1）菊花茶：白菊花9 g，加开水1 000 mL浸泡，代茶饮。

（2）芹菜汁：带根芹菜不拘多少，洗净拧汁。每服3～4匙，每天3次，连服7天。本方能降低胆固醇。

（3）地龙饮：活蚯蚓30 g，白糖60 g。先将蚯蚓洗净，置冷开水中泡24 h，使其腹内污泥排净，再取出撒上白糖，待白糖溶化后，连水一次饮下。

（4）夏杜汤：夏枯草60 g，杜仲15 g。水煎服。

（5）决明茶：草决明250 g，蜂蜜适量。用蜜炙草决明，待冷后贮于玻璃瓶中。每次用10 g泡水代茶饮。本方能清头目，通大便，可治疗高血压、头痛、目昏等症。

第四节　冠心病

冠心病是冠状动脉粥样硬化性心脏病的简称，是指冠状动脉粥样硬化，导致心肌缺血、缺氧而引起的心脏疾患，故又称缺血性心脏病。临床上根据其病变部位、范围和程度的不同，可分为隐性冠心病、心绞痛、心肌梗死、心肌硬化、猝死五型。有高血压、高血脂、糖尿病及长期吸烟史者易发本病。常以饱餐、受寒、疲劳、精神刺激为发病诱因。其主要表现为突然阵发性的胸前压榨感或窒息性疼痛，多发生在胸骨后部，有时可波及大部分心前区，并放射至左肩或前臂。发作时间一般为 1 ~ 5 min，偶尔可持续至 15 min 之久，心肌梗死有时可达数小时。发作时面色苍白，表情焦虑或烦躁不宁，心悸、气短，疼痛剧烈时可伴有冷汗。

本病属于中医“心痛”、“胸痹”、“真心痛” 的范畴。认为心气心阳不足是本病的病理基础，阴寒、痰浊、瘀血为主要致病因素，本虚标实为该病的致病特点。心主血脉，老年心气不足，无力推动血行，或阳虚寒盛，凝滞心脉，或饮食不当，脾失运化，痰浊内生，痹阻胸阳，或郁怒伤肝，气滞血瘀等，均可导致心脉痹阻，引发本病。

一、病前预防

对于本病的预防，中医根据其病因病机理论，提出了调摄精神、适度劳逸、调节饮食等综合措施，并研制了许多防治动脉粥样硬化的有效方药，使冠心病的预防取得了较大的进展。

1. 调摄精神，避免情志刺激

精神情志刺激与冠心病的发生有密切关系，长期情志抑郁或精神紧张，会使机体释放一种血管活性物质，这种物质可使血管发生痉挛。若血管经常、反复、持续地处于这种痉挛紧张状态中，就会引起血管壁缺氧和营养不良，使血管壁通透性降低，血脂在动脉壁上沉积，从而引起动脉粥样硬化。动脉粥样硬化是导致冠心病发生的直接原因。另外，不良的精神刺激还可使内分泌功能失调，引起脂质代谢失常，导致血脂增高，也是诱发冠心病的重要因素。因此，培养坚强的性格和乐观的精神，保持心情舒畅，冷静对待与处理个人的有关矛盾，避免情志刺激，妥善安排工作、学习和生活，防止失眠和焦虑，对于冠心病的预防极为重要。

2. 加强身体锻炼

《吕氏春秋·尽数》云："形不动则精不流，精不流则气郁。"故适当运动对于预防冠心病是十分必要的，特别是脑力工作者，在工作之余应尽量安排一些力所能及的体力活动，如散步、打太极拳等。有条件的可进行较大活动量的运动，如跑步、爬山、打球等。活动可使人体血流加快，改善心脏功能，促进机体的脂质代谢，减少血脂生成，并可降低血脂在血管壁的沉积，故能防止粥样硬化的形成。但运动应循序渐进，运动量不宜过大过猛，以防发生意外。

3. 调节饮食

为了预防冠心病，饮食应以素淡为宜，特别是老年人应少吃或不吃高脂肪、高胆固醇、高糖食物，如肥肉、动物内脏、脑、骨髓、猪油、奶油、蛋黄、鱼子、糖果点心等。菜肴宜清淡，应以富含维生素和蛋白质的食品为主。如素菜、粗粮、水果等，但韭菜、辣椒等其性温热，不宜久食和多食。部分水产类食物，如鱿鱼、沙丁鱼、鳗鱼、牡蛎等，因富含高胆固醇，应列为禁食之品。糖在体内易转化为脂肪，故含糖成分较多的食品，亦应少吃。中国军事科学院通过动物实验发现，甲鱼、大蒜、香菇、黄豆、蚕豆、芸豆、红小豆、豌豆、扁豆、胡萝卜、大葱、鲫鱼、鲳鱼、大黄鱼、对虾、扇贝、淡菜、花生米、核桃肉、葡萄、姜末等有阻止胆固醇升高的作用，故可视为理想的食品。其他降血脂的食品还有芹菜、鹌鹑蛋、洋葱头、猕猴桃、山楂、绿豆等，亦可作为预防冠心病的常用副食品。

4. 禁烟戒酒

烟中的尼古丁可使血管收缩，血压增高，并可引起冠状动脉粥样硬化，是形成冠心病的重要因素，故应严禁。适量饮酒可促进血液循环，防止动脉硬化，对冠心病有一定好处，但饮酒过量，则会使血管收缩，血压升高，对冠心病不利，故应以少饮或不饮为宜。

5. 预防便方

（1）山楂粥：山楂 40 g，或鲜山楂 60 g。放入砂锅内，加适量水煎成浓汁，去渣，加粳米 100 g 及少量砂糖煮粥。上、下午做点心服食，不宜空腹食。10 d 为一疗程。

（2）菊花粥：菊花（为末）12 g，粳米 100 g。先用粳米煮粥，待粥将熟时，调入菊花末，稍煮 1 ~2 min，煮沸即可。每日 1 次，常服。脾胃虚弱便溏者忌服。

（3）双耳汤：黑木耳、白木耳各 10 g，红枣 15 枚。以温水泡发洗净后，放入小碗中，加水和少量冰糖，隔水蒸 1 h，连汤服用，每日 2 次。

二、病后保健

对于已患冠心病的人，除应进行积极的治疗外，还应注意精神调养和饮食起居，加强保健措施，避免发生心绞痛和心肌梗死。

1. 饮食有节

患有冠心病者，一是饮食要有所选择，多吃清淡素食，少吃高脂肪、高胆固醇的食物（参见“病前预防”）；二是饮食要有所节制，要控制饮食量，每餐不宜吃得过饱。因为饮食过多，不仅可使身体发胖，增加心脏负担，而且能使腹内膈肌抬高，使心脏活动受限，同时又可促使与心跳有关的迷走神经张力增加，使心肌兴奋性下降，从而对心脏造成极为不利的影响。尤其是晚餐，更应控制饮食量。

2. 精神调摄

情绪的好坏对冠心病的发作和预后有着密切的关系。因此冠心病患者必须注意精神调摄，遇事不可过喜，不可恼怒，要保持心情舒畅，努力培养自己乐观、开朗、随和的性格，对所患疾病既不可忽视，也不可过于忧虑，做到积极治疗，乐观生活。

3. 起居有时，注意睡态

冠心病患者应注意生活起居有规律，每天都要保持充足的睡眠时间，无论老人或中年人，睡眠时间都不可少于 8 h，有条件者中午应另加 1 小时午睡。要注意餐后不可立即就寝，因为餐后往往迷走神经活动增强，立即就寝可能出现心搏骤停，因此就寝时间最好在餐后 2 ~ 3 h 以后。

睡时还要注意睡态，仰卧、左侧卧位可以增加心脏负担，对心脏的跳动不利，故应采取右侧卧位。心绞痛及心肌梗死发作期间，应绝对卧床休息，并保持身心安静。

4. 适度活动

冠心病患者在适应现有心脏功能的情况下，可在自我约束中进行适度的体力活动，以调节身心，减少神经因素对血管的影响。应避免紧张或持久的脑力、体力劳动，养成有规律的生活方式。

5. 寒温适宜

冠心病患者对气候变化的自我调节与适应能力较差，在天气急骤变化的时候必须注意自身保健。如突然遇到寒冷空气的袭击时，寒冷的刺激能使交感神经兴奋，血压上升，心跳加快，使心脏得不到足够的血液供应，从而导致冠心病发作。因此，冠心病患者在寒暖交替的季节或在气候骤变时，要加强预防措施，注意保暖，随气候变化增添衣服，切忌在冷风中赶路。

6. 治疗便方

（1）复方银杏叶片：银杏叶、何首乌各等份。共研细粉，压成片剂，每片0.5 g。每服10片，一日3次。常服。

（2）毛冬青片：毛冬青不拘多少。研细粉，压成片剂，每片0.5 g。每服10片，一日2次。常服。

（3）复方参香片：丹参60 g，人参15 g，当归30 g，石菖蒲15 g，细辛1 g。前4味水煎浓缩为浸膏，细辛研细粉，入浸膏混匀，低温干燥，压成片剂。以上为一日量，分3次服用，4周为一疗程。

第五节　糖尿病

糖尿病是一种病因不明的内分泌—代谢疾病，以高血糖为其主要标志，由于血糖过高，所以尿中会检测到葡萄糖。其发病机理为胰岛素分泌绝对不足或相对不足，以及靶细胞对胰岛素敏感性降低，导致体内糖、蛋白质、脂肪代谢紊乱，并继发水、电解质代谢紊乱。引起胰岛素分泌不足的原因，一般认为与遗传、肥胖、精神刺激、感染、创伤、妊娠、自身免疫反应及年龄增长有关。本病为一种慢性进行性疾病，早期多无临床症状，或有食欲亢进、易饥多食等症状，往往在体检或患其他疾病时偶尔发现有少量尿糖。典型病人有多饮、多食、多尿症状（即“三多”），早期由于多食而体态肥胖，病久则逐渐消瘦。

另外，尚可出现周身乏力、四肢酸麻、外阴及全身瘙痒、性欲减退、月经不调、视力障碍、浮肿等症状。如治疗不及时，可引起酮症酸中毒、感染、心血管病等并发症。本病有遗传倾向，多发于40岁以上的中老年人。由于本病病情复杂，治疗失时每致迁延反复，严重者可危及生命。

本病属中医“消渴”范畴。对其病因病机，古文献中早有精辟论述，如《素问·奇病论》云：“此人必数食甘美而多肥也，肥者令人内热，甘者令人中满，故其气上溢，转为消渴。”指出本病多由饮食不节所致。后世则进一步认识到本病与情志失调、劳欲体虚也有密切关系，而阴虚燥热为本病的主要病机。

一、病前预防

1. 选择配偶，减少遗传

糖尿病的发病有明显的遗传倾向，故预防本病的发生，首先应尽可能减少遗传因素，当男女双方家族中均有糖尿病患者时，应避免通婚。

2. 增强体质，避开诱因

凡家族中有糖尿病者，其家庭成员应从小注意饮食起居，加强身体锻炼，以增强体质，预防本病的发生。同时，要注意避免各种诱发糖尿病的因素，如在日常生活中应控制饮食量，特别是含糖量高的食物，不可使自己身体过胖，避免各种不良精神刺激，尽量减少病毒、细菌感染和创伤，并要节制生育。

二、病后保健

对已患有糖尿病者，应合理调节饮食、生活与运动，如调节得当，有时可起到药物治疗所不能达到的效果。

1. 控制饮食

一般认为，糖尿病患者应严格控制饮食，特别应限制碳水化合物（如米、面等）的摄入，而蛋白质和脂肪可以按机体需要适量摄取。中医认为，本病为阴虚内热，过食肥甘厚味可以产生内热，从而使消渴加重，因此应当节制肥甘厚味，而以清淡饮食为主；亦不可饮食过饱，一般每顿饭宜吃主食4成，蔬菜4成，汤水2成。要鼓励病人多吃维生素丰富的蔬菜（包括豆类制品），可稍吃些鲜肉、鱼、蛋类食品，这样既可防止营养不良，又可降低高血脂，从而防止糖尿病病情的发展。

有些瓜果富含果糖及维生素，如香蕉、李子、南瓜等，并不增加血糖，故可以多食。临床实践证明，香蕉、李子等对消渴病人十分有利，许多患者食后可以缓解消渴症状。南瓜不仅可以充饥，还有降低血糖的作用，故可作为糖尿病人的常用食品。

2. 严禁烟酒

临床研究证明，烟酒可使糖尿病患者的病情加重，故有烟酒嗜好的患者，应坚决戒掉。

3. 稳定情绪

有些专家认为，情绪波动可使糖尿病病情加重，如急躁愤怒可使血糖增高，悲伤忧愁可促使病情发展。故稳定情绪对糖尿病患者至关重要，患者平时应保持精神乐观，避免不良情志的刺激和干扰。

4. 适当运动

运动可以调节精神，增强体质，加速血液代谢功能。故糖尿病患者进行适当的运动，对于减轻症状，降低血糖，确有一定的辅助作用。

5. 治疗便方

（1）山药粥：山药60 g，糯米100 g。加水适量，煮粥代食，每日1次。

（2）南瓜羹：南瓜200 g。切作块，加盐、水少许，煮熟食，每日2次。

(3) 三绿粥：绿豆120 g，李子（切开）2个，青萝卜（切块）250 g。共煮粥服。

(4) 二地茶：地锦、地骨皮各60 g。煎水代茶，每日一剂。

(5) 猪胰胶囊：猪胰一具。低温干燥，研成细粉，装入胶囊备用。每次3 g，每日2次，饭后温水送服。

(6) 蚕蛹胶囊：蚕蛹250 g。低温干燥，碾为细粉，装入胶囊备用。每次5 g，每日3次，饭前温水送服。

第六节 神经衰弱症

神经衰弱症是以慢性疲劳、情绪不稳和植物神经功能紊乱，并伴有易于疲劳、兴奋为特点的神经官能症。主要由于长期精神紧张刺激引起高级神经兴奋或抑制过程的失调，从而产生精神活动能力减弱。本病多发生于青壮年，起病缓慢，症状多样。临床可分为两大类：一是兴奋型，主要表现为失眠、多梦、易惊、头痛、眩晕、耳鸣、情绪不稳、急躁易怒、心悸、气短、多汗等；二是抑制型，主要表现为记忆力减退、注意力不集中、思维迟钝、精神委靡、乏力、阳痿遗精等。一般发病初期常以兴奋型症状为主，以后则以抑制型为主，也可两类症状并存。

本病属中医“不寐”“健忘”“虚劳”等病症范畴。认为多由情志不遂，精神过度紧张，或大病、久病之后脏腑功能失调所致。病变部位在脑，而涉及心、肝、脾、肾诸脏。心主精神意识思维活动；肝主疏泄，调畅情志；肾主藏精，充益脑髓；脾主运化精微，滋养机体。四脏功能失调，脑失所养，则发为本病。

一、病前预防

1. 做好心理调节

神经衰弱症主要是由持久的情绪紧张或精神压力所致，如生活的挫折与磨难，工作、学习任务过重或过紧，睡眠休息不足，长期精神紧张或心情郁闷，主客观矛盾得不到正确处理等。但外因只能起到诱发疾病的作用，外因需要通过内因起作用。明代医家张介宾在《类经·脏象类》中指出：“人身之神，惟心所主，……是以心正则万神俱正，心邪则万神俱邪，迨其变态，莫可名状。”

因此，预防神经衰弱症最重要的应是做好心理调节，使自已有一个健康的心理。

心理调节，首先要正确认识自己，对自己的身体素质、知识才能、社会适应能力有一个比较客观的估价，根据这一估价来决定自己的思想和行为，当外在因素不允许自己的思想和行为再继续下去的时候，要有自知之明，避免一些力所不及的事情或不适合自己身体素质的体力和精神负担。如能正确地严于自身，一旦内心冲突发生或即将发生时，就能猛醒，用最大的毅力来避免和克服它。

其次要培养乐观、开朗、豁达、大度的性格。凡事都要想得开，无须斤斤计较；对人要随和，不可耿耿于怀。著名生理学家巴甫洛夫曾说："忧愁、顾虑和悲观，可以使人得病；积极、愉快、坚强的意志和乐观的情绪，可以战胜疾病，更可以使人强壮和长寿。"自然，用一种性格来代替另一种性格是不容易的，需要在长期的生活中慢慢锻炼和培养，故必须建立坚强的意志。另外要培养自己的社会适应能力和公共关系协调能力。从医学心理学的观点来分析，心理社会因素与心理卫生的关系对神经衰弱的发生有重要影响。若一个人的思想、行为和精神状况不能与当今社会的现状协调一致，不能与所处的环境及左邻右舍协调一致，而自己又是神经衰弱的易感素质，就很容易引起神经衰弱。所以培养自己的社会适应能力和公共关系协调能力对于预防神经衰弱至关重要。

2. 生活要有规律

合理安排自己的生活、工作和学习，建立规律的生活制度和提倡紧张而有序的工作方法，避免忙乱无序，是避免神经衰弱的有效措施。自己最好拟定一个生活、工作、学习计划，根据实际情况合理安排好工作、休息、娱乐和睡眠时间，要注意劳逸结合，脑力劳动和体力劳动相结合。

二、病后保健

1. 注意心理调节

如已患有神经衰弱症而经常失眠时，应首先消除致病因素。一般地说，精神过度紧张和兴奋是失眠的主要原因，所谓"心不宁，则睡不安"。《奇证汇·心神》中指出："神情之病，此思想气结也，药难独治。"因此，凡因情志郁结而不寐者，当以"恬愉为务"，积极改变自身的精神状态，做到恬淡虚无，愉悦自得，这样就能"神静则宁"，安然入睡。

2. 改变睡眠环境

睡眠环境不安静或原有的环境发生改变，也是造成失眠的重要原因。因此，应尽量创造一个理想的睡眠环境。唐代医家孙思邈在《千金要方》中提出："半醉酒，独自宿。软枕头，盖暖足。能息心，自瞑目。"孙氏的经验今人仍可应用。

3. 合理安排起居

神经衰弱患者要合理安排起居，养成良好的生活习惯。要按时起床，按时工作和休息，不能因失眠而早晨睡懒觉。该病是大脑兴奋与抑制失调所致。白天太过兴奋，就能诱发夜间的睡眠；夜间有了一定的睡眠，白天就有充沛的精力。故患者白天应参加一定的体力劳动和运动，尽量增加白天的兴奋时间，夜间的睡眠就会得到改善。中午最好不要睡午觉，因为中午大脑有了足够的休息，晚上就很难入睡。

4. 睡前调理

（1）失眠患者最好在睡前4～5 h进餐，一天中以晚餐为主。有条件者在临睡前可再吃些点心。因为进餐后使植物神经兴奋增加，体内大量血液进入消化系统，脑供血量相应减少，有利于大脑进入睡眠。

（2）晚睡前2 h到室外活动15～30 min。活动可使睡眠中枢得到休息，有助于顺利入睡。但活动不能过于剧烈，当以身体微微出汗为度。

（3）临睡前可用热水洗脚，有条件者可洗热水澡，以促使周身血管扩张，脑部供血减少，从而促进睡眠。

（4）睡前尽量不做增加大脑兴奋的事情，如下棋、打扑克、看情节紧张复杂的电视和小说等。不喝茶，不饮酒，少思考问题。

（5）躺到床上后，不要回想往事，更不要去想带有刺激性的事情，无法克制时，可在心中默念数字，从一数到百，周而复始。

5. 治疗便方

（1）朱砂散：猪心1个，朱砂1.5 g（研末）。将猪心煮熟，切块，蘸朱砂末服。每日1个，7日为一疗程。治失眠心悸。

（2）百合蜜：生百合90个，蜂蜜2匙。拌和蒸熟，临睡前适量食之。治失眠。

（3）枣仁散：酸枣仁不拘多少。炒香为末。每服6 g，睡前煎竹叶汤调服。治失眠不安。

（4）朱砂琥珀散：朱砂1 g，琥珀2 g。研粉，睡前温开水冲服。治失眠多梦。

（5）补肾丸：核桃仁、黑芝麻、霜桑叶各30 g。共捣如泥状，作为丸，每丸3 g。每服9 g，日服2次。具有补肾益精安神作用。

（6）生地枣仁粥：生地30 g，酸枣仁30 g。水煎取汁，加糯米共煮粥，空腹食之。本方养阴安神，主治失眠。

第七节　婴幼儿腹泻

婴幼儿腹泻，又称“婴幼儿消化不良”，是消化道综合征。本病多由饮食失调、某些病毒细菌感染或气候变化所致，多见于人工喂养和营养不良的婴儿。轻者仅有腹泻和呕吐，重者尚有发热、口渴、精神委顿、哭时无泪、眼窝下陷、尿少等现象。

中医认为本病多由外感时邪、内伤饮食、脾胃虚弱或脾肾虚寒所致。如夏秋季节暑湿过盛，冬春之季感受风寒，都可影响脾胃的运化功能而导致腹泻。若因喂养不当，乳食失节，或饮食不洁之物，损伤脾胃，致运化失职，亦可产生腹泻。其他如先天禀赋不足，肾阳衰微，或后天失调，脾胃虚弱，不能温化水谷，也可引起慢性腹泻。

一、病前预防

1. 合理喂养

初生儿因脾胃功能不全，应尽可能鼓励母乳喂养，母乳中含有各种抗体和营养成分，适于小儿吸收，有利于生长发育。另外母乳温度适宜，哺育方便，且清洁卫生，故为婴儿最理想的食物。但要注意哺喂方法，应根据小儿的消化能力定时定量哺乳，哺乳时应先挤去宿乳然后哺喂。如母亲有病、有孕、发怒后或酒醉后均不可哺食。如乳汁不够，应及时辅以牛奶、羊奶等物。同时母亲在哺乳期要注意饮食多样化，以增加乳汁营养成分。另外，母亲要注意保持精神愉快，发现疾病及时治疗。要尽量避免夏季断奶。小儿添加辅食应逐渐增加，从单一到多种，从稀软到普食。

2. 讲究饮食卫生

要注意饮食卫生，防止病从口入。婴儿饮用的牛乳及其他乳制品，要经过煮沸消毒后再饮用，奶瓶要每天消毒，加罩放置。室内要保持清洁，空气流通。所用食品要新鲜清洁。不可暴饮暴食，不要食肥甘滋腻之品。要教育儿童养成良好的卫生习惯，饭前便后要洗手，不吃腐败变质的食物。

3. 避免外邪侵袭

应注意气候变化，及时增减衣服，避免腹部受凉，勿在烈日下游戏，勿久在湿地坐卧，以防止外邪侵袭。

4. 根据腹泻先兆调整饮食

患儿在腹泻之前，尤其是伤食腹泻，多有先兆症状，此时如能及时调整饮食，即可防止腹泻的发生。先兆症状可见：

（1）口臭。乳食停滞于胃脘，往往发生口臭、口酸，特别是晨起更为明显。如小儿有此表现时，可减食或停食一顿，以利肠道功能恢复。

（2）夜卧不安。小儿夜卧烦躁，踢被揭衣，刚入睡时头汗多，为饮食积滞产生内热的表现，出现此种现象时，要注意晚餐不要过饱。

（3）大便恶臭。小儿大便恶臭，伴有少许不消化的食物残渣，乃是消化不良的典型先兆，应立即减少食量，避免食用不易消化的食物，以防止腹泻发生。

二、病后保健

1. 乳食调护

控制乳食，减轻肠胃负担，是促使婴儿腹泻康复的重要环节。轻症患儿应及时减少乳食量，重症患儿宜禁食 8～12 h。禁食期间要注意液体的补充，或饮用一些富有营养的米汤等。恢复饮食不可过急，要适当调养，循序渐进，开始时，哺乳儿要减少每次喂乳时间，人工喂养儿可从米汤、稀牛奶开始，一岁以上患儿应先服扁豆粥、莲子粥、山药粥等，以助脾胃消化。要禁食油腻食物和生冷瓜果，并注意饮食卫生。

2. 起居调护

注意臀部卫生，因腹泻之物刺激性大，应勤换尿布，便后要用温水清洗臀部，特别是腹股沟及阴囊下皮肤折叠处，洗后要用软布吸干，扑上滑石粉，防止皮肤湿烂。若已有糜烂之处，应让其在空气中干燥，然后以麻油调青黛粉涂敷。室内空气要新鲜流通，但避免直接吹风，不要直接当风解脱衣服。脾虚阳衰及风寒腹泻病儿，要注意腹部保暖，可戴护脐肚兜等。

3. 合理用药

腹泻病变主要在脾胃，所以要保护脾胃功能，治疗要得当，不可滥用抗菌素，避免肠道菌群失调，不然反而会加重腹泻。苦寒药不可久服，以免伤脾败胃；补益淡渗之剂亦不可久用，以防伤津耗液，务求中病即止。

4. 严密观察病情

要细心观察病儿大便次数、颜色、数量、气味、性状，有条件者及时送检。要及时测量体温，若发现患儿发热，腹泻加重，口渴欲饮，尿量减少，皮肤干瘪或目眶、囟门凹陷，面色苍白，四肢厥冷，冷汗时出，精神萎靡等危重现象，应及时送医院抢救治疗。

5. 治疗便方

（1）食积散：山楂炭、鸡内金、炮姜炭各等份。共研细末。每服 1 g，一日 2 次。适用于食滞腹泻者。

（2）山药粉：山药不拘多少。研粉。每次 9 g，一日 3 次，开水调成奶糕状服用。适用于脾虚腹泻者。

（3）石榴皮汤：石榴皮 9 g。水煎，加红糖少许内服，每日 3 次。适用于久泻者。

（4）口服补液配方：氯化钠 3.5 g，碳酸氢钠 2.5 g，氯化钾 1.5 g，葡萄糖 20 g。溶于 1 000 mL 温开水中。每千克体重 50 mL，在 4 ~6 h 内少量多次服完。

第八节　佝偻病

佝偻病俗称“软骨病”，是由于缺乏维生素 D，以致钙、磷吸收利用减少，从而引起神经、精神和骨骼发育障碍的疾病。本病以 3 岁以下婴幼儿，特别是早产、双胎及人工喂养儿多见。患儿早期多有皮肤苍白、烦躁哭闹、易出汗等症，以后则发生枕骨软化，并逐渐出现方头，囟门迟闭，胸廓向前凸出和狭窄（称鸡胸），出牙和走路较晚，下肢呈向内或向外弯曲畸形。患儿抵抗力差，易患肺炎。

本病属中医“五迟”、“五软”等病的范畴。认为是由先天禀赋不足，肾中精气亏虚，加之后天喂养不当，或病后失调，气血不足，脏腑筋骨肌肉失养所致。

一、病前预防

1. 先天预防

本病多因先天胎禀不足，故预防本病的发生，首先应从先天着手，做好养胎护胎。对于体弱的孕妇，怀孕期间应经常到户外运动，尽量在早晨和傍晚的阳光下活动；饮食应注意营养，多选择一些富含维生素 D 及钙、磷和蛋白质的食品，如奶类、动物肝脏、禽蛋、豆类及其制品、鱼、虾、海带、紫菜、小虾皮、瘦肉、黑木耳、花生米、南瓜子、葵花子、核桃仁、谷类等。如果妊娠期间体弱多病，则应在妊娠 7 个月后适当补充维生素 D 和钙剂，切不可滥服药物。除此之外，孕妇应定期去医院做围产期保健检查，警惕妊娠并发症，如发现贫血、心脏病、急慢性肾炎、急性病毒性肝炎、糖尿病等，应及时治疗。

2. 提倡母乳喂养

母乳中钙、磷比例合适，有利于吸收，并含有一定的抗体，故应提倡母乳喂养。母亲只要没有疾病，就应克服困难，坚持用母乳喂养婴儿 10 个月，这对预防佝偻病来说是至关重要的。如母乳不足，应及早添加牛、羊乳等代用品。必须注意的是，牛、羊乳中虽含有丰富的钙和磷，但因成分比例不合适，故婴儿吸收较差，所以还必须及时添加蛋黄、肝末、鱼、骨头汤等辅食和鱼肝油、维生素 D 等制品，对生长发育快、早产、双胎儿更应及早加倍添加。

3. 常晒太阳

日光中的紫外线照射皮肤后，可转换成维生素 D，能促进钙、磷吸收。因此，新生儿应尽早晒太阳。多晒太阳不仅可预防佝偻病的发生，同时还可治疗佝偻病，增强体质，提高抗病能力。孙思邈《千金要方》指出："凡天和暖无风之时，令母将儿于日中嬉戏，数见风日，则血凝气刚，肌肉牢密，堪耐风寒，不致疾病。"

二、病后保健

1. 合理营养

婴幼儿患佝偻病后，要做到合理喂养，既要保证多种营养素的摄入，更要照顾到维生素 D 及钙、磷等对佝偻病有治疗作用的营养素的摄入。要纠正患儿的偏食习惯和厌食现象，鼓励患儿饮食多样化，以有利于佝偻病的康复。

2. 增加日光照射

佝偻病患儿要加强日光照射程度和日光照射时间。凡晴天气温高于 22℃且无大风时，可让患儿进行一段时间的日光浴；在气温低于 22℃或有大风时，则不宜进行日光浴。若患儿特别幼小或体弱多病时，可让患儿增加户外活动时间，每天平均不得少于一个半小时。

3. 加强护理

佝偻病患儿出汗较多，特别是头部最易出汗，故应注意患儿头部及皮肤的清洁卫生，要经常洗头、洗澡，保持衣被干燥。同时要及时给患儿补充水分。患儿最好使用柔软的枕头：一是可预防枕秃；二是可预防头颅畸形。

4. 预防发生其他疾病

佝偻病患儿因抗病能力差，极易感染其他疾病。因此，要十分注意患儿的饮食卫生，以预防消化道疾病；注意防寒保暖，以预防呼吸道疾病等。

5. 预防畸形

佝偻病最易引起肢体畸形，大人应对此提高警惕。小儿患佝偻病后，应多卧床休息，不要勉强坐立或行走。不论春夏秋冬，患儿穿着衣裤都以宽大松软为好。若已发生骨骼畸形，应采取一定的治疗措施，如出现"鸡胸"时，可采用俯卧或俯卧撑，或做引体向上运动使胸部扩大；如见下肢畸形，可于睡眠时用小夹板固定，或按摩小腿外侧和内侧肌肉，以增强肌力，促进患肢恢复。

较大儿童可加强体育运动，严重的骨骼畸形可考虑外科矫形术。

6. 治疗便方

（1）蛋壳散：鸡蛋壳 50 个。炒黄，研细末，每日服 3 g；或做成干饼食用。

（2）骨头汤：鱼骨、鸡骨、猪骨不拘多少。煮汤常服。

第九节 遗尿症

遗尿症是指三四岁以上的小儿夜间仍不能控制小便，常在睡眠中遗尿于床上的病症。多见于神经过敏和情绪不稳定的小儿，10 岁以下小儿较多，亦有病情反复延至更大年龄者。临床表现为睡中遗尿，呼之不醒，并伴有神疲乏力、面色苍白、肢冷不温、食欲不振、自汗等症。本病迁延不愈可使儿童精神抑郁，往往影响身心健康。

中医认为，本病多由先天禀赋不足，或病后失调，导致肾气亏虚，膀胱失于约束所致，亦可由湿热内蕴，下扰膀胱所致。

一、病前预防

1. 生活起居调理

自幼儿期开始，应培养按时排尿的良好习惯，养成合理的生活卫生习惯。白天不使小儿游玩过度，以免疲劳贪睡。临睡前令小儿排空小便，注意小儿入睡后的排尿时间，按时唤醒排尿。夜晚睡眠要保持侧卧位。

2. 加强身体锻炼

本病多见于身体虚弱的小儿，故应加强身体锻炼，增强体质，培养对小便的控制能力。

二、病后保健

1. 精神调摄

遗尿患儿常羞涩难言，多有思想顾虑。故对遗尿患儿要进行耐心的思想教育，鼓励患儿消除怕羞和紧张情绪，建立起战胜疾病的信心。

2. 控制晚间饮水

每日晚餐或晚饭后，应注意控制饮水量，少吃流质饮食，少喝水，少吃水果，入睡时间尽量推迟。

3. 推拿疗法

每日下午揉脐下丹田200次，摩腹20 min，揉会阴30次。较大患儿可用擦法，横擦肾腧至尾骶，以热为度。7日为一疗程。

4. 针刺疗法

夜尿穴（本穴在掌面小指第二指关节横纹中点处），隔日针1次，每次留针15 min，7次为一疗程。主治遗尿及夜尿频多。

5. 治疗便方

（1）桑螵蛸散：桑螵蛸60 g。炒焦研末。每次3 g，加白糖适量，温开水调服，每日3次。适用于肾气不足，膀胱失约者。

（2）益智仁散：益智仁60 g。炒焦研末。每次3 g，每日3次，温开水调服。适用于肾气不足、膀胱虚寒者。

（3）乌倍膏：何首乌、五倍子各3 g。研末，醋调，敷于脐部。每晚一次，连用3～5 d。

（4）硫黄膏：生硫黄（研末）1～3 g，鲜大葱根茎7个。先将大葱根茎捣烂，合硫黄末拌匀，睡前敷脐，油纸覆盖，纱布固定，次晨取下。次日晚连用1次。

第十节 月经病

月经病是以月经周期、经期、经量、经色、经质发生异常，或伴随月经周期出现某些症状为特征的一类疾病。常见的有月经先期、月经后期、月经先后无定期、痛经、闭经、崩漏，以及月经、绝经前后诸症。月经病是妇科最常见的疾病，卵巢功能失调、全身性疾病或其他内分泌腺体疾病影响卵巢功能时，都能发生月经病。另外，生殖器官的局部病变，如子宫肌瘤、子宫颈癌、子宫内膜结核等，也可导致月经异常。

月经先期，是指月经周期提前7 d以上，甚至一月两潮者。月经先期往往合并月经过多。

月经后期，是指月经周期延后7 d以上，甚至四五十日一次者。月经后期往往合并月经过少。

月经先后无定期，是指月经周期不固定，或提前或延后7 d以上。其月经量亦或多或少不定。

痛经，是指在经行前后或正值经期出现以小腹疼痛为主症的病证。痛可牵引腰骶，甚则剧痛昏厥，每伴随月经周期而发，直接影响妇女的学习、工作和生活。有原发性痛经和继发性痛经之分，原发性痛经即月经初潮后不久便发生，盆腔检查生殖器官无明显的器质性病变；继发性痛经生殖器官多有明显的器质性改变，如盆腔炎、子宫内膜异位、子宫肌瘤等，多见于已婚生育过的妇女。

闭经，是指女子年逾18周岁而月经尚未初潮，或已行经而又中断达3个月以上者。前者称原发性闭经，后者称继发性闭经。至于妊娠期、哺乳期及绝经期出现的停经现象，则不作闭经论。

崩漏，是指经血来时暴下不止或淋漓不尽，前者称崩中，后者称漏下。二者常交替出现，故多合称崩漏。

月经前后诸症，又称"经前紧张综合征"，是指行经前后或随经期规律性地出现一些症状，如头晕头痛、心烦失眠、乳房胀痛、浮肿泄泻、身痛发热等。这些症状可单独出现，也可两三症同见，一般以经前2~7 d最为明显，经后即逐渐消失。

绝经前后诸症，又称"更年期综合征"，是指部分妇女在绝经期前后出现一些与绝经有关的症状，如头晕耳鸣、烘热汗出、心烦失眠、烦躁易怒、面浮肢肿、纳呆便溏或月经紊乱等。后将专论。

中医认为，月经病主要是由七情所伤、外感六淫、先天肾气不足、多产房劳及劳累过度等因素引起。其中，七情所伤以忧、思、怒、恐为主，如郁怒伤肝，气机不调，可致月经先后不定期、痛经、闭经、月经前后诸症等。思虑过度，劳伤心脾，脾气虚弱，化源不足，可致月经后期、闭经；脾虚气陷，又可致月经先期、崩漏等。惊恐伤肾，肾失封藏，冲任不固，亦可导致崩漏。外感六淫以寒、热之邪为最，如寒邪入血，血被寒凝，淤阻冲任，可致月经后期、痛经等。热邪入血，热入冲任，迫血妄行，可致月经先期、崩漏等。若素体虚弱，肾气不足，或多产房劳，重伤于肾，或过度劳倦，损伤脾气，均可致脾肾亏虚，气血失调，冲任不固，发为月经疾病。但上述各种因素只是月经病的发病条件，而不是决定因素。"邪之所凑，其气必虚"，体质的强弱才是发病的决定因素。所以加强锻炼，增强体质，提高抗病能力，才是预防月经病发生的根本措施。

一、病前预防

1. 调节精神情志

中医认为，精神情志异常是致病的重要因素之一，而精神情志对月经的影响尤为明显，因经、孕、产、乳都以血为用，故妇女血常不足，气偏有余，而经常处于气分偏盛、情绪易于激动的状态下，若复加忧思、愤怒等精神刺激，则易致肝气郁结不舒，久则气滞血瘀，影响月经正常来潮，或加重行经时的不适感，从而导致月经病的发生。所以妇女经期一定要保持情绪稳定，精神愉快，心情舒畅，避免不良情志刺激。青春期少女由于肾气初盛，生殖器官发育尚不成熟，精神情绪也不够稳定，且对月经缺乏正确认识，对初次月经往往有恐惧感，或看成是一种负担，因此，应对青春少女进行生理卫生教育，使其认识到月经是一种正常的生理现象，经期要保持乐观的情绪，消除恐惧心理。对更年期妇女，要使其正确认识这一正常的生理过程，丈夫和子女要多给予体贴、照顾、安慰，帮助其顺利度过更年期。

2. 注意起居寒温

月经期间血室开放，若感受寒邪，寒入血脉，凝阻不通，可引起痛经、闭经等症；若感受热邪，热伏冲任，迫血妄行，可引发月经先期、崩漏等症。因此，经期要特别注意寒温适宜，冬季要注意保暖，忌冒严寒风雪；夏季要防暑，避免烈日或高温下劳作，忌涉水淋雨，避免污水浸入阴道而发生感染。此外，经期应保证充足的睡眠，以使精神饱满，情绪稳定。

3. 劳逸适度

月经期一般可正常工作，但应避免繁重的体力劳动与剧烈运动，如打球、赛跑等；不可过度疲劳，因过劳则伤脾气，脾虚中气不足，统摄无权，可致月经过多、崩漏下血等症。现代医学认为，经期从事一般的体力劳动，不但无害反而有益，因为适当的体力劳动可以促进盆腔的血液循环，使血液流畅，从而减轻腰背酸痛及下腹不适。而过重的体力劳动和剧烈的体育运动可使盆腔过度充血，引起月经过多、经期延长及腹痛腰酸等。

4. 讲究卫生

行经期间，阴道多有积血，宫内膜因脱落而有创面，此时若不注意卫生，最易受外邪感染。因此，经期要保持外阴清洁，常用温水擦洗外阴，沐浴时避免盆浴，以淋浴为好。月经纸要柔软清洁，最好高压消毒后使用。月经垫、内裤要勤换洗，以减轻血垢对外阴及大腿内侧的刺激。绝经期的老年妇女，由于肾气渐衰，阴道上皮脆弱，抗病能力差，若不注意外阴清洁，最易感染而引起老年性阴道炎、宫腔积脓等症，故亦应经常洗浴。此外，妇女经期应严禁性交。经期同房，不仅易引起感染，还可引起月经过多、痛经、崩漏等病。

5. 饮食调节

妇女经期不可过食生冷、辛辣、刺激性食物。若过食辛辣香燥或肥厚酒热之物，或过服温燥热药，易热迫血行，导致月经前期、经血过多及崩漏等；若过食生冷寒凉之品，血为寒凝，可引起痛经、闭经等。故经期应注意调节饮食，勿过饥过饱，勿过凉过热，方可保持脾胃健旺，气血充足，经行正常。

6. 勤做妇科检查

妇女月经异常往往是某些疾病最早出现的症状，如子宫肌瘤的早期表现就是月经过多、经期延长或不规则的阴道出血。宫颈癌或子宫体癌亦多见阴道流血，淋漓不断，或时下时止。盆腔炎症、子宫内膜异位症则可引起痛经等。此外，绝经前后又是子宫恶性肿瘤的好发年龄，此时所表现的月经紊乱不能一概认为是断经前的正常现象，应警惕恶性肿瘤的发生。因此，定期做妇科检查，半年至一年检查一次，是完全必要的。

二、病后保健

对月经异常的患者来说，除积极进行治疗外，采取必要的保健措施，对月经病的康复及防止复发，也是必不可少的重要环节。

1. 起居调养

月经不调者，首先要合理安排工作、学习和生活，不要过于劳累，工作要量力而行，不可超负荷劳作。若月经过多或崩漏下血患者，因失血过多，气随血耗，身体虚弱，出现头晕目眩、心悸气短、倦怠乏力等症状时，应卧床休息，待流血减少或停止，症状减轻或消失后，再根据身体情况，做些轻微活动，切忌过度疲劳，以免加重出血。痛经患者在行经期也应注意休息，并要有足够的睡眠时间。休息可减轻盆腔充血，从而使痛经症状改善。对体质虚弱者来说，平时应加强身体锻炼，以增强体质与抗病能力。闭经肥胖者，因多痰多湿，痰湿阻滞，气血运行不畅，故应增加活动量，以促进气血流通，同时要适当节制饮食，减轻体重，以有利于闭经的恢复。

2. 饮食调节

月经病患者，特别是月经过多或崩漏者，因失血过多易引起贫血。若贫血不能很快纠正，致使气血不足，又会加重病情。因此，调节饮食，加强营养，对改善贫血，增强抗病能力，促进疾病康复，是非常重要的。应多吃高蛋白食品，如蛋类、瘦肉、鱼类等。另外，贫血患者脾胃多虚弱，消化能力差，应做到少食多餐，饮食易于消化。对患绝经前后诸症的患者，应少食糖类和动物脂肪，多食蔬菜、水果，以保持大便通畅；若有大便干结或便秘者，应抓紧治疗。要及时排尿，不可养成憋尿的习惯，以避免因盆腔充血引起月经不调。

3. 治疗便方

（1）益母汤：益母草 30 g，红糖 30 g。水煎服。经期每日一剂，连服 2～3 d。用治痛经。

（2）香附芩丹汤：黄芩 10 g（酒炒），丹皮 6 g，制香附 10 g。水煎服。每日 1 剂，连服 3 剂。用治月经前期。

（3）月季当归酒：月季花 12 朵，当归 10 g。泡酒服。本方可用于经量过少。

第十一节　带下病

带下病是妇科常见病之一，古有“十人九带”之说。所谓带下，是指女子阴道内排出的分泌物而言。

有生理性带下和病理性带下。生理性带下又称白带，为白色稀糊状黏液，量少无臭，在青春期及月经前期、妊娠期间白带可增多，但无不适症状，属正常现象。如果白带量多，气味异常，颜色有改变或带血，或伴有外阴瘙痒，则为带下异常，称为带下病。

引起带下病的原因，常见的有阴道炎、子宫颈炎、子宫体炎、盆腔炎及肿瘤等。由此可见，带下病并不是一个独立的疾病，而是很多疾病中一组临床表现。

中医认为，本病多由脾肾虚弱、湿浊下注或湿毒内侵所致。并分带下为白带、黄带、赤带、青带、黑带、五色带等。

白带，指阴道分泌物黏稠色白，或如鸡蛋清样而有腥味。多由脾肾气虚所致。

黄带，指带下色如黄茶浓汁，或黄中微带绿色，质黏稠而臭秽。多因湿热或湿毒内侵所致。

赤带，指带下色红而黏浊有臭味，多属湿热或心肝火盛。

青带，指带下色如绿豆汁，黏腻不断而味臭。多属肝经湿热。

黑带，指带下色黑如黑豆汁，或黏或稀而腥臭，多见于恶性肿瘤。

五色带，指带下五色相杂，有秽臭恶气，时下不止。可见于晚期肿瘤。

一、病前预防

1. 调节情志

中医认为，肝喜条达而恶抑郁，若因郁怒伤肝，肝经郁火内炽，横逆犯脾，脾不运化水湿，以致湿热内蕴，则会引起赤带。若因思虑过度而伤脾，脾土不旺，运化失职，可致白带过多；若湿热内停，郁而化火，可致黄带。由此可见，带下病多与情志不遂有关。故应调节情志，培养开朗豁达的性格，保持乐观的情绪，以预防带下病的发生。

2. 调节饮食

饮食不节可造成脾虚湿盛，是引起带下病的重要原因。如过食辛辣刺激性食物，或饮烈性酒类，可致脾经湿热蕴结，损伤任带二脉，以致黄带注下。相反，若过食生冷食物，损伤脾胃，脾不化湿，水湿下注，则成白带。故调节饮食，顾护脾胃，是预防带下病的重要措施。

3. 节制生育与房事

生育过多，易伤肾气。肾阳不足，寒湿内停，带脉失约，任脉不固，可致带下量多清稀。故节制生育，少生优生，不仅有利于后代，而且对妇女健康大有裨益。适当的性生活可增进夫妻之间的感情，愉悦心身，但若房事不节，恣情纵欲，则易耗伤肾中精气。肾气虚损，带脉失约，可致带下如注。临床可见性生活过频者，生殖器炎症（如阴道炎、宫颈糜烂、盆腔炎等）发病率明显增高，异常阴道分泌物自然增多。因此，节制房事也是预防带下病的重要环节。

4. 讲究卫生

爱清洁，讲卫生，是妇女预防带下病的重要措施。平时应注意勤洗浴，保持外阴清洁，行经期及产后更要注意阴部卫生，月经带及内裤要勤洗勤换，纸垫要清洁、柔软、易于吸水。经期洗澡不宜盆浴、池浴及坐浴，以免外邪侵入，引起感染。新产之后，血室未复，未满百日，男女不宜交合，以免外邪乘虚入里。

5. 定期检查

定期进行妇科检查，是预防及早期发现、早期治疗妇女疾病的有效措施。特别是滴虫病、霉菌性阴道炎引起的带下病，早期发现、及时治疗，可以避免其传染性。在查体中，即使做常规阴道分泌物检查，也可发现毫无症状的带菌者，少量用药就可避免病情的加重及传播。同时，如能及时发现与治疗因宫颈糜烂引起的带下病，还可避免癌变的发生。所以定期检查，做到防患于未然，是十分必要的。

二、病后保健

1. 精神调养

带下病患者，凡有肝郁症状者，应首先自我控制情志变化，保持精神愉快，遇事不可急躁，即使有不顺心的事情，也应尽量做到自我安慰。若确感不易控制时，可向亲人发泄，或每日口服逍遥散（成药）2包。

2. 节制情欲

房事不节，纵欲无度，是产生肾虚带下的重要原因。故患有带下病者，应节制性生活，使受损的肾气尽快复原。同时应多吃一些补益肾气的食物，如核桃等。

3. 夫妇同治

因滴虫、霉菌性阴道炎所致的带下病，具有一定的传染性，患者内衣、内裤应勤洗勤换，避免反复感染。丈夫的生殖器及尿道中存留的滴虫及霉菌，可以通过性交而进入女子阴道，引起滴虫、霉菌性带下病。故除夫妇的内衣、内裤均应常洗换外，每次性交前，双方均应先用肥皂水洗净生殖器。宫颈糜烂所致的带下病，常与丈夫的阴茎包皮垢有关，故凡丈夫阴茎包皮过长者，每次性交前应洗净包皮垢，或进行包皮环切术，以彻底去除病因。

4. 饮食调养

带下病主要是由于脾气受伤，运化失职，湿邪下注，或肾气亏虚，阴浊下流所致。所以应注意调节饮食，培补脾肾。若带下属脾肾阳虚者，饮食应以健脾温肾为主，可食用山药、薏米、人参、大枣、核桃等；若带下属湿毒下注者，饮食应尽量避免油腻辛辣之品；若白带清稀如水者，属阳气不足，可食用乌鸡、海参、禽蛋等，尽量少吃生冷、寒凉食物，如冰冻饮料、水果等。

5. 治疗便方

（1）温肾鸡：附子 15 g，鹿茸 5 g，鸡肉 100 g。加水适量，隔水蒸炖 1 h许，加盐少许，即可饮汤食肉。每日 1 次，连服 3 周。本方可用于肾虚带下清稀量多者。

（2）三色饮：鸡冠花 30 g，金樱子 20 g，白果 20 g。加水煎至 1 碗，入冰糖，微温饮服。每日 1 次，连服 3 ~ 5 d。本方对湿毒带下有一定效果。

（3）白黄乌鸡汤：白果 30 g，黄芪 50 g，乌鸡 1 只，米酒 50 mL。乌鸡去毛、内脏、头足，把白果放入鸡腹中，用线缝其口，与黄芪一起放入砂锅内，入米酒，加水适量，用文火炖熟，加入调料，分数次饮汤食肉，连服 15 d。

第十二节　更年期综合征

妇女在绝经期（45 ~ 50 岁之间）前后出现的一系列以植物神经功能失调为主的综合征，称为更年期综合征。本病主要是因卵巢功能衰退，引起内分泌系统功能失调、新陈代谢障碍、心血管系统及植物神经功能紊乱所致。其中以植物神经功能紊乱为常见。主要临床表现为月经异常，潮热出汗，忽冷忽热，情绪不稳，烦躁易怒，头晕失眠，耳鸣目眩，心悸等症。

中医认为，本病的出现与肾、心、肝及冲、任二脉均失调有关。肾藏精，心藏神，肝藏血，冲、任二脉主生殖机能。人到中年以后，由于肾精亏损，肝血虚，“天癸”竭绝，冲任不足，以致阴阳失调，胞宫、心失养，故出现绝经前后诸症。

一、病前预防

1. 正确认识更年期

正确认识更年期生理变化，从思想上和身体上做好各种准备，是顺利度过此期的重要措施。更年期是人生由中年到老年的生理过渡时期，由于此时期肾气渐衰，月事渐绝，生殖机能逐渐消失，人体阴阳气血发生了较大变化，脏腑功能一时难以适应，故常出现某些特有的病症。

更年期是人生的一个过程，用不着过分担心，但应做好充分的思想准备，要保持精神乐观愉快，切忌急躁发怒。

2. 注意起居

更年期妇女要做到劳逸结合，积极参加体育活动和身体锻炼，并保持充足的睡眠时间。但不要过劳，同时应密切观察月经的变化，如有异常，应随时向医生请教。

二、病后保健

1. 精神调养

更年期妇女要尽量避免一切精神刺激，保持精神愉快，心境安静。并要培养自己乐观豁达的性格，做到“少思寡欲”，不计较个人得失，只有这样才能不被七情所扰，也才能保持脏腑气血的生理常态，维持人体阴阳的相对平衡。

2. 运动锻炼

运动可使肠胃蠕动增强，消化液分泌增加，故能增进饮食，帮助消化，增强体质，从而遏制和减轻更年期综合征所带来的痛苦。临床显示，运动锻炼可以缩短病程和改善预后。尤其是脑力劳动者，在长时间的用脑之后，适当运动可以解除精神紧张与焦虑，所以脑力劳动者要争取在工作之余适当参加体育运动，或到室外活动肢体，呼吸新鲜空气，从而起到调节精神的作用。

3. 起居有常

更年期容易失眠，所以要注意生活规律化，合理安排工作、休息、睡眠和运动。一般要保证每天 8 h 的睡眠，如发生失眠，应立即采取措施加以纠正。另外，更年期应节制房事，以免耗伤精血，加重病情。

4. 饮食调养

饮食应以富含维生素和蛋白质的食物为主，尽量不吃或少吃高糖、高脂肪和过咸的食物。进食要有规律，不可过饥过饱，要保证进食与消化过程的协调一致，使吃进去的食物能充分消化和吸收。另外，在更年期，由于生理上的原因，大多数人会发胖，常给心脏增加负担，故应适当减肥。

一般地说，如果体重超过了标准体重的10%，就应限制每天的进食量和增加运动量，力求把体重控制在标准体重的90%～110%。

5. 治疗便方

（1）百合枣仁汤：鲜百合50 g，炒枣仁15 g。先将百合用清水浸一昼夜。水煎枣仁，去渣取汁，入百合煮熟，连汤服用，睡前服之。本方可用于阴虚火旺之失眠烦躁症。

（2）生地黄精粥：生地30 g，黄精30 g，粳米30 g。先将前二味药水煎，去渣，入粳米煮粥，早晚服。本方可用于阴气不足之更年期综合征。

第十三节　感染性疾病

感染性疾病是指各种致病因素侵袭人体，引起体表的化脓性疾患。包括急性和慢性两大类，急性感染主要有疖、痈、蜂窝组织炎等。本类疾病属中医外科疮疡的范畴，认为乃由外感火热邪毒、内伤情志、饮食不节等所致。临床表现除局部症状外，病重者可见发热恶寒、头痛烦躁、恶心呕吐、食欲不振等症。

疖是由化脓性细菌自毛囊或汗腺侵入引起的单个毛囊及其所属皮脂腺的急性化脓性炎症。一年四季均可发生，以夏秋两季较为常见和多发。疖可发生于任何有毛囊的皮肤区，常见于头、面、颈、背及臀部。临床上最初在患部出现圆形小硬疖，红肿疼痛，上有黄色脓头，3～5 d后，疖肿增大，疼痛加剧，继而成脓变软，溃破流脓，随即肿痛减轻，疮口愈合。中医认为，本病多由夏秋季节气候炎热，感受暑湿毒邪，蕴结于皮肉之间，使经络阻塞，聚结而成。

痈是由化脓性细菌侵入多个相邻的毛囊和皮脂腺或汗腺引起的皮肤和皮下组织化脓性炎症。好发于皮肤韧厚的项背部，有时也见于上唇和腹壁，多见于中老年人，糖尿病患者更易发生。临床局部症状较疖明显，初起为一红肿热痛的肿块，上有粟粒样脓头，以后红肿疼痛剧烈，脓头增多状似蜂窝，最后脓头之间皮肤坏死，形成较大溃疡。并常伴有发热、恶寒、头痛、恶心、厌食等全身症状。严重时亦可发生脓毒败血症。中医认为，本病多由脏腑蕴毒，机体正气不足，抗病能力低下，复感风温湿热邪毒，以致经络阻塞，气血淤滞而成。

蜂窝组织炎是由化脓性细菌侵入皮下筋膜、肌肉间隙或疏松结缔组织引起的化脓性炎症。初起局部红肿热痛，边缘界限不清，压痛明显，并伴有发冷、发热、头痛、淋巴结肿大等全身中毒反应。严重者可引起败血症。中医认为，本病系肌肤破损，邪毒内侵，或脾胃湿热毒火内生，以致气血凝滞，腐肉败血而成脓。

由于上述疾病在病因、病机、症状等方面多有相似之处，故一并讨论。

一、病前预防

1. 讲究卫生，避免邪毒侵袭

注意个人卫生，保持皮肤清洁，避免邪毒侵袭，是预防疮疡的有效方法。特别是毛囊和皮脂腺较丰富的皮肤部位，夏秋季出汗多，要经常洗澡沐浴，这不仅能减少体表致病菌的密度，而且能改善体表皮肤的血液循环，增强皮肤的抗病能力。要勤换内衣，夏季穿的衣服宜软、轻、薄、宽，贴身的内衣宜穿棉布或丝绸等柔软的布料，不宜穿化纤类织物，以减少对皮肤的摩擦和刺激。

2. 保护皮肤，防止感染

注意防止毒虫叮咬，一旦被叮咬，应及时做消毒处理。若为蚊虫叮咬，切勿搔破皮肤，局部可外涂清凉油、风油精之类的药物。出痱子的患者，应避免用毛巾重擦皮肤或搔抓，不要用冷水洗擦或用太热的水烫洗。宜用温水加入“风油精”或“十滴水”数滴洗澡，浴后外扑一层薄薄的痱子粉，或搽些痱子水。对皮肤表面的微小破损或因破损而皮肤局部出现红肿热痛时，应清洁伤口，可用2.5%的碘酊涂擦，以免引起感染。

3. 注意饮食卫生

阳盛体质，或盛夏季节，饮食宜清淡，宜多食蔬菜瓜果，少吃辛辣、油炸食物及肥甘厚腻之品，以免化火生热，积热成毒，引起疮疡。

4. 防止情志内伤

愤怒忧思，情志郁结，肝气不舒，郁而化火，聚于局部，腐肉败血，可生疮疡。故青年气盛之人，应保持心平气和，避免情志刺激，使气血调达，自无疮疡之患。

5. 增强体质

“正气存内，邪不可干”，所以预防疮疡的根本办法还是要增强体质。平时应经常参加体育锻炼，坚持不懈，以增强脏腑功能，流通气血，提高机体免疫能力。

二、病后保健

疮疡虽生于皮肤肌肉，但若失治误治，亦可引起全身中毒，甚至危及生命，故不可轻视。应注意以下几点：

1. 不可挤压

发生在身体任何部位的疮疡，无论是否化脓，均不可用力挤压，亦不可随便用针挑刀割等，否则，很容易造成淋巴管炎、淋巴结炎或脓血症。可先用75%的酒精棉球轻轻擦抹疮疡周围，保持皮肤清洁，防止疮势蔓延，并适当服用消炎解毒药物。若病势较剧，病情严重，或已溃脓，则须到医院处理。

2. 注意休息

疮疡患者多伴有发热恶寒、头痛恶心等全身不适症状，故应注意休息，减少活动。病在上肢者，宜用三角巾悬吊；病在下肢者，应抬高患肢。

3. 饮食宜忌

疮疡属火热为病，对人体的消耗较大，故饮食要富有营养，特别是维生素、蛋白质的摄入量要充足。而辛辣、肥腻、刺激性食物，如辣椒、大蒜、韭菜、白酒、肥猪肉等，应尽量不吃。要多饮开水，以促进血液循环，及时排出体内有害物质。

4. 治疗便方

（1）野菊饮：鲜野菊花 30 g。水煎服，并用上药捣烂外敷。

（2）马公膏：鲜马齿苋、鲜蒲公英各 60 g。洗净，捣烂，加适当鸡蛋清调敷患处。

（3）鱼腥草饼：鱼腥草嫩叶和米粉做成饼，油煎食之。

（4）赤小豆膏：赤小豆研细粉，以蜂蜜调涂，干即更换。

第十四节　急性乳腺炎

急性乳腺炎是乳腺因细菌感染引起的急性化脓性炎症。多见于哺乳期妇女，尤以初产妇最多见，一般发生于产后 3 ~ 4 周。发病原因主要是由于产后抵抗力下降，乳头发育不良，排乳不畅，或乳汁生成过多而婴儿吸吮少，不能及时排出，造成乳汁淤积，加之乳头破损，细菌侵入繁殖所致。临床主要表现为乳房肿块，局部红、肿、热、痛，或伴有发热，全身不适。严重者可见高热、寒战。

本病中医称为“乳痈”，认为肝气郁结、胃热壅滞是发病的初始原因，乳汁淤积是发病的重要条件，外感风热邪毒、经络气血阻滞是发病的直接原因。

一、病前预防

急性乳腺炎的预防，关键在于避免情志郁结，防止乳汁淤积、乳头损伤，并保持其清洁。

1. 调节情志

良好的情绪可使体内脏腑气血处于平稳状态，使肝脏得以正常疏泄，有利于乳汁的分泌和排泄。而郁闷、烦恼、焦虑等不良情绪可致使肝的疏泄功能发生障碍，乳汁分泌减少或乳汁淤滞，由此引发乳腺炎。故哺乳期妇女要经常保持乐观愉快的情绪。

2. 饮食调养

产后气血本虚，还要分泌足够的乳汁喂养婴儿，因此饮食宜富有营养，保证充足的热量、优质的蛋白、丰富的无机盐和维生素。要忌食辛辣刺激性食物，以免损伤脾胃，积热成痈。应多吃新鲜蔬菜、水果、豆腐、鸡蛋，多饮营养汤类，如鸡汤、鱼汤、猪蹄汤等，以补养气血，化生乳汁。产妇可适量服用红糖、黄酒，黄酒有活血化瘀的功能，不仅有利于乳汁分泌，还可预防乳汁淤积成痈。

3. 乳房护理

孕妇怀孕 5 个月后，就应对乳房进行特别护理。可经常用 75% 的酒精棉球擦乳头；怀孕 8 个月后，宜常用热毛巾、肥皂水或淡盐水洗擦乳头。这样不仅可使乳头皮肤增厚、坚韧，而且还可保持乳头清洁，避免细菌感染而诱发乳腺炎。如有乳头凹陷者，在产前 3 个月就应根据具体情况，采用牵拉、挤捏或手术予以矫正。若有乳头皲裂、擦伤，应及时治疗，并暂停哺乳，可先用淡盐水擦洗患部，然后用麻油或鸡蛋黄油外涂以加速愈合；若乳头及乳晕部皮肤潮红、糜烂而结黄痂者，可先用黄檗溶液擦洗，后涂鸡蛋黄油。此时应用吸奶器吸出乳汁喂养乳儿。要注意婴儿口腔清洁，及时治疗婴儿口腔疾患，不可让婴儿含乳而睡。

4. 哺乳须知

哺乳婴儿应提倡坐势，授乳时须将全部乳头塞入小儿口中，避免咬破乳头。应定时哺乳，养成习惯，每次以 15 ~ 20 min 为宜。哺乳时应吸空一侧后再换另一侧，若小儿吸用不完，宜用吸奶器吸空，以防止乳汁淤积。哺乳前宜用温热盐水或 75% 的酒精洗净乳头，用洁净细软布衬于乳头上，用大小适中的乳罩托起乳房，以避免擦破感染。断乳时应先减少哺乳次数，再行断乳。

5. 乳房按摩

若乳房因乳汁淤积而胀大隐痛或压痛时，可用湿热毛巾热敷乳房片刻后，进行乳房按摩。方法：用一手掌托起患乳，另一手手指并拢，由乳房基底边缘向乳头呈单方向轻柔推按数十次。按摩后用手轻轻揉按和牵拉乳头数次，以扩张乳头部输乳管，促使淤乳排出。

二、病后保健

1. 及时治疗患乳，防止并发症

在哺乳期发生急性乳腺炎后，病程往往迁延甚久，在此过程中，若热毒炽盛，脓毒扩散，可并发败血症；若因溃脓损伤乳管，则可并发乳漏。故应对乳腺炎积极采取措施，做到及时正确治疗，以防止并发症的发生。

2. 病后防止复发

急性乳腺炎治愈后，若遇有诱发因素，有时可以再次复发。因此，该病康复后，应参照前面所介绍的预防措施继续进行预防，尤其要注意乳头及乳房部的清洁卫生，避免搔抓、碰撞、挤压后损伤乳头及乳房。妇女在哺乳期要特别注意检查。

3. 饮食调节

有人认为，本病的发生与雌激素的相对增多有关，应多食富含维生素 B 族的食物，因为维生素 B 有利于肝脏对雌激素的灭活，故有利于病情的缓解。

4. 治疗便方

（1）商陆片：商陆数量不限，加工制成片剂，每片 0.4 g（相当于生药 0.5 g）。每次始服 6 片，一日 3 次。如无不良反应，可逐渐增加至每次最多 20 片，直至痊愈。本药能调节内分泌，治疗乳腺增生病总有效率达 94.86%。

（2）老鹤草汤：老鹤草 30～60 g，水煎服。每日 2～3 次，30～60 d 为一疗程。治疗乳腺增生病总有效率达 93.2%。

第十五节　泌尿系结石

泌尿系结石又称尿石症，为临床常见病之一。主要是由人体代谢失常、尿路梗阻或感染等原因，使尿中盐类沉积而成。按结石存在的部位，可分为肾结石、输尿管结石、膀胱结石及尿道结石等。结石的数目、大小、形状、颜色和化学成分等各不相同。临床表现以腰腹疼痛、尿血、小便涩痛及尿出沙石为特征。X 线平片、B 超、CT 检查可以确诊。

本病属中医“沙石淋”的范畴。认为多由肾气亏虚，膀胱气化不利，加之外感湿热，或过食膏粱厚味湿热内生，以致湿热蓄积下焦，煎熬尿液，结为砂石。

一、病前预防

1. 饮食调节

平时要养成多饮水的习惯，成人每天饮水量最好保持在 2 000 mL 以上，饮水要分布在全日，要使小便呈无色或淡黄色为佳。多饮水一则可稀释尿液，减少尿内异物沉积的机会，二则有冲洗尿道的作用，使尿内异物及时排出，即使有小结石存在，也能通过尿液冲洗出来。应多吃富含维生素的食物，少吃高脂肪、高蛋白、高糖食品，尽量不吃动物内脏，并应少饮酒或不饮酒。

2. 起居预防

平时要避免憋尿，有尿意时应随时排尿。临睡前应把尿排空，不要使尿液潴留。如发现有尿痛和尿液混浊时，要及时请医生检查。如发现有尿路感染时，要及早医治。对于长期卧床的患者，要注意多翻身，尽可能及早活动，勿偏食酸性或碱性食物，以避免因长期卧床引起骨质脱钙而致血钙、尿钙增高，或发生尿液潴留引起结石。

3. 积极治疗

诱发疾病对于患者可引起尿路梗阻、新陈代谢紊乱、使尿钙尿酸增多的疾病，如甲状腺机能亢进、痛风、维生素 A 缺乏症等，应积极治疗，绝不可掉以轻心。因为上述疾病可使尿液成分改变，容易形成尿结石的核心。如因包茎、前列腺肥大等引起泌尿道梗阻时，应及时解除梗阻，避免发生尿潴或尿路感染，以预防产生尿结石。凡是具有易发尿结石的人，都可将医用磁化水作为生活饮用水，或长期选用金钱草、车前草、玉米须等煎水代茶饮，实践证明上述方法对预防泌尿系结石的发生具有一定的作用。

二、病后保健

1. 适当休息

泌尿系结石病人伴有疼痛、血尿、感染和肾功能损害时，应卧床休息，直到血尿消失，如因泌尿系结石而出现腰痛、腹痛时，可在痛处用热毛巾或热水袋热敷，以缓解症状。一般情况的病人则没有必要作特殊休息，反而应该参加一定的体育活动和体力劳动，促使其结石活动，以利于结石的排出。

2. 增加饮水量

大量饮水不仅是预防泌尿系结石的有效措施，也是治疗泌尿系结石的良好方法。若在大量饮水、增加尿量的同时，再适当增加身体的运动量，如跑步、跳跃等，可使体内小体积的结石随尿排出。每次排尿最好能将尿排在自己备制的特定容器里，以便观察是否有结石排出。一般尿道阵痛后的排尿，多有结石排出。

3. 预防复发

泌尿系结石患者排出或取出尿石后，往往容易再次形成结石。因此，已康复的病人必须采取一定的措施防止复发。除了采用本病前述的预防措施外，还应根据病人排出尿结石的化学成分采用相应的方法，如患尿酸和胱氨酸结石者，可以口服枸橼酸合剂、重硫酸钠等以碱化尿液；患感染性结石者，可以口服氯化铵以酸化尿液等。

4. 饮食调养

为了预防结石复发，饮食最好根据自己排出的结石种类来进行调节。一般患尿路结石治愈者，都应注意补充鱼肝油、玉米、油菜、胡萝卜等富含维生素A的食品。宜多食清淡的蔬菜和多吃西瓜、梨、鲜藕、冬瓜，少吃肉类和糖。若排出结石属磷酸盐结石者，则应多吃核桃仁及乌梅、草莓等酸性食物，少食高钙、高磷食品，尤其是牛奶应少饮。

若排出结石属草酸钙结石者，则应少吃西红柿、马铃薯、菠菜、香菇、海带、虾皮、杨梅、橘子及奶类制品等含有高草酸、高钙的食品。若排出结石属尿酸结石者，要多吃芋头、玉米粉、麦片、藕粉、水果、禽蛋、芹菜、黄瓜、茄子、南瓜等低嘌呤的食物，尽可能少吃家禽、动物内脏、虾类、海鱼、扁豆、花生、红茶等食物。

5. 治疗便方

（1）金钱草汤：金钱草120 g，水煎服。

（2）金钱玉米汤：金钱草30 g，玉米须20 g。水煎服。

（3）荠菜车前汤：荠菜花、车前子各18 g。水煎服。

（4）冬葵根煎：冬葵根60 g，煎浓汁服。

（5）海地甘草汤：海金砂9 g，地肤子30 g，甘草6 g。水煎，一日分2次服。

（6）二金汤：金钱草30 g，鸡内金20 g。水煎服，每日一剂。

第十六节　湿　疹

湿疹是以皮肤剧烈瘙痒，多种形态的皮肤损害，并伴有渗出的一种常见皮肤病。引起湿疹的原因很多，但具有过敏体质的人受到某种过敏物质的刺激，是形成湿疹的重要原因。中医认为，湿疹主要是在某种禀赋的基础上，由风、湿、热、邪蕴结肌肤所致，并依据湿疹发生的不同部位及表现而有不同的名称，如发于耳部的称“旋耳疮”，发于脐部的称“脐疮”，发于下肢弯曲部位的称“四弯风”，发于婴儿的称“奶癣”，浸淫周身的称“浸淫疮”等。湿疹在急性或亚急性时，皮疹多呈弥漫性，先后有红斑、丘疹、水疱、糜烂、渗液、结痂、脱屑等，边缘不清，常对称分布，并易转为慢性。慢性时，皮疹呈局限性，有浸润和增厚。常伴有剧痒。容易复发。

一、病前预防

1. 寻找并祛除过敏原

湿疹是一种由过敏引起的皮肤病，可由多种过敏原引起，全面找出过敏原是很难做到的，但可从每次患湿疹中仔细寻找，逐渐得出结论，然后加以防范，这是预防湿疹发生的最好方法。要及时治疗身体中已知的慢性感染灶，如慢性胆囊炎、扁桃体炎、齿龈炎、肠寄生虫病等，以去除生物致病因素。另外在患糖尿病、麻疹、百日咳时，应积极治疗，以免诱发湿疹。

2. 调摄精神情志

有些湿疹的发生与精神因素有关，特别是慢性湿疹患者，由于长期受湿疹的折磨，精神抑郁，情绪低落，使病情更不容易恢复。

故湿疹患者应注意调摄精神情志，建立战胜疾病的信心，避免不良精神情志的刺激，消除精神紧张及过度疲劳，保持精神轻松愉快，以利疾病的恢复。

二、病后保健

1. 忌刺激性食物

患有湿疹后，应首先忌食刺激性食物，特别是忌食那些能引起发作或使病情加重的刺激性食物，如鱼腥、海味、辛辣、醇酒等。有的还应忌食肉类、蛋类、奶类。但要因人而异，依病情而定，尽量不要因忌食而影响人体正常的营养需要。

2. 忌热水洗烫

在湿疹急性期要特别禁忌热水洗烫。有的患者由于剧烈瘙痒，常采用热水烫洗以减轻痒感，此法殊为不当，因热水烫洗可使皮损处毛细血管扩张，导致红肿加重，渗液增多，从而加重病情。因此，湿疹病人洗澡不宜过频，除夏季外，一般 10 天 1 次即可。洗澡时宜用温水淋浴，切忌在热水中浸泡或用力搓擦，忌用碱性强的肥皂，最好选用刺激性小的硼酸皂。

3. 忌搔抓

搔抓可使皮肤不断遭受刺激而变厚、变粗糙，且由于手指不洁易继发感染而化脓；另外，搔抓还会引起强化作用，结果愈搔愈痒，愈痒愈搔，形成恶性循环。因此，湿疹患者应禁忌搔抓患部。

4. 忌滥用药物

湿疹病程往往较长，且易反复，因此需要患者耐心地进行治疗，按医嘱合理用药。未经医生允许，切忌在皮损处涂高浓度、刺激性强的止痒药，否则会使皮损迅速蔓延，病情加重。

5. 治疗便方

（1）乌贼骨粉：乌贼骨不拘多少。研成细末，外用。

（2）冬青叶洗方：冬青叶不拘多少。煎汤，常洗患处。

（3）蚌灰涂方：大活蚌 1 个。连肉烧炭，研细末，加冰片少许研匀，外搽。或用猪脂、香油调膏外搽。

（4）烟椒洗方：烟梗、花椒各 12 g，食盐 6 g。煎汤洗患处，一日 3 次。

（5）滑石涂方：滑石粉适量，调鸡蛋清，涂患处。用于婴儿湿疹。

（6）明矾洗剂：明矾 30 g，食盐 6 g。开水冲洗患处。用于婴儿湿疹。

第八章　中医其他疾病的防治知识

第一节　瘿病（甲状腺疾病）

一、概述

瘿是甲状腺疾病的总称。古人云："瘿，婴也，在颈婴喉也。"婴有缠绕之意，是指颈前结喉两侧肿大的一类疾病。其特点是：发于甲状腺部，或为漫肿，或为结块，或有灼痛，多数皮色不变。良性肿物大多可随吞咽动作上下移动，或伴有烦热、心悸、多汗及月经不调，甚至闭经等症状。包括西医学的单纯性甲状腺肿、甲状腺腺瘤、甲状腺囊肿、甲状腺癌、甲状腺炎及甲状腺机能亢进等。

临床常见的有气瘿、肉瘿、石瘿及瘿痈四种。瘿在古代文献中按脏腑归属有五瘿之分，如宋代陈无择的《三因极一病证方论·卷十五·瘿瘤证治》中载："坚硬不可移者曰石瘿，皮色不变者曰肉瘿，筋脉露结者曰筋瘿，赤脉交结者曰血瘿，随喜怒消长者曰气瘿。"临床上以气瘿、肉瘿、石瘿常见，而血瘿与筋瘿多属颈部血管瘤、颈部动脉体瘤，或肿大的甲状腺压迫深部静脉，引起颈部浅表静脉扩张的合并症。至于瘿痈，古代文献并无记载，因其临床具有局部肿胀木硬、色红、灼热、疼痛等痈的特点，故与西医甲状腺炎相对应而定名。

（一）脏腑经络归属

颈部经络所属与任、督、肝、肾经络有一定的联系。瘿病发于颈前结喉两侧，颈前属任脉所主，任脉起于少腹中极穴之下，沿腹和胸部正中线直上，抵达咽喉，再上至颊部，经过面部进入两目；颈部也属督脉之分支所过，盖督脉其循少腹直上者，贯脐中央，上贯心，入喉；任督两脉皆系于肝肾，肝肾之经脉皆循喉咙。临床上瘿病多因情志不畅，肝气郁结而发病，而肾阴不足，肝失所养，冲任不调，又可出现月经紊乱、心悸多汗、两手震颤等症状。在瘿病的辨证过程中，结合病位的经络所属辨证施治，对临床有一定的指导意义。

（二）病因病机

瘿病的病因病机是在致病因素的作用下导致脏腑经络功能失调，气滞、血瘀、痰凝结于颈部，逐渐形成瘿病。

（1）气滞。情志不畅，肝失疏泄，气机升降失常，则形成气滞。气郁日久，积聚成形，或与外来或内生致病因素合邪为病，即可导致瘿病的发生，如气瘿。

（2）血瘀。气为血之帅，气行则血行，气滞则血凝。气滞日久必致血瘀，形成瘀结肿块，如石瘿。

（3）痰凝。肝气郁滞，横逆犯脾，脾失健运，痰湿内生，或因外邪所侵，体质虚弱等，多能使气机阻滞，津液积聚为痰，痰凝成核，如肉瘿。

（4）痰火郁结。肝郁胃热，风温风火客于肺胃，积热上壅，热毒灼津为痰，痰火凝聚，搏结而成，如瘿痈。

（5）冲任失调。冲脉为总领诸经气血之要经，能调节十二经气血，任脉主一身之阴经。冲任失调，肝木失养，肾阴不足，可引起心悸、烦热、多汗及月经不调等一系列相应症状。

（三）检查方法

嘱患者端坐，双手放于两膝，显露颈部并使患者头部略为俯下，使颈前部肌肉和筋膜松弛。

（1）望诊。检查者位于患者对面观察颈部，看两侧是否对称，有无肿块隆起，注意其位置、大小、形状，有无血管充盈等。

（2）触诊。可位于患者对面，也可站在病人后面，双手放于甲状腺部触摸。一般先触摸健康部位，然后触摸肿块部位，要注意肿块位置、大小、数目、硬度、光滑度、活动度、有否压痛、边界是否清晰，并检查肿块是否随吞咽动作上下移动。触诊时还要注意有无震颤，气管有无移位，颈部淋巴结是否肿大等。

（3）听诊。甲状腺机能亢进时，局部可听到收缩期连续性血管杂音。颈部非甲状腺肿块，不随吞咽动作上下移动，常见的有炎性淋巴结肿大、先天性颈部囊状淋巴管瘤、腮腺混合瘤、恶性肿瘤颈部淋巴结转移灶等，应予以鉴别。

（四）治疗

瘿的治疗分为药物治疗和手术治疗两大类。对于瘿痈、早期的气瘿、肉瘿及晚期石瘿不适合手术者，可运用药物疗法；对于石瘿应早期诊断，尽早手术治疗；气瘿、肉瘿后期出现压迫症状或伴有甲亢，药物治疗无效，或疑有恶变者，应手术治疗。

关于药物治疗，历代医家多采用含碘丰富的植物类药，如海藻、昆布、黄药子等；以及富含甲状腺素的动物类药，如猪靥、羊靥等，与西医非手术治疗甲状腺疾病的观点比较接近。现将瘿病的辨证治疗要点分述如下：

（1）理气解郁。结块漫肿软绵或坚硬如石，发病与精神因素有关，或见急躁易怒，胸部闷胀，善太息，苔薄白，脉弦滑。用逍遥散加减。常用药物有柴胡、川楝子、延胡索、香附、青皮、陈皮、木香、八月札、砂仁、枳壳、郁金等。

（2）活血祛瘀。肿块色紫坚硬，表面凸凹不平，推之不移，痛有定处，肌肤甲错，舌紫暗，有瘀点瘀斑，脉涩或沉细。用桃红四物汤加减。常用药物有桃仁、红花、赤芍、丹参、三棱、莪术、泽兰、乳香、没药、土鳖虫、血竭等。

（3）化痰软坚。肿块按之坚实或有囊性感，患处不红不热，咽喉如有梅核堵塞，胸膈痞闷，女性患者常见月经不调，苔薄腻，脉滑。用海藻玉壶汤加减。常用药物有海藻、昆布、夏枯草、海蛤壳、海浮石、生牡蛎、半夏、贝母、黄药子、山慈姑、白芥子等。

（4）清热化痰。颈部肿胀疼痛，伴有发热、舌红、苔黄、脉弦数。多属痰火郁结，用柴胡清肝汤加减。常用药物有柴胡、夏枯草、栀子、象贝母、青皮、黄芩、海蛤粉、瓜蒌仁、天花粉、连翘等。

（5）调摄冲任。气瘿漫肿，面色无华，腰酸肢冷，月经量少色淡，甚或闭经；舌淡，苔白，脉沉细。多属冲任不调、肾阳虚衰，用右归饮加减。常用药物有熟地、仙茅、淫羊藿、杜仲、枸杞、山萸肉、菟丝子、肉桂、附子等。

二、各论

（一）气瘿

气瘿是瘿病的一种，因其患部肿块柔软无痛，可随喜怒而消长，故称为气瘿。俗称“大脖子”病。见于《诸病源候论》：“气瘿之状，颈下皮宽，内结突起，膇膇然亦渐大，结痂致也。”常见于离海较远的高原地区，尤其云贵高原和陕西、山西、宁夏等地区居民多见。相当于西医的单纯性甲状腺肿及部分地方性甲状腺肿。

《诸病源候论》谓：“瘿者，由忧恚气结所生，亦曰饮沙水，沙随气入于脉，搏颈下而成之。”说明本病的原因是：一为忧恚，二为水土。主要由于忧恚情志内伤，以致肝脾气逆，脏腑失和而生。其与生活地区和所饮水质有关，亦每因动气而增患。故《诸病源候论》说：“诸山水黑土中出泉流者，不可久居，常食令人作瘿病，动气增患。”总之，外因是平素饮水或食物中含碘不足；内因为情志不畅，忧怒无节，气化失调，升降障碍，营运阻塞。此外，产后肾气亏虚，外邪乘虚侵入，亦能引起本病。西医学认为本病的病因可分为三类：①甲状腺激素原料（碘）的缺乏。②甲状腺激素需要量的激增。③甲状腺激素生物合成和分泌的障碍。

1. 诊断

（1）临床表现。女性发病率较男性略高。一般多发生在青春期，在流行地区亦常见于入学年龄的儿童。

初起时无明显不适感，甲状腺呈弥漫性肿大，腺体表面较平坦，质软不痛，皮色如常，腺体随吞咽动作而上下移动。如肿块进行性增大，可呈下垂，自觉沉重感，可压迫气管、食管、血管、神经等而引起各种症状：

①压迫气管，比较常见。自一侧压迫，可使气管向他侧移位或弯曲气管变为扁平，由于气管内腔变窄，可致呼吸发生困难。

②压迫食管，可引起吞咽不适感，但不会引起梗阻症状。

③压迫颈深部大静脉，可引起头颈部的血液回流受阻，出现颈部和胸前表浅静脉的明显扩张。

④压迫喉返神经，可引起声带麻痹，患者发音嘶哑。

（2）辅助检查。超声波探测可显示：对称，均匀性甲状腺增大，规则，或有囊肿。

2. 鉴别诊断

肉瘿。甲状腺肿块多呈球状，边界清楚，质地柔韧。

瘿痈。有急性发病史；甲状腺肿痛，质地较硬，伴发热、吞咽疼痛等全身症状。

一般采用内治法，以疏肝解郁、化痰软坚为主。

（1）辨证论治。

肝郁气滞证。

证候：颈部弥漫性肿大，边缘不清，随喜怒消长，皮色如常，质软无压痛，肿块随吞咽动作上下移动；伴急躁易怒，善太息；舌质淡红，苔薄，脉沉弦。

治法：疏肝解郁，化痰软坚。

方药：四海舒郁丸加减。怀孕期或哺乳期，加菟丝子、首乌、补骨脂。

（2）其他疗法。

①单味药：本病主要因摄碘不足而引起，故常服含碘的食物即可预防、治疗本病。如海带 50 g，水煎服，每日 1 次；黄药子 15 g，水煎，每日 2 次，每次 150 mL 口服等。

②针刺：取主穴曲池、阿是穴，配穴天突。肿大的甲状腺两侧选出对称点，即阿是穴，针刺1～1.5寸，有针感后退针，再刺曲池，隔日1次，15次为1个疗程。也可用耳针，取肾上腺、内分泌区，每日1次，15次为1个疗程。

③手术：巨大气瘿，临床压迫症状明显者，应施行手术治疗。

3. 预防与调护

（1）在流行地区内，除改善水源外，应以碘化食盐（即每千克食盐中加入5～10 mg碘化钾）煮菜，作为集体性预防，服用至青春发育期过后。

（2）经常用海带或其他海产植物佐餐，尤其在怀孕期和哺乳期。

（3）平时保持心情舒畅，勿郁怒动气。

（二）肉瘿

肉瘿是瘿病中较常见的一种，其临床特点是颈前喉结一侧或两侧结块，柔韧而圆，如肉之团，随吞咽动作而上下移动，发展缓慢。好发于青年女性及中年人。相当于西医的甲状腺腺瘤或囊肿，属甲状腺的良性肿瘤。

1. 病因病机

由于忧思郁怒，气滞、痰浊、瘀血凝结而成。情志抑郁，肝失条达，气滞血瘀；或忧思郁怒，肝旺侮土，脾失运化，痰湿内蕴。气滞、湿痰、瘀血随经络而行，留注于结喉，聚而成形，乃成肉瘿。

2. 诊断

（1）临床表现。患者年龄多在30～40岁，以女性占多数。在结喉正中一侧或双侧有单个肿块，呈半圆形，表面光滑，可随吞咽动作上下移动，按之不痛，生长缓慢，一般无明显全身症状。有些患者可发生肿物突然增大，并出现局部疼痛，是因腺瘤囊内出血所致。巨大肉瘿可压迫气管移位，但很少发生呼吸困难和声带麻痹。部分患者可伴有急躁、心悸、易汗、脉数、月经不调、手部震颤等；或出现能食善饥、体重减轻、形体消瘦、神疲乏力、脱发、便溏等甲状腺功能亢进征象。少数患者可发生癌变。

（2）辅助检查。超声波探测显示甲状腺内有实质性肿块，或有液性暗区。同位素碘扫描多显示温结节。

3. 鉴别诊断

（1）甲状舌骨囊肿。肿块位于颈部正中，位置较低，常在胸锁关节上方；一般不随吞咽动作上下移动，但随伸舌动作上下移动。

（2）瘿痈。急性发病，颈部弥漫性肿大，色红灼热，自觉疼痛，肿块边界不清，有触痛；发病前多有上呼吸道感染病史。

4. 治疗

一般多采用内治法，以理气解郁、化痰软坚为主。必要时可手术治疗。

（1）辨证论治。

①内治。

A. 气滞痰凝证。

证候：颈部肿块，随吞咽上下移动，伴烦躁或郁怒，舌淡、苔腻、脉弦或滑。

治法：理气解郁，化痰软坚。

方药：逍遥散合海藻玉壶汤加减。

B. 气阴两虚证。

证候：颈部肿块柔韧，随吞咽动作上下移动；常伴有急躁易怒、汗出心悸、失眠多梦、消谷善饥、形体消瘦、月经不调、手部震颤等；舌红，苔薄，脉弦。

治法：益气养阴，软坚散结。

方药：生脉散合海藻玉壶汤加减。

②外治。

阳和解凝膏掺黑退消或桂麝散外敷。

（2）其他疗法。

①针刺：取定喘穴，隔日针刺 1 次。

②手术：多发结节的肉瘿，内服药治疗 3 个月而症状无改善者，或伴有甲状腺功能亢进者进行手术治疗。

5. 预防与调护

（1）保持心情舒畅，避免忧思郁怒。

（2）手术时注意伤口出血，预防喉痉挛发生。

（三）瘿痈

瘿痈是瘿病中一种急性或亚急性炎症性疾患。其特点是结喉两侧结块，色红灼热，疼痛肿胀，甚而化脓，常伴有发热、头痛等症状。相当于西医的急性或亚急性甲状腺炎。

1. 病因病机

多因风温、风火客于肺胃，内有肝郁胃热，积热上壅，挟痰蕴结，以致气血凝滞，郁而化热而成瘿痈。

2. 诊断

（1）临床表现。发病前多有感冒、咽痛等病史。颈部肿胀多突然发生，局部焮红灼热，按之疼痛，其痛可牵引至耳后枕部，活动或吞咽时加重，伴发热、畏寒等。严重者可有声嘶、气促、吞咽困难。少数病人可出现寒战、高热，局部胀痛、跳痛而化脓，成脓后可出现波动感。

（2）辅助检查。急性期白细胞总数及中性粒细胞比例增高，血沉加快，免疫球蛋白可升高。甲状腺超声波探测有助于诊断。

3. 鉴别诊断

（1）颈痈。发病在颈部两侧，皮色渐红，肿痛灼热，易脓易溃。

（2）锁喉痈。急性发病，颈部红肿绕喉，甚则呼吸困难，汤水难下，全身症状较严重。

4. 治疗

（1）本病以内治为主，宜疏肝清热、化痰散结。

①风热痰凝证。

证候：局部结块，疼痛明显；伴恶寒发热、头痛、口渴、咽干；苔薄黄，脉浮数或滑数。

治法：疏风清热化痰。

方药：牛蒡解肌汤加减。

②气滞痰凝证。

证候：肿块坚实，轻度作胀，重按才感疼痛，其痛牵引耳后枕部，或有喉间梗塞感，痰多；一般无全身症状；苔黄腻，脉弦滑。

治法：疏肝理气，化痰散结。

方药：柴胡舒肝汤加减。

（2）外治。

①初期宜用箍围药，如金黄散、四黄散、双柏散，水或蜜调制外敷，每日1～2次。

②若成脓宜切开排脓，八二丹药线引流；脓尽后外用生肌散，促进疮口愈合。

（3）其他疗法。

对高热和中毒症状严重者，应配合抗生素，并适当补充液体。

5. 预防与调护

（1）加强体育锻炼，增强机体抵抗力，减少上呼吸道感染的发生。

（2）保持心情舒畅，少食辛辣之物。

（3）病重者宜卧床休息，注意保持呼吸道通畅。

（四）石瘿

瘿病坚硬如石不可移动者，称为石瘿。其特点是结喉两侧结块，坚硬如石，高低不平，推之不移。故《三因方》说："坚硬不可移者，名曰石瘿。"

好发于40岁以上的中年人。相当于西医的甲状腺癌。

1. 病因病机

由于情志内伤，肝脾气逆，痰湿内生，气滞则血瘀，瘀血与痰湿凝结，上逆于颈部而成。亦有由肉瘿日久转化而来。

2. 诊断

（1）临床表现。多见于40岁以上的患者，女性多于男性，或既往有肉瘿病史，颈前多年存在的肿块生长迅速，质地坚硬如石，表面凹凸不平，推之不移，并可出现吞咽时移动受限。可伴有疼痛，若颈丛神经浅支受侵，则耳、枕、肩部剧痛。若肿块压迫，引起喉头移位或侵犯喉部神经时，可引起呼吸、吞咽困难，甚或发生声音嘶哑。若侵蚀气管造成溃疡时，可有咯血。

（2）辅助检查。甲状腺同位素碘扫描多显示为凉结节（或冷结节），必要时可行穿刺活检。还可进行B型超声、CT检查。

3. 鉴别诊断

肉瘿。甲状腺肿物呈圆形或卵圆形，边界清楚，表面光滑，随吞咽动作而上下移动。

4. 治疗

（1）石瘿为恶性肿瘤，一旦确诊，宜早期手术切除。

证候：颈部结块迅速增大，坚硬如石，高低不平，推之不移；但全身症状尚不明显；舌暗红，苔薄黄，脉弦。

治法：解郁化痰，活血消坚。

方药：海藻玉壶汤合桃红四物汤加白花蛇舌草、三棱、莪术等。

（2）瘀热伤阴证。

证候：石瘿晚期，或溃破流血水，或颈部他处发现转移性结块，或声音嘶哑、形倦体瘦、舌紫暗，或见瘀斑，脉沉涩。

石瘿一旦确诊后，宜早期手术切除，以求根治。但未分化癌不宜手术切除，手术可加速癌细胞的血行扩散，治疗以放射疗法为主。

5. 预防与调护

（1）肉瘿患者久治不愈，或结节迅速增大变硬，宜及早手术切除。

（2）保持心情舒畅，树立战胜疾病的信心。

第二节　皮肤及性传播疾病

皮肤由表皮、真皮和皮下组织组成。发生于人体皮肤、黏膜及皮肤附属器的疾病统称为皮肤病。性传播疾病是指通过性接触、类似性行为及间接接触所感染的一组传染性疾病，简称为“性病”，过去又称为“花柳病”。

皮肤病的病种很多，目前已认识的有 1 500 多种，常见病亦达 200 ~ 300 种，为中医外科学的重要组成部分。过去称梅毒、淋病、软下疳、性病性淋巴肉芽肿及腹股沟肉芽肿为“经典性病”。1975 年世界卫生组织（WHO）正式决定使用性传播疾病（STD）来代替旧名，病种增加了非淋菌性尿道炎、生殖器疱疹、艾滋病（AIDS）、尖锐湿疣等 20 多个病种。本节选入临床常见病种 30 个，涉及多种类型。

一、病因病机

皮肤病的病因病机虽然复杂，但归纳起来不外乎内因、外因两类。外因主要是风、湿、热、虫、毒；内因主要是七情内伤、饮食劳倦和肝肾亏损。其病机主要因气血不和、脏腑失调、邪毒结聚而致生风、生湿、化燥、致虚、致瘀、化热、伤阴等。性传播疾病主要由性接触染毒致病，属特殊病种，其病因病机分述于各病中。

（一）风

很多皮肤病都与风邪有着密切关系。风邪可以单独直接致病，也可以与他邪合而致病。当人体腠理不密、卫气不固时，风邪乘虚入侵，阻于皮肤，邪毒结聚，内不得疏通，外不得表解，使营卫不和，气血运行失常，肌肤失于濡养，则可致生皮肤病。风邪所致皮肤病，其病变多具有发生迅速，骤起骤消，游走不定，泛发全身或多发头面，皮肤干燥、脱屑、瘙痒等特点。常见皮损有风团、丘疹、疣目、脱屑等。若皮损色白，遇寒易发，苔薄白，脉浮紧者为风寒；皮损色红，遇热易发，苔薄黄，脉浮数者为风热。

（二）湿

皮肤病以外湿居多，但有时外湿与内湿相合致病。湿邪侵入肌肤，郁结不散，与气血相搏，多发生疱疹、瘙痒、渗液、糜烂等。湿邪所致的皮肤病，其皮肤损害为水疱，或为多形性，或皮肤糜烂，常患病于下部，或浸淫四窜，滋水淋漓，病程缠绵，难以速愈。若与内湿相合，则常伴有胸闷，纳差，肢体沉重，苔白腻，脉濡缓等症状；若湿邪与寒邪相合，则伴有四肢乏力，一身肌肉疼痛，四肢受凉则肢端发冷、苍白或紫暗，苔薄白，脉迟缓等症状。

（三）热

热为阳邪，热为火之渐，热微则痒；火为热之甚，热盛则痛。外感热邪，或脏腑实热，蕴郁肌肤，不得外泄，熏蒸肌表，均可发生皮肤病。火、热同属阳邪，只是轻重的区别，火热之邪性喜炎上，发病暴速，蔓延也快，故热邪致病多发于人体上部，化火则易灼伤营血；热盛则灼烁肌肤而红热灼痛，常伴身热、口渴、便秘、尿赤、苔黄、脉数等症状。

（四）虫

由虫致生的皮肤病多种多样，虫不同则皮损也不相同：一为皮肤中寄生虫直接致病，如疥虫引起的疥疮，真菌则可引起手癣、脚癣、体癣、甲癣等病；二为由昆虫的毒素侵入或过敏引起的皮肤病，如蚊虫、臭虫、蠓虫、虱子叮咬所致的损伤和虫咬皮炎。此外，尚可由肠道寄生虫过敏及禽类寄生虫毒、桑毛虫毒、松毛虫毒等引起的皮肤病在临床中均较常见。中医文献中对部分皮肤病认为是虫蚀所致，尤其是《诸病源候论》中所载因虫所致11种皮肤病，谈及有虫者约占10种。由于古代条件所限，将真菌所致皮肤病也归为虫蚀为患，或以虫来形容皮肤病的瘙痒，如“痒如虫行”，而皮损中实非有虫，应予以区别。由虫引起的皮肤病，其症状是皮肤瘙痒甚剧，有的表现为糜烂，有的能互相传染，有的可伴局部虫斑，脘腹疼痛，大便中可查到虫卵等。

（五）毒

由毒邪引起的皮肤病可分为食毒、药物毒、虫毒、漆毒等，其病机不外乎中毒或禀赋不耐对某物质过敏而成。由毒邪引发的皮肤病，发病前有食“毒”物史或曾内服某种药物，或接触某种物质，或有毒虫叮咬史，需经过一定的潜伏期后方发病。其症状是皮损灼红、肿胀、丘疹、水疱、风团、糜烂等多种形态，或痒或痛，轻症则局限一处，重症则泛发全身。停止上述毒邪来源后，其病来势急而去也快。有病情严重者，皮肤暴肿，起大疱，破流滋水，皮肤层层剥脱，甚至危及生命，不可忽视。

（六）血瘀

血瘀为皮肤病重要的病因病机，凡外感六淫、内伤七情，均可导致气机不畅。气为血帅，血随气行，气滞则血凝，血凝久则成瘀。血瘀证候多见于慢性皮肤病，其特点如：皮损色黯、紫红、青紫；或出现肌肤甲错、色素沉着、瘀斑、肥厚、结节、肿块、瘢痕，古紫或有瘀点，脉弦涩等。

（七）血虚风燥

血虚风燥亦为皮肤病的重要病机。多种慢性皮肤病因长期皮肤瘙痒，寝食难安，脾虚食减，脾胃失其健运，阴血失其化源，以致血虚生风化燥；或风湿郁久，郁而化热化火，伤其阴血，阴血亏虚，导致血虚风燥；或本虚病久导致血虚风燥。由于血虚则不能濡养肌肤，肤失濡润，血虚生风化燥，风邪逗留肌肤，可引起皮肤干燥、脱屑、瘙痒、粗糙等情况。血虚风燥临床症状表现为病期较长，皮损干燥、肥厚、粗糙、脱屑、瘙痒，伴有头晕目眩、面色苍白、苔薄、脉濡等。血虚风燥常见于牛皮癣、白疤、慢性湿疮、风瘙痒、鱼鳞病等慢性皮肤病。

（八）肝肾不足

脏腑失调是皮肤病重要的病因病机，其中以肝肾不足为多见。肝藏血，开窍于目，在体为筋，其华在爪，其色属青；肾藏精，为先天之本，为生殖发育之源，开窍于耳，其荣在发，其色黑。肝血虚，爪甲失养，则指甲肥厚干燥变脆；肝虚血燥，筋气失荣，则生疣目；肝经火郁血滞，可致血痣。肾精不充，发失其养，则毛发干枯易脱；肾虚，本色上泛，则面生黧黑斑。因肝肾不足所致生的皮肤病，其特点是：大多呈慢性过程，其皮损干燥、肥厚粗糙、脱屑或伴毛发枯槁，脱发，色素沉着，指甲受损，或伴生疣目、血痣等；且其皮肤病的发生、发展常同患者的生长、发育、妊娠、月经等有关。并伴有全身症状，如兼见头晕目眩，耳鸣，面部烘热，腰膝酸软，失眠多梦，遗精，舌红少津，苔少或光剥，脉弦细等，为肝肾阴虚；如兼见面色淡白，畏寒怕冷，四肢不温，腰膝酸软，头昏耳鸣，阳痿，舌苔白，舌体胖，边有齿痕，脉沉细等，为肾阳不足。

二、辨证

皮肤病在发病过程中，往往不是单一原因所引起的，常为两个或两个以上的病因共同作用下形成，故皮肤病的辨证，首先是对病情进行周密的调查，运用四诊八纲的辨证方法收集资料，然后经过综合归纳，比较分析，区别真假现象，认识疾病本质，才能作出正确的结论。

（一）辨皮肤病的常见症状

皮肤病在发病过程中，可产生一系列的自觉症状和他觉症状，是皮肤病辨证的主要依据，亦是诊断皮肤病的重要依据。

1. 自觉症状

皮肤病的自觉症状取决于皮肤病的性质、病情轻重以及患者个体的差异等。最常见的症状是瘙痒，其次是疼痛，此外尚有灼热、麻木、蚁走感等。

（1）瘙痒。可由多种因素引起，但着重在“风”邪的辨证。一般急性皮肤病的瘙痒多由外风所致，故其有症状流窜不定、泛发而起病迅速的特点，可有风寒、风热、风湿热的不同。风寒所致瘙痒，遇寒加重而皮疹色白，兼畏寒、脉浮紧等；风热所致瘙痒，皮疹色红，遇热加重，可有恶风、口渴、脉浮数等；风湿热所致瘙痒，抓破有渗液或起水疱或起苔藓等。此外，营血有热所致瘙痒，皮损色红灼热，见丘疹、红斑、风团，瘙痒剧烈，抓破出血，并有心烦不安，舌红绛，脉细数等。

慢性皮肤病的瘙痒原因复杂，寒、湿、痰、瘀、虫淫、血虚风燥等因素均可致瘙痒。寒证瘙痒除因寒邪外袭外，尚可由脾肾阳虚生内寒而致瘙痒，兼见形寒肢冷、腹胀、大便溏稀、腰膝酸痛等症状，皮疹色红发热症状不明显，或呈寒性结节、溃疡等；湿热所致痒可表现为慢性湿疮，少量流滋或出现水疱；瘀血所致瘙痒可见紫斑、色素沉着等；瘀血夹湿所致瘙痒剧烈，皮损结节坚硬，顽固难愈；痰邪所致瘙痒则常呈结节；血虚风燥所致瘙痒常有血痂或糠秕样脱屑，皮肤干裂，苔藓样变等；虫淫所致瘙痒，痒如虫行或蚁走，阵阵奇痒难忍，且多具传染性。

（2）疼痛。皮肤病有疼痛症状者不多，一般多由寒邪或热邪或痰凝血瘀，阻滞经络不通所致，“通则不痛，痛则不通”。寒证疼痛表现为局部青紫，疼痛遇寒加剧，得温则缓；热证疼痛有红肿、发热与疼痛性皮损；痰凝血瘀疼痛可有痰核结节或瘀斑、青紫，疼痛位置多固定不移。此外，在有些较重的皮肤病后期或年老体弱、气血虚衰的蛇串疮患者，虽皮肤损害已愈，但后遗疼痛，且较剧烈，属虚证兼气滞血瘀疼痛。

（3）灼热感、蚁走感、麻木感。为皮肤病较特殊的局部自觉症状。灼热感为热邪蕴结或火邪炽盛，炙灼肌肤的自觉感受，常见于急性皮肤病。蚁走感与瘙痒感颇为近似，但程度较轻，由虫淫为患或气血失和所致。麻木感常见于一些特殊的皮肤病如麻风病的皮损，有的慢性皮肤病后期也偶见麻木的症状，一般认为麻木为血虚或湿痰瘀血阻络，导致经脉失养，或气血凝滞，经络不通所致。

2. 他觉症状

皮肤病的他觉症状，表现在患部的皮肤损害最具诊断意义。皮肤损害也称皮疹，可发于皮肤及黏膜，病变常有一定的形态，它们都是由一些基本损害所构成，掌握这些基本损害的特点，对皮肤病诊断、辨证治疗都很重要。

（1）原发性皮损。原发性皮损是皮肤病在其病变过程中，直接发生及初次出现的皮损，有斑疹、丘疹、风团、结节、疱疹、脓疱等。

①斑疹。斑疹为局限性皮肤明显的颜色变化，不隆起，也不凹陷。面积大而成片的称斑片。分为红斑、色素沉着斑、色素减退斑。红斑：压之褪色者多属血热；压之不褪色者除血热外，尚兼血瘀；红斑稀疏者为热轻，密集者为热重，红而带紫为热毒炽盛；红斑常见于丹毒、药毒等皮肤病。色素沉着斑，如黄褐斑，是肝肾不足、气血淤滞所致。色素减退斑，多由气血凝滞或血虚风邪所致，最常见者为白驳风。

②丘疹。丘疹为高出皮面的实性丘形小粒，直径一般小于 0.5 cm，多为风热、血热所致。丘疹数目多少不一，有散在分布的，也有的互相融合而成扁平隆起的片状损害，称斑块。丘疹顶端扁平的称扁平丘疹，常见于牛皮癣、接

触性皮炎、湿疮等。

介于斑疹与丘疹之间，稍有隆起的皮损称斑丘疹。丘疹顶部有较小水疱或脓疱时，称丘疱疹或丘脓疱疹。

③风团。风团为皮肤上局限性水肿隆起，常突然发生，迅速消退，不留任何痕迹，发作时伴有剧痒。有红色与白色之分，红色者为风热所致，白色者为风寒所致。常见于瘾疹。

④结节。结节为大小不一、境界清楚的实质性损害，质较硬，深在皮下或高出皮面，多由气血凝滞所致，常见于结节性红斑等病。

⑤疱疹。疱疹为内有腔隙、含有液体、高出皮面的损害。水疱内含有血样液体者称血疱。水疱为白色，血疱为红色或紫红色。疱疹的疱壁一般较薄易破，破后形成糜烂，干燥后结痂脱屑。疱疹常发于红斑之上，多属湿热或热毒所致，常见于湿疮、接触性皮炎、虫咬皮炎等。

⑥脓疱。脓疱疱内含有脓液，其色呈浑浊或为黄色，周围常有红晕，疱破后形成糜烂，溢出脓液，结脓痂。多因湿热或热毒炽盛所致，常见于脓疱疮等。

（2）继发性皮损。继发性皮损是原发性皮损经过搔抓、感染、治疗处理和在损害修复过程中演变而成，有鳞屑、糜烂、溃疡、痂、抓痕、皲裂、苔藓样变、疤痕、色素沉着、皮肤萎缩。

①鳞屑。鳞屑为表皮角质层的脱落，大小、厚薄不一，小的呈糠秕状，大的为直径数厘米或更大的片状。急性病后见之，多为余热未清；慢性病见之，多由血虚生风、生燥，皮肤失其濡养所致。

②糜烂。糜烂为局限性的表皮缺损，系由疱疹、脓疱的破裂，痂皮的脱落等露出的红色湿润，多属湿热为患。糜烂因损害较浅，愈合较快，且不留疤痕。

③溃疡。溃疡为皮肤或黏膜深层真皮或皮下组织的局限性缺损。溃疡大小不一，疡面有脓液、浆液或血液，基底可有坏死组织。多为热盛肉腐而成，常见于疮疖、外伤染毒等溃烂后形成，愈后留有瘢痕。

④痂。皮肤损害处的渗液、滋水、渗血或脓液与脱落组织及药物等混合干燥后形成痂。脓痂为热毒未清；血痂为血热络伤，血溢所结；滋痂为湿热所致。

⑤抓痕。由搔抓将表皮抓破、擦伤而形成的线状损害，表面结成血痂，皮肤瘙痒，多由风盛或内热所致。

⑥皲裂。皲裂为皮肤上的线形坼裂，多由血虚风燥所致。常见于脚癣皮损角化增厚者等。

⑦苔藓样变。苔藓样变为皮肤增厚、粗糙、皮纹加宽、增深、干燥、局限性边界清楚的大片或小片损害，常为一些慢性瘙痒性皮肤病的主要表现，多由血虚风燥、肌肤失养所致。

⑧色素沉着。色素沉着为皮肤中色素增加所致，多呈褐色、暗褐色或黑褐色。色素沉着有的属原发性皮损如黄褐斑、黑变病等，多由肝火、肾虚引起；有的属继发性皮损，如一些慢性皮肤病之后期局部皮肤色素沉着，多因气血失和所致。

（二）辨皮肤病的性质

按照临床表现来分，皮肤病的性质主要分为急性、慢性两大类，急性者大多为实证，慢性者以虚证为主。

1. 急性的皮肤病

大多发病急骤，皮损表现为红、热、丘疹、疱疹、脓疱、糜烂等，伴有渗液或脓液。发病原因大多为风、湿、热、虫、毒，以实证为主。其与内脏关系中，一般与肺、脾、心三脏的关系最为密切，《内经》指出："诸痛痒疮，皆属于心。"因心主热，火之化，热甚则疮痛，热微则疮痒。《诸病源候论》说："肺主气，候于皮毛；脾主肌肉。气虚则肤腠开，为风湿所乘；内热则脾气温，脾气温则肌肉生热也。湿热相搏，故头面身体皆生疮也。"

2. 慢性的皮肤病

大多发病缓慢，皮损表现为苔藓样变、色素沉着、皲裂、鳞屑等，或伴有脱发、指（趾）甲变化。发病原因大多为血瘀或营血不足，肝肾亏损，冲任不调，以虚证为主。其与内脏关系中，一般与肝、肾两脏关系最为密切，肝主藏血，血虚则生风生燥，肤失濡养而为病；肾主藏精，黑色属肾，发为肾之所华，肾精不足则可产生皮肤的色素改变以及脱发等病。

三、治法

依据皮肤病发生的病因病机、皮损特点、患者体质、病情轻重，采用辨证论治、内外合治的原则进行治疗，以期达到早日康复的目的。但皮肤病是人体全身性疾病在皮肤上的表现，许多全身性疾病可反映在皮肤上；而皮肤上的局部刺激也可引起全身性病变。因此，中医治疗皮肤病主张"治外必本诸内"，局部与整体并重。治疗方法分内治、外治两大类，在临床应用时，必须根据患者的体质情况以及不同的致病因素和皮损形态，然后拟定内治和外治的法则。

（一）内治

1. 解表法

（1）疏风清热。用于风热证。方选银翘散、桑菊饮、消风散。常用药物如荆芥、防风、蝉衣、牛蒡子、银花、连翘、桑叶、菊花、黄芩、生地、栀子等。

（2）疏风散寒。用于风寒证。方选麻黄汤、麻黄桂枝各半汤等。常用药物如麻黄、桂枝、羌活、防风等。

（3）祛风胜湿。用于风湿证。方选独活寄生汤。常用药物如细辛、防风、独活、桑寄生、秦艽、茯苓等。

（4）祛风潜镇。用于风邪久羁证、顽癣类皮肤病。常用药物如乌梢蛇、蝉衣、僵蚕、全蝎等，用于血虚肝旺证或疣类皮肤病；或由皮肤病所引起的神经痛，方选天麻钩藤饮。常用药物如牡蛎、磁石、珍珠母、石决明、钩藤、白芍等。

2. 清热法

（1）清热解毒。用于实热证。方选五味消毒饮、黄连解毒汤。常用药物如金银花、蒲公英、连翘、黄连、黄芩、栀子、黄檗、板蓝根等。

（2）清热凉血。用于血热证。方选犀角地黄汤、化斑解毒汤。常用药物如山栀、赤芍、丹皮、槐花、鲜生地、紫草等。

3. 祛湿法

（1）清热利湿。用于湿热证和暑湿证。方选茵陈蒿汤、龙胆泻肝汤、萆薢渗湿汤。常用药物如茵陈、车前草、山栀、萆薢、生薏苡仁、滑石等。

（2）健脾化湿。用于脾湿证。方选除湿胃苓汤等。常用药物如苍术、厚朴、陈皮、生薏苡仁、藿香、佩兰等。

（3）滋阴除湿。用于阴虚挟湿证。方选滋阴除湿汤。常用药物如生地、当归、玄参、茯苓、泽泻、黄檗等。

4. 润燥法

（1）养血润燥。用于血虚风燥证。方选四物汤、当归饮子等。常用药物如熟地、当归、川芎、白芍、女贞子、何首乌、胡麻仁等。

（2）凉血润燥。用于血热风燥证。方选凉血消风散等。常用药物如生地、丹皮、当归、丹参、槐花、白茅根、紫草、生石膏等。

5. 活血法

（1）理气活血。用于气滞血瘀证。方选桃红四物汤、通络活血方等。常用药物如归尾、赤芍、桃仁、红花、香附、青皮等。

（2）活血化瘀。用于瘀血凝结证。方选通窍活血汤、血府逐瘀汤等。常用药物如桃仁、红花、牛膝、水蛭等。

6. 温通法

（1）温阳通络。用于寒湿阻络证。方选当归四逆汤、独活寄生汤等。常用药物如麻黄、桂枝、羌活、独活、制川乌、红花、细辛、牛膝等。

（2）通络除痹。用于寒凝皮痹证。方选阳和汤、独活寄生汤等。常用药物如麻黄、肉桂、干姜、白芥子、独活、鹿角胶等。

7. 软坚法

（1）消痰软坚。用于痰核证。方选海藻玉壶汤。常用药物如半夏、贝母、陈皮、青皮、海藻、昆布等。

（2）活血软坚。用于淤阻结块证。方选活血散瘀汤加减。常用药物如当归、川芎、赤芍、桃仁、三棱、莪术等。

8. 补肾法

（1）滋阴降火。用于阴虚内热证或肝肾阴虚证。方选知柏地黄汤、大补阴丸。常用药物如生地、玄参、麦冬、山萸肉、龟板、女贞子、旱莲草、知母、黄柏等。

（2）温补肾阳。用于脾肾阳虚证。方选肾气丸、右归丸。常用药物如肉桂、附子、枸杞子、菟丝子、巴戟天、仙茅、淫羊藿等。

（二）外治

皮肤病的病变部位多在皮肤或黏膜，采用各种外治法可以减轻患者的自觉症状，并使皮损迅速消退；有些皮肤病单用外治即可达到治疗目的。因此，外治法在皮肤病治疗中十分重要。在使用外治法时，同一皮肤病若皮损情况不同，外治方药也不同；不同性质的皮肤病，若皮损表现相同，处理则可以相仿。掌握了外治的一些基本原则，临床中就可灵活运用。皮肤病外治可分药物外治和非药物外治，本节重点论述药物外治疗法。

1. 外用药物的剂型

（1）溶液。具有清洁、止痒、消肿、收敛、清热解毒的作用。适用于急性皮肤病，渗出较多或脓性分泌物多的皮损，或伴轻度痂皮性损害。是将单味药或复方加水煎熬至一定浓度，滤药渣所得的溶液。可用于浸渍（湿敷）和熏洗。常用药物如苦参、黄檗、马齿苋、生地榆、野菊花、蒲公英、甘草等煎出液；或10%黄檗溶液、生理盐水等。溶液剂用于湿敷，是治疗皮肤病常用的方法，适用于急性红肿渗出糜烂的皮损，或浅表溃疡。使用时将5～6层消毒纱布置于药液中浸透，稍挤拧至不滴水为度，敷于患处，一般每1～2 h换1次即可；如渗液不多，可4～5 h换1次。

（2）粉剂（又名散剂）。具有保护、吸收、蒸发、干燥、止痒的作用。适用于无渗液性的急性或亚急性的皮炎类皮肤病。是将单味药或复方研成极细粉末的制剂。常用药物如青黛散、六一散、九一丹、滑石粉、止痒扑粉等。用法为每天3～5次扑患处。

（3）洗剂（又名混悬剂、悬垂剂）。有清凉止痒、保护、干燥、消斑解毒之功。适应证同粉剂，是水和粉剂混合在一起的制剂。久置后一些不溶于水的药粉沉淀于水底，使用时需振荡摇匀。常用药物如三黄洗剂、炉甘石洗剂、颠倒散洗剂、痤疮洗剂等。如止痒可加1%薄荷脑、樟脑、冰片等；杀菌可加10%九一丹或5%～10%硫黄。凡小儿面部皮损广泛及冬天最好不用薄荷脑、樟脑等。

（4）酊剂。具有收敛散风、杀菌、止痒的作用。适用于脚湿气、鹅掌风、体癣、牛皮癣（神经性皮炎）等，是将药物浸泡于75%乙醇或白酒中，密封7～30 d后滤过即成的酒浸剂（也有用醋浸泡的醋剂）。常用药物如复方土槿皮酊、1号癣药水等。用法为用棉棒蘸药液，直接外涂皮损区，每天1～3次。凡急性炎症性皮肤病破皮糜烂者以及头面、会阴部皮肤薄嫩处禁用，用后易引起皮肤烧灼及剧痛。

（5）油剂。具有润泽保护、解毒收敛、止痒生肌的作用。适用于亚急性皮肤病中有糜烂、渗出、鳞屑、脓疱、溃疡的皮损。包括将药物放在植物油中煎炸的油剂和用植物油或药油与药粉调和成糊状的油调剂。常用药物如蛋黄油、紫草油、青黛散油、三石散油等。常用的植物油为麻油、菜子油、花生油、茶油等。以麻油最佳，有清凉润肤之功。用法为每天外搽2～3次。

（6）软膏。具有保护、润滑、杀菌、止痒、去痂的作用。适用于一切慢性皮肤病具有结痂、皲裂、苔藓样变等皮损。是将药物研成细末，用凡士林、羊毛脂、猪脂或蜂蜜、蜂蜡等作为基质调成的均匀、细腻、半固体状的剂型。常用药物如青黛膏、疯油膏、5%硫黄软膏等。用法为每天外搽2～3次，或涂于纱布上敷贴于患部再加包扎，去痂时宜涂得厚些。用于皲裂、苔藓样变皮损时，如加用热烘疗法效果更好。凡滋水较多、糜烂较重的皮损，不宜外涂或敷贴软膏。

2. 外用药物使用原则

皮肤病的外用药物使用原则要根据皮肤损害的表现来选择适当的剂型和药物。

（1）根据病情阶段用药。皮肤炎症在急性阶段，若仅有红斑、丘疹、水疱而无渗液，宜用洗剂、粉剂、乳剂；若有大量渗液或明显红肿，则用溶液湿敷为宜。皮肤炎症在亚急性阶段，渗液与糜烂很少，红肿减轻，有鳞屑和结痂，则用油剂为宜。皮肤炎症在慢性阶段，有浸润肥厚、角化过度时，则用软膏为主。

（2）注意控制感染。有感染时先用清热解毒、抗感染制剂控制感染，然后再针对原来皮损选用药物。

(3) 用药宜先温和后强烈。先用性质比较温和的药物，尤其是儿童或女性患者不宜采用刺激性强、浓度高的药物。面部、阴部皮肤慎用刺激性强的药物。

(4) 用药浓度宜先低后浓。先用低浓度制剂，根据病情需要再提高浓度。一般急性皮肤病用药宜温和安抚，顽固性慢性皮损可用刺激性较强和浓度较高的药物。

(5) 随时注意药敏反应。一旦出现过敏现象，应立即停用，并给予及时处理。

(6) 外用软膏时需注意。外涂软膏在第二次涂药时，需用棉花蘸上各种植物油或石蜡油轻轻揩去上一次所涂的药膏，然后再涂药膏，切不可用汽油或肥皂、热水擦洗。

（三）针刺

针刺治疗皮肤病有很好的应用前景，范围较广泛，容易推广和研究。

体针与耳针有止痒、止痛、镇静、安眠、消炎、促进毛发生长、调节血管舒缩和内分泌紊乱等作用。常用穴位如体针：上肢取穴曲池、列缺、合谷；下肢取血海、阴陵泉、三阴交；躯干取穴肺俞、心俞、膈俞、脾俞。耳针：取穴肺、皮质下、神门、肾上腺、交感等穴，或取病变相应的部位。其手法为：体针可提插重刺激，留针 15～20 min，每日 1 次；耳针可捻转后留针 20 min，每日 1 次。适用于湿疮、瘾疹、牛皮癣等。梅花针轻叩击 15～20 min，两日 1 次，适用于油风、局限性神经性皮炎（牛皮癣）。

四、预防与调护

（一）预防

(1) 讲究卫生，养成良好的卫生习惯。加强精神思想的修养，提高对不良社会风气的抵制能力，做到洁身自好。

(2) 传染性皮肤病要隔离治疗。

(3) 一旦染上性传播疾病，要及时到正规医院进行明确诊断，男、女双方同时接受正规治疗。

（二）调护

患病期间保持心情平静，饮食清淡，以利身体康复。过敏性疾病要忌口，尤其是辛辣、鱼腥食物严禁摄入。药物过敏者要停止一切药物，及时到正规医院诊治。皮肤干燥者，洗澡不能太多，忌用去污品，以免加重皮肤病。护肤品要恰当选择，宜以儿童用品为妥。切忌盲目追求广告宣传品。

五、具体疾病的诊断与治疗

（一）热疮

热疮是发热后或高热过程中在皮肤黏膜交界处所发生的急性疱疹性皮肤病，相当于西医的单纯疱疹。其特点是：皮损为成群的水疱，有的互相融合，多在1周后痊愈，易于复发。

《圣济总录》中说："热疮本于热盛，风气因而乘之，故特谓之热疮。"本病多见于高热患者的发病过程中，如感冒、猩红热、疟疾等。好发于口唇、鼻孔周围、面颊、外阴等皮肤黏膜交界处。

1. 病因病机

外感风温热毒，阻于肺胃二经，蕴蒸皮肤而生；或由肝经湿热下注，阻于阴部而成疮；或因反复发作，热邪伤津，阴虚内热所致。发热、受凉、日晒、月经来潮、妊娠、肠胃功能障碍等常为诱发因素。

2. 诊断

本病好发于皮肤黏膜交界处，常见于口角、唇缘、鼻孔周围、面颊及外阴等部位。皮损初起为红斑，灼热而痒，继而形成针头大小簇集成群的水疱，内含透明浆液，破裂后露出糜烂面，逐渐干燥，结痂脱落而愈，留有轻微色素沉着。病程1~2周，易反复发作。

一般无全身不适感。发病前患处皮肤有发紧、烧灼、痒痛感。发于眼部者，常有刺痒、疼痛、怕冷、发热等风热毒盛的症状；发于口角唇缘或口腔黏膜者，可引起颌下或颈部臖核肿痛；发于外阴者，水疱易糜烂染毒，可伴有发热、便干、溲赤、尿频、尿痛、苔黄、脉数等湿热下注的症状；反复发作多年不愈者，常有咽干、口渴、舌红、脉数等阴虚内热的症状。

3. 治疗

（1）内治。

①肺胃热盛证。

证候：群集小疱，灼热刺痒；小便黄；舌红脉数。

治法：疏风清热。

方药：辛夷清肺饮合竹叶石膏汤加减。

②湿热下注证。

证候：轻度周身不适，心烦郁闷；大便干，小便黄；舌红，脉弦数。

治法：清热利湿。

方药：龙胆泻肝汤加板蓝根、紫草、玄参等。

③阴虚内热证。

证候：间歇发作，反复不愈；口干唇燥，午后微热；舌红，脉细数。

治法：养阴清热。

方药：增液汤加板蓝根、马齿苋、紫草、石斛、生薏苡仁。

（2）外治。

黄连膏外涂，每天2～3次。

4. 预防与调护

（1）饮食宜清淡，忌辛辣、肥甘厚味之物品。

（2）多饮水，多吃蔬菜、水果，保持大便通畅。

（3）保持局部清洁，促使干燥结痂，防止继发性感染。结痂后宜涂软膏，防其痂壳裂开。

（4）对反复发作者，应避免诱发因素。

（二）蛇串疮

蛇串疮是一种皮肤上出现成簇水疱，呈身体单侧带状分布，痛如火燎的急性疱疹性皮肤病。相当于西医的带状疱疹。其特点是：皮肤上出现红斑、水疱或丘疱疹，累累如串珠，排列成带状，沿一侧周围神经分布区出现，局部刺痛或伴臖核肿大。多数患者愈后很少复发，极少数病人可多次发病。好发于春秋季节，四季皆有。好发于成人，老年人病情尤重。本病好发于胸胁部，故又名缠腰火丹，亦称为火带疮、蛇丹、蜘蛛疮等。

1. 病因病机

由于情志内伤，肝气郁结，久而化火，肝经火毒蕴积，夹风邪上窜头面而发；或夹湿邪下注，发于阴部及下肢；火毒炽盛者多发于躯干。年老体弱者，常因血虚肝旺，湿热毒蕴，导致气血凝滞，经络阻塞不通，以致疼痛剧烈，病程迁延。总之，本病初期以湿热火毒为主，后期是正虚血瘀兼夹湿邪为患。

西医学认为，带状疱疹与水痘是由同一病毒即水痘—带状疱疹病毒引起的不同疾病。

2. 诊断

好发于春秋季节，以成年患者居多。

发病初期，其皮损为带状的红色斑丘疹，继而出现粟米至黄豆大小簇集成群的水疱，累累如串珠，聚集一处或数处，排列成带状，疱群之间皮肤正常，疱液初澄明，数日后疱液混浊化脓，或部分破裂，重者有出血点、血疱或坏死。轻者无皮损，仅有刺痛感，或稍潮红，无典型的水疱。皮损好发于腰肋部、胸部或头面部，多发于身体一侧，常单侧性沿皮神经分布，一般不超过正中线。发病于头、面部者中，尤其以发病于眼部和耳部者的病情较重，疼痛剧烈，伴有附近臖核肿痛，甚至影响视力和听觉。

发病前患部皮肤常有感觉过敏，皮肤灼热刺痛，伴全身不适、疲乏无力、轻度发热等前驱症状，疼痛有的伴随皮疹同时出现，有的疼痛发生1~3 d后或更长时间才出现皮疹。皮肤刺痛轻重不等，儿童疼痛轻微，年老体弱者疼痛剧烈，常扩大到皮损范围之外，部分中老年患者皮损消退后可遗留顽固性神经痛，常持续数月，甚至更长时间。

病程2周左右，老年人3~4周。

3. 鉴别诊断

热疮。多发生于皮肤黏膜交界处；皮疹为针头大小到绿豆大小的水疱，常为一群；1周左右痊愈，但易复发。

4. 治疗

本病治疗以清热利湿、行气止痛为主要治法。初期以清热利湿为主；后期以活血通络为主。

(1) 辨证论治。

①内治。

A. 肝经郁热证。

证候：皮损鲜红，灼热刺痛，苔白或白腻，脉沉缓或滑。

治法：健脾利湿，解毒止痛。

方药：除湿胃苓汤加减。

B. 气滞血瘀证。

证候：皮疹减轻或消退后局部疼痛不止，放射到附近部位，痛不可忍，坐卧不安。

治法：行气活血止痛。

方药：桃红四物汤。加牛膝、黄檗；水疱大而多者，加土茯苓。重者加珍珠母、牡蛎、山栀子、酸枣仁。

②外治。

A. 初起用二味拔毒散调浓茶水外涂；或外敷玉露膏；或外搽双柏散、三黄洗剂、清凉乳剂（麻油加饱和石灰水上清液充分搅拌成乳状），每天3次；或鲜马齿苋、野菊花叶、玉簪花叶捣烂外敷。

B. 水疱破后，用黄连膏、四黄膏或青黛膏外涂；有坏死者，用九一丹或海浮散换药。

C. 若水疱不破或水疱较大者，可用三棱针或消毒空针刺破，吸尽疱液或使疱液流出，以减轻胀痛不适感。

（2）其他疗法。

①西医治疗。

A. 抗病毒药物：应及早应用阿昔洛韦 5 mg/kg 静脉滴注，每 8 小时 1 次，5～7 d 为 1 个疗程。此外尚可用阿糖腺苷 15 mg/（kg·d），1 次/日，缓慢静滴 12 h 以上；也可口服阿昔洛韦，每次 0.2 g，5 次/日；或用法昔洛韦，每次 0.25 g，3 次/日；或用万乃洛韦，每次 0.3 g，2 次/日。疗程均为 7～10 d。

B. 糖皮质激素：早期使用可减轻疼痛，最好是起病 5～7 d 内应用。一般应用泼尼松 20～30 mg/d，分 2～3 次口服，连用 3～7 d。

C. 止痛药物：可选去痛片、颅痛定、布洛芬、吲哚美辛、扶他林、戴芬等。也可选择阿司匹林。

②针刺。取穴内关、阳陵泉、足三里。局部周围卧针平刺，留针 30 min，每日 1 次。疼痛日久者加支沟，或加耳针刺肝区，埋针 3 d。或阿是穴强刺激。

5. 预防与调护

（1）发病期间应保持心情舒畅，以免肝郁气滞化火加重病情。

（2）生病期间忌食肥甘厚味和鱼腥海味之物，饮食宜清淡，多吃蔬菜、水果。

（3）忌用热水烫洗患处，内衣宜柔软宽松，以减少摩擦。

（4）皮损局部保持干燥、清洁，忌用刺激性强的软膏涂敷，以防皮损范围扩大或加重病情。

（三）疣

疣是一种发生于皮肤浅表的良性赘生物。因其皮损形态及发病部位不同而名称各异，如发于手背、手指、头皮等处者，称千日疮、疣目、枯筋箭或瘊子；发于颜面、手背、前臂等处者，称扁瘊；发于胸背部有脐窝的赘疣，称鼠乳；发于足跖部者，称跖疣；发于颈周围及眼睑部位，呈细软丝状突起者，称丝状疣或线瘊。本病西医亦称疣，一般分为寻常疣、扁平疣、传染性软疣、掌跖疣和丝状疣等。尖锐湿疣归入性传播疾病内讨论。

1. 病因病机

疣多由风热毒邪搏于肌肤而生；或怒动肝火，肝旺血燥，筋气不荣，肌肤不润所致。跖疣多由局部气血凝滞而成，外伤、摩擦常为其诱因。正如《外科正宗》所说："枯筋箭乃忧郁伤肝，肝无荣养，以致筋气外发。"

2. 诊断

（1）疣目。相当于西医的寻常疣。多发于儿童及青年。

最初为一个针头大至绿豆大的疣状赘生物，呈半球形或多角形，突出表面，色灰白或污黄，表面蓬松枯槁，状如花蕊，粗糙而坚硬。以后体积渐次增大，发展成乳头状赘生物，此为原发性损害，称母瘊。此后由于自身接种，数目增多，一般为两三个，多则十余个至数十个不等，有时可呈群集状。好发于手背、手指，也可见于头面部。病程慢性，有自然消退者。一般无自觉症状，常因搔抓、碰撞、摩擦破伤而易出血。

（2）扁瘊。相当于西医的扁平疣。多发于青年男女，故又称青年扁平疣。

皮损为表面光滑的扁平丘疹，针头、米粒到黄豆大小，呈淡红色、褐色或正常皮肤颜色。数目很多，散在分布，或簇集成群，有的互相融合，常因搔抓沿表皮剥蚀处发生而形成一串新的损害。好发于颜面部和手背。一般无自觉症状，偶有瘙痒感，有时可自行消退，但也可复发。

（3）鼠乳。相当于西医的传染性软疣。多见于儿童。

皮损为半球形丘疹，米粒到黄豆、豌豆大小；中央有脐凹，表面有蜡样光泽，挑破顶端后挤压出白色乳酪样物质；数目不定，数个到数十个不等，呈散在性或簇集性分布，但不相互融合。好发于躯干和面部。有轻度传染性，愈后不留疤痕，可自行消失。

（4）跖疣。相当于西医的掌跖疣。发生在手掌、足底或指（趾）间。

皮损为角化性丘疹，中央稍凹，外周有稍带黄色高起的角质环，除去表面角质后，或见疏松的白色乳头状角质物，掐或挑破后易出血，数目多时可融合成片。有明显的压痛，用手挤压则疼痛加剧。常在外伤部位发生，足部多汗者易生本病。

（5）丝状疣。中年妇女较多见。多生于颈项或眼睑部位。

皮损为单个细软的丝状突起，呈褐色或淡红色，一般无自觉症状。可自行脱落，不久又可长出新的皮损。

3. 鉴别诊断

（1）扁平苔藓。须与扁瘊相鉴别。本病多发于四肢伸侧、背部、臀部；皮疹为多角形扁平丘疹，表面有蜡样光泽，多数丘疹可融合成斑片，色呈暗红色；一般瘙痒较重。

（2）鸡眼。与跖疣相鉴别。鸡眼多生于足底和趾间；损害为圆锥形的角质增生，表面为褐黄色鸡眼样的硬结嵌入皮肉；压痛明显，步履疼痛。

（3）胼胝。与跖疣相鉴别。胼胝也发于跖部受压迫处；为不整形角化斑片，中厚边薄，范围较大，表面光滑，皮纹清晰；疼痛不堪。

4. 治疗

本病以清热解毒散结为主要治法。扁平疣、疣目宜内外合治，其余疣多采用外治为主。

（1）内治。

①疣目。

A. 风热血燥证。

证候：疣目结节如豆，坚硬粗糙，大小不高出皮肤，色黄或红；舌红，苔薄，脉弦。

治法：养血活血，清热解毒。

方药：治瘊方加板蓝根、夏枯草。

B. 湿热血瘀证。

证候：疣目结芦疏松，色灰或褐，大小不一，高出皮肤；舌暗红，苔薄；脉细。

治法：清化湿热，活血化瘀。

方药：马齿苋合剂加薏苡仁、冬瓜仁。

②扁瘊。

A. 风热蕴结证。

证候：皮疹淡红，数目较多，或微痒，或薄黄，脉浮数或弦。

治法：疏风清热，解毒散结。

方药：马齿苋合剂去桃仁、红花，加木贼草、郁金、浙贝母、板蓝根。

B. 热瘀互结证。

证候：病程较长，皮疹较硬，大小不一，其色黄褐或暗红，不痒不痛；舌红或暗红，薄白，脉沉弦。

治法：活血化瘀，清热散结。

方药：桃红四物汤加生黄芪、板蓝根、紫草、马齿苋、浙贝母、薏苡仁。

疣目、扁瘊皮损少者及鼠乳、掌跖疣、丝状疣均不需内服治疗。

（2）外治。

各种疣均可选用木贼草、板蓝根、马齿苋、香附、苦参、白鲜皮、薏苡仁等中药，煎汤趁热洗涤患处，每天 2 ~ 3 次，可使部分皮疹脱落。

①疣目。

推疣法：用于治疗头大蒂小、明显高出皮面的疣。在疣的根部用棉花棒与皮肤平行或呈 30° 角，向前推进，用力不宜猛。有的疣体仅用此法即可推除，推除后创面压迫止血；或掺入桃花散少许，并用纱布盖贴，胶布固定。

鸦胆子散敷贴法：先用热水浸洗患部，用刀刮去表面的角质层，然后将鸦胆子仁 5 粒捣烂敷贴，用玻璃纸及胶布固定，3 天换药 1 次。

荸荠或菱蒂摩擦法：荸荠削去皮，用白色果肉摩擦疣体，每天 3 ~ 4 次，每次摩擦至疣体角质层软化、脱掉，微有痛感及点状出血为止，一般数天可愈。或取菱蒂长约 3 cm，洗去污垢，在患部不断涂擦，每次 2 ~ 3 min，每天 6 ~ 8 次。

②扁瘊。

洗涤法：用内服方的第二煎汁外洗，以海螵蛸蘸药汁轻轻擦洗疣体使之微红为度。每天 2 ~ 3 次。

涂法：用鸦胆子仁油外涂患处，每天 1 次。用于治疗散在扁瘊，防止正常皮肤受损。

③鼠乳。

用消毒针头挑破患处，挤尽白色乳酪样物，再用碘酒或浓苯酚溶液点患处。若损害较多，应分批治疗，注意保护周围皮肤。

④跖疣。

外敷法：用千金散局部外敷；亦可用乌梅肉（将乌梅用盐水浸泡 1 天，混为泥状）每次少许敷贴患处。

电灼法：在局部消毒麻醉下进行电灼，但不宜过深，以免影响愈后，或形成过大的疤痕。

手术：常规消毒，局麻下先以刀尖在疣与正常组织交界处修割，然后用止血钳钳住疣体中央，向外拉出，可以见到一个疏松的软蕊，但软蕊周围不易挖净且易复发，故挖后可敷腐蚀药，如千金散或鸡眼膏。敷药时间不宜过长，一般 5 ~ 7 d 即可；否则，腐蚀过深会影响愈合。

⑤丝状疣。除采用推疣法外，亦可用细丝线或头发结扎疣的根底部，数日后即可自行脱落。数目少者，可用激光烧灼。

（3）其他疗法。

可采用针灸疗法，适用于疣目、跖疣。

①艾灸法。疣目少者，可用艾柱着疣上灸之，每日 1 次，每次 3 壮，至脱落为止。

②针刺。用针尖从疣顶部刺入达到基底部，四周再用针刺以加强刺激，针后挤出少许血液，有效者 3 ~ 4 d 可萎缩，逐渐脱落。

5. 预防与调护

（1）扁瘊忌搔抓，抓破后损害加重。

（2）疣目应避免摩擦和撞击，以防出血。生于甲下者，疼痛异常，宜早治。

（3）跖疣应避免挤压。

（4）鼠乳应保持局部清洁，抓破后可自身接种，并应避免继发感染。

(四) 癣

癣是发生在表皮、毛发、指（趾）甲的浅部真菌性皮肤病。

本病发生部位不同，名称各异。临床常见的癣病有发于头部的白秃疮、肥疮；发于手部的鹅掌风；发于足部的脚湿气；发于面、颈、躯干、四肢的圆癣、紫白癜风等。癣都具有传染性、长期性和广泛性的特征，一直是皮肤病防治工作的重点。本节只讨论浅在的常见皮肤真菌病，如头癣、手脚癣、体癣等。

1. 病因病机

皮肤浅部癣之病因总由生活、起居不慎，感染真菌，复因风、湿、热邪外袭，郁于腠理，淫于皮肤所致。病发于头皮、毛发，则发为白秃疮、肥疮；病发于趾丫，则发为脚湿气；发于手掌部，则为鹅掌风；发于体表、股阴间，则为紫白癜风、圆癣、阴癣等。如表现为发落起疹，瘙痒脱屑者，多为风热盛所致；若见渗流滋水，瘙痒结痂者，多为湿热盛引起；若见皮肤肥厚、燥裂、瘙痒者，多由郁热化燥，气血不和，肤失营养所致。

2. 诊断

(1) 临床表现。

①白秃疮。相当于西医的白癣。本病是头癣的一种，多见于学龄儿童，男性多于女性。

皮损特征是在头皮有圆形或不规则的覆盖灰白鳞屑的斑片。病损区毛发干枯无泽，常在距头皮 0.3 ~0.8 cm 处折断而呈参差不齐。头发易于拔落且不疼痛，病发根部包绕有白色鳞屑形成的菌鞘。自觉瘙痒。发病部位以头顶、枕部居多，但发缘处一般不被累及。青春期可自愈，秃发也能再生，不遗留疤痕。

②肥疮。相当于西医的黄癣。本病为头癣中最常见的一种，俗称“黄癞”，多见于农村，好发于儿童。皮损多从头顶部开始，渐及四周，可累及全头部。初起红色丘疹，或有脓疱，干后结痂蜡黄色。其特征：有黄癣痂堆积，癣痂呈蜡黄色，肥厚，富黏性，边缘翘起，中心微凹，上有毛发贯穿，质脆易粉碎，有特殊的鼠尿臭。除去黄癣痂，其下为鲜红湿润的糜烂面，病变部位可相互融合，形成大片黄痂。病变区头发干燥，失去光泽。久之毛囊被破坏而成永久性脱发。当病变痊愈后，则在头皮留下广泛、光滑的萎缩性疤痕。病变四周 1 cm 左右头皮不易受损。

本病多由儿童期染病，延至成年始趋向愈，甚至终生不愈。少数糜烂化脓，常致附近出现臖核肿痛。

③鹅掌风。相当于西医的手癣。本病以成年人多见，男女老幼均可染病。多数为单侧发病，也可波及双手。夏天起水疱病情加重，冬天则枯裂疼痛

明显。

皮疹特点是：初起为掌心或指缝水疱或掌部皮肤角化脱屑、水疱，水疱多透明如晶，散在或簇集，瘙痒难忍。水疱破后干涸，叠起白屑，中心向愈，四周继发疱疹，并可延及手背、腕部。若反复发作后，致手掌皮肤肥厚，枯槁干裂，疼痛，屈伸不利，宛如鹅掌。损害若侵及指甲，可使甲板被蛀蚀变形，甲板增厚或萎缩翘起，色灰白而成灰指甲（甲癣）。鹅掌风病程为慢性，反复发作。

④脚湿气。相当于西医的脚癣。本病以脚丫糜烂瘙痒而有特殊臭味而得名。若皮损处感染邪毒，足趾焮红肿痛，起疱糜烂渗液而臭者称“臭田螺”“田螺疮”。我国南方地区气温高，潮湿，发病率较高。多发于成年人，儿童少见。夏秋病重，多起水疱、糜烂；冬春病减，多干燥裂口。

脚湿气主要发生在趾缝，也见于足底。以皮下水疱，趾间浸渍糜烂，渗流滋水，角化过度，脱屑，瘙痒为特征。分为水疱型、糜烂型、脱屑型，但常以1~2种皮肤损害为主。

A. 水疱型。多发在足弓及趾的两侧，为成群或分散的深在性皮下水疱，瘙痒，疱壁厚，内容物清澈，不易破裂。数天后干燥脱屑或融合成多房性水疱，撕去疱壁可显示蜂窝状基底及鲜红色糜烂面。

B. 糜烂型。发生于趾缝间，尤以三、四趾间多见。表现为趾间潮湿，皮肤浸渍发白。如将白皮除去后，基底呈鲜红色。剧烈瘙痒，往往搓至皮烂疼痛、渗流血水方止。此型易并发感染。

C. 脱屑型。多发生于趾间、足跟两侧及足底。表现为角化过度，干燥，粗糙，脱屑，皲裂。常由水疱型发展而来，且老年患者居多。

水疱型和糜烂型常因抓破而继发感染，致小腿丹毒、红丝疔或足丫化脓，局部红肿，趾间糜烂，渗流腥臭滋水，胯下臖核肿痛，并可出现形寒发热、头痛骨楚等全身症状。

⑤圆癣。相当于西医的体癣。本病因皮损多呈钱币状、圆形，故名圆癣，亦称铜钱癣。发于股胯、外阴等处者，称阴癣（股癣）。以青壮年男性多见，多发于夏季，好发于面部、颈部、躯干及四肢近端。

圆癣初起为丘疹或水疱，逐渐形成边界清楚的钱币形红斑，其上覆盖细薄鳞屑。病灶中央皮疹消退，呈自愈倾向，但向四周蔓延，有丘疹、水疱、脓疱、结痂等损害。圆癣的皮损特征为环形或多环形、边界清楚、中心消退、外围扩张的斑块。斑块一般为钱币大或更大，多发时可相互融合形成连环形。若发于腰间，常沿扎裤带处皮肤多汗潮湿处传播，形成带形损害。

⑥阴癣。发于胯间与阴部相连的皱褶处，向下可蔓延到阴囊，向后至臀间

沟，向上可蔓延至下腹部。由于患部多汗潮湿，易受摩擦，故瘙痒明显，发展较快，皮肤损害基本同圆癣。

自觉瘙痒，搔抓日久皮肤可呈苔藓样变，病情多在夏季发作或扩大，入冬痊愈或减轻。

⑦紫白癜风。相当于西医的花斑癣，俗称汗斑。本病常发于多汗体质青年，可在家庭中互相传染。

皮损好发于颈项、躯干，尤其是多汗部位以及四肢近心端，为大小不一、边界清楚的圆形或不规则的无炎症性斑块，色淡褐、灰褐至深褐色，或轻度色素减退，或附少许糠秕状细鳞屑，常融合成片。有轻微痒感，常夏发冬愈，复发率高。

（2）实验室检查。

①真菌直接镜检。将取得的病变部鳞屑或分泌物，用氢氧化钾涂片镜检，方法简单、快速，较易掌握。但镜检仅能确定菌丝和孢子的有无，阳性表示真菌存在，且一次阴性不能完全否定。

②真菌培养。可将取得的病变部鳞屑或分泌物作鉴定菌种的培养。常用培养基为沙堡培养基，培养阳性后可转种到特殊培养基，根据形态、生化等特性进行菌种鉴定。深部真菌病需作病变组织的病理学检查。

3. 鉴别诊断

（1）白屑风。须与白秃疮相鉴别。白屑风多见于青年人，症见病变部位白色鳞屑堆叠，梳抓时纷纷脱落，脱发而不断发；无传染性。

（2）白疕。须与白秃疮相鉴别。白疕皮损为较厚的银白色鳞屑性斑片，头发呈束状，刮去鳞屑可见渗血点；无断发现象。

（3）头部湿疮。须与肥疮相鉴别。头部湿疮有丘疱疹、糜烂、流滋、结痂等多形性损害；瘙痒；一般不脱发。

（4）手部湿疮。须与鹅掌风相鉴别。手部湿疮常对称发生；皮损多形性，边界不明显；痒剧；可反复发作。

（5）掌跖角化病。须与鹅掌风、脚湿气脱屑型相鉴别。本病多自幼年即发病；手掌、足底有对称性的角化和皲裂，无水疱等炎症反应。

（6）白癜风。须与紫白癜风相鉴别。白癜风皮损为纯白的色素脱失斑，白斑中毛发也白，边界明显；无痛痒；也不传染。

（7）风热疮。须与紫白癜风相鉴别。风热疮有母斑存在，然后继发子斑，皮疹淡红色，皮损长轴沿肋骨方向排列；瘙痒剧烈；有自限性。

4. 治疗

本病以杀虫止痒为主要治法，必须彻底治疗。癣病以外治为主，若皮损广泛，自觉症状较重，或抓破染毒者，则以内治、外治相结合为宜。抗真菌西药治疗有一定优势，可中西药合用。

辨证论治。

①内治。

A. 风湿毒聚证。

证候：肥疮、鹅掌风、脚湿气，症见皮损泛发，蔓延浸淫，或大部分头皮毛发受累，黄痂堆积，毛发脱而头秃；或手如鹅掌，皮肤粗糙；或皮下水疱；或趾丫糜烂、浸渍剧痒；苔薄白，脉濡。

治法：祛风除湿，杀虫止痒。

方药：消风散加地肤子、白鲜皮、威灵仙，或苦参汤加白鲜皮、威灵仙。

B. 湿热下注证。

证候：脚湿气伴抓破染毒，症见足丫糜烂，渗流臭水或化脓，肿连足背，或见红丝上窜，胯下臖核肿痛；甚或形寒高热；舌红，苔黄腻，脉滑数。

治法：清热化湿，解毒消肿。

方药：湿重于热者，用萆薢渗湿汤；湿热兼瘀者，用五神汤；湿热并重者，用龙胆泻肝汤。

②外治。

A. 白秃疮、肥疮可采用拔发疗法。其方法为剪发后每天以 0.5% 明矾水或热肥皂水洗头，然后在病灶处敷药（敷药宜厚），可用5% 硫黄软膏或雄黄膏，用薄膜盖上，包扎或戴帽固定。每天如上法换药 1 次。敷药 1 周病发略微松动时，即用镊子将病发连根拔除（争取在 3 d 内拔完）。拔发后继续薄涂原用药膏，每天 1 次，连续 2 ~3 周。

B. 鹅掌风、脚湿气。

水疱型：可选用 1 号癣药水、2 号癣药水、复方土槿皮酊外搽；二矾汤熏洗；鹅掌风浸泡方或藿黄浸剂（藿香 30 g，黄精、大黄、皂矾各 12 g，醋 1 kg）浸泡。

糜烂型：可选 1∶1 500 高锰酸钾溶液、3% 硼酸溶液、二矾汤或半边莲 60 g 煎汤待温，浸泡 15 min，次以皮脂膏或雄黄膏外搽。

脱屑型：可选用以上软膏外搽，浸泡剂浸泡。如角化增厚较剧，可选以 10% 水杨酸软膏厚涂，外用油纸包扎，每晚 1 次，使其角质剥脱，然后再用抗真菌药物，也可用市售治癣中成药。

C. 灰指甲。每日以小刀刮除病甲变脆部分，然后用棉花蘸 2 号癣药水或 3% 冰醋酸浸涂。或用鹅掌风浸泡方浸泡，白凤仙花捣烂敷病甲上，或采用拔甲方法。

D. 圆癣。可选用1号癣药水、2号癣药水、复方土槿皮酊等外搽。阴癣由于患部皮肤薄嫩，不宜选用刺激性强的外用药物，若皮损有糜烂痒痛者，宜选用青黛膏外涂。

E. 紫白癜风。用密陀僧散，用茄子片蘸药涂搽患处，或用2号癣药水，或1%土槿皮酊外搽，每天2~3次。治愈后，继续用药1~2周，以防复发。外用药物同时可选水杨酸苯甲酸酊、复方雷锁辛搽剂、10%冰醋酸溶液、1%~2%咪唑类霜剂或溶液、1%特比萘芬软膏等。每日1~2次，疗程2周以上。

5. 预防与调护

（1）加强癣病基本知识的宣传，对预防和治疗要有正确的认识。

（2）注意个人、家庭及集体卫生。对幼儿园、学校、理发室、浴室、旅店等公共场所要加强卫生管理。

（3）对已有患者要早发现，早治疗，坚持治疗，巩固疗效。对患癣病的动物也要及时处理，以消除传染源。

（4）要针对不同癣病传染途径做好消毒灭菌工作。白秃疮、肥疮患者要注意理发工具及患者梳、帽、枕巾等的灭菌；脚湿气患者要注意保持足部干燥，勿与他人共用洗脚盆、浴巾、鞋袜等，鞋袜宜干爽透风，并经常洗涤、曝晒；圆癣、阴癣、紫白癜风患者的内衣裤、床单等要常洗换、曝晒，并宜煮沸消毒。

（五）湿疮

湿疮是一种过敏性炎症性皮肤病。相当于西医的湿疹。其特点是：皮损对称分布，有湿润倾向，反复发作，易成慢性等。

1. 病因病机

饮食失节，或过食辛辣刺激荤腥动风之物，脾胃受损，失其健运，湿热邪浸淫肌肤所致。

2. 诊断

湿疮由于病因和性质有所不同，好发于某些特定部位，临床表现可有一定的特异性。常见特定部位的湿疮有以下几种：

（1）耳部湿疮。又称旋耳疮。多发生在耳后皱襞处，也可见于耳轮上部及外耳道，皮损表现为红斑、流滋、结痂及皲裂，有时带脂溢性，常两侧对称。

（2）头部湿疮。多由染发剂、生发剂、洗发剂等刺激物所引起。呈弥漫性，甚至累及整个头皮，可有脓性流滋，覆以或多或少的黄痂，痂多时可将头发黏结成团，或化脓染毒，发生臭味，甚至可使头发脱落。

（3）面部湿疮。常见于额部、眉部、耳前等处。皮损为淡色或微红的斑，其上有或多或少的鳞屑，常对称分布，自觉瘙痒。由于面部经常洗擦或使用化妆品刺激，病情易反复发作。

（4）乳房湿疮。主要见于女性。损害局限于乳头，表现为潮湿、糜烂、流滋，上覆以鳞屑，或结黄色痂皮，反复发作可出现皲裂，疼痛，自觉瘙痒，一般不化脓。

（5）脐部湿疮。皮损为位于脐窝的鲜红或暗红色斑片，或有糜烂、流滋、结痂，皮损边界清楚，不累及外周正常皮肤，常有臭味，自觉瘙痒，病程较长。

（6）手部湿疮。由于手是暴露部位，接触致病因素机会较多，故手部湿疮极为常见。好发于手背及指端掌面，可蔓延至手背和手腕部，皮损形态多样，边界不清，表现为潮红、糜烂、流滋、结痂。至慢性时，皮肤肥厚粗糙。因手指经常活动而皲裂，病程较长，顽固难愈。

（7）阴囊湿疮。为湿疮中常见的一种。局限于阴囊皮肤，有时可延至肛门四周，甚至阴茎部。有潮湿型和干燥型两种：前者表现为整个阴囊肿胀、潮红、轻度糜烂、流滋、结痂，日久皮肤肥厚，皮色发亮，色素加深；后者潮红、肿胀不如前者，皮肤浸润变厚，呈灰色，上覆鳞屑，且有裂隙，因经常搔抓而有不规则小片色素消失，瘙痒剧烈，夜间更甚，常影响睡眠和工作。

（8）小腿湿疮。好发于小腿下 1/3 内侧，常伴有青筋暴露，皮损呈局限性暗红色，弥漫密集丘疹、丘疱疹，糜烂、流滋，日久皮肤变厚，色素沉着。常伴发小腿溃疡。部分患者皮损中心色素减退，可形成继发性白癜风。

（9）钱币状湿疮。湿疮的一种特殊类型，因其皮损似钱币状而得名。常发于冬季，与皮肤干燥同时发生。皮损好发于手足背、四肢伸侧、肩、臀、乳房等处。皮损为红色小丘疹或丘疱疹，密集而呈钱币状，滋水较多。慢性者皮肤肥厚，表面有结痂及鳞屑，皮损的周围散发丘疹、水疱，常呈“卫星状”。自觉瘙痒剧烈，反复发作，不易治愈。

3. 治疗

（1）辨证论治。

①内治。

A. 湿热蕴肤证。

证候：发病快，病程短，皮损潮红；有丘疱疹，灼热瘙痒无休，抓破渗液流滋水；伴心烦口渴，身热不扬，大便干，小便短赤；舌红，苔薄白或黄，脉滑或数。

治法：清热利湿止痒。

方药：龙胆泻肝汤合萆薢渗湿汤加减。水疱多，破后流滋多者，痒重者，加地肤子、白鲜皮。

B. 血虚风燥证。

证候：病程久，反复发作，皮损色暗或色素沉着，或皮损粗糙肥厚，剧痒难忍，遇热或肥皂水后瘙痒加重；伴有口干不欲饮，纳差，腹胀；舌淡，苔白，脉弦细。

治法：养血润肤，祛风止痒。

方药：当归饮子或四物消风饮加丹参、鸡血藤（先煎）、徐长卿、夜交藤、酸枣仁。

②外治。

外用乌梢蛇。瘙痒不能入眠者，加珍珠母。

A. 急性湿疮。初起仅有潮红、丘疹，或少数水疱而无渗液时，外治宜清热安抚，避免刺激，可选用清热止痒的中药苦参、黄檗、地肤子、荆芥等煎汤温洗，或用10%黄檗溶液、炉甘石洗剂外搽。若水疱糜烂、渗出明显时，外治宜收敛、消炎，促进表皮恢复，可选用黄檗、生地榆、马齿苋、野菊花等煎汤，或10%黄檗溶液、三黄洗剂等湿敷，或2%～3%硼酸水冷敷。再用青黛散麻油调搽，急性湿疮后期滋水减少时，外治宜保护皮损，避免刺激，促进角质新生，清除残余炎症，可选黄连膏、青黛膏外搽。

B. 亚急性湿疮。外治原则为消炎、止痒、燥湿、收敛，选用三黄洗剂、3%黑豆馏油、2%冰片、5%黑豆馏油软膏外搽。

C. 慢性湿疮。外治原则以止痒、抑制表皮细胞增生、促进真皮炎症浸润吸收为主，可选用各种软膏剂、乳剂，根据瘙痒及皮肤肥厚程度加入不同浓度的止痒剂、角质促成和溶解剂，一般可外搽青黛膏、5%硫黄软膏、10%～20%黑豆馏油软膏。

（2）其他疗法。

西医疗法：

①内服药。以抗炎、止痒为目的，选用抗组胺药、镇静剂。如扑尔敏、苯海拉明、多虑平、酮替芬、阿斯咪唑、氯雷他定、西替利嗪、咪唑斯汀等，可选其中1～2种药应用。急性期可选用钙剂、维生素C、硫代硫酸钠等静脉给药，或用普鲁卡因静脉封闭疗法。合并感染者，加用抗生素。

②外用药。急性期无渗液者用氧化锌油，液渗出多者用3%硼酸溶液湿敷，当液渗出减少时，可用糖皮质激素霜剂，可与油剂交替使用。亚急性期用糖皮质激素乳剂、糊剂。慢性期选用软膏、硬膏、涂膜剂。对顽固局限肥厚性损害可用糖皮质激素作局部皮内注射，1次/周，4～6次为1个疗程。

4. 预防与调护

（1）急性湿疮忌用热水烫洗，忌用肥皂等刺激物洗患处。

（2）湿疮患者应避免搔抓，以防感染。

（3）湿疮患者应忌食辛辣、鱼虾、鸡、鹅、牛、羊肉等发物，亦应忌食香菜、韭菜、芹菜、姜、葱、蒜等辛香之品。

（4）急性湿疮或慢性湿疮急性发作期间，应暂缓注射各种预防接种疫苗。

（六）瘾疹

瘾疹是一种皮肤出现红色或苍白色风团，时隐时现的瘙痒性、过敏性皮肤病。《诸病源候论·风瘙身体瘾疹候》中曰："邪气客于皮肤，复逢风寒相折，则起风瘙瘾疹。"相当于西医的荨麻疹。其特点是：皮肤上出现瘙痒性风团，发无定处，骤起骤退，退后不留痕迹。

1. 病因病机

先天禀赋不足，卫外不固，风邪乘虚侵袭所致；或表虚不固，风寒、风热外袭，客于肌表，致使营卫失调而发；或饮食不节，过食辛辣肥厚，或肠道寄生虫，使肠胃积热，复感风邪，内不得疏泄，外不得透达，郁于皮毛腠理之间而发。此外，情志内伤，冲任不调，肝肾不足，血虚生风生燥，阻于肌肤也可发生。对食物、生物制品、肠道寄生虫等过敏亦发作本病。

2. 诊断

本病可以发生于任何年龄、季节。发病突然，皮损可发生于任何部位，出现形态不一、大小不等的红色或白色风团，境界清楚，一般迅速消退，不留痕迹，以后不断成批出现，时隐时现。如单纯发生在眼睑、口唇、阴部等组织疏松处，出现浮肿边缘不清而无其他皮疹者，称为游风；其局部不痒或轻微痒感，或麻木胀感，水肿经 2 ~ 3 d 消退，也有持续更长时间者，消退后不留痕迹。

自觉灼热、瘙痒剧烈；部分患者可有怕冷、发热等症状；当侵犯消化道黏膜，可伴有恶心呕吐、腹痛、腹泻等症状；喉头和支气管受累时可导致喉头水肿及呼吸困难，有明显气闷窒息感，甚至发生晕厥。

根据病程长短，可分为急性和慢性两种。急性者发作数天至 1 ~ 2 周；慢性者反复发作，迁延数月，经年不断。

皮肤划痕试验阳性。实验室和其他辅助检查，血液中嗜酸性粒细胞升高。

3. 治疗

（1）辨证论治。

①内治。

A. 风寒束表证。

证候：风团色白剧痒，遇冷加重，舌淡、苔薄、脉浮。

治法：疏风散寒。

方药：麻黄桂枝各半汤加减。恶寒怕冷者，加炙黄芪、炒白术、防风。

B. 风热犯表证。

证候：风团鲜红，灼热剧痒，遇热加重，得冷则减；伴有发热，恶寒，咽喉肿痛；舌质红，苔薄白或薄黄，脉浮数。

治法：疏风清热止痒。

方药：消风散加减。风团鲜红灼热者，加牡丹皮、赤芍；口渴者，加玄参、天花粉；瘙痒剧烈者，加刺蒺藜、珍珠母。

C. 胃肠湿热证。

证候：风团片大、色红、瘙痒剧烈；发疹的同时伴脘腹疼痛，恶心呕吐，神疲纳呆，大便秘结或泄泻；舌质红，苔黄腻，脉弦滑数。

治法：疏风解表，通腑泄热。

方药：防风通圣散加减。大便稀者，去大黄，加薏苡仁；恶心呕吐者，加半夏、茯苓、竹茹；有肠道寄生虫者，加乌梅、使君子、槟榔。

D. 血虚风燥证。

证候：反复发作，迁延日久，午后或夜间加剧；伴心烦易怒，口干，手足心热；舌红，少津，脉沉细。

治法：养血祛风，润燥止痒。

方药：当归饮子加减。心烦失眠者，加炒枣仁、夜交藤；瘙痒较甚者，加首乌、刺蒺藜。

②外治。

A. 炉甘石洗剂外搽。

B. 香樟木或晚蚕砂 30 ~ 60 g 煎汤熏洗。

（2）其他疗法。

①西医治疗。急性者可选用抗组胺制剂、钙剂、硫代硫酸钠等。严重者可短期内应用皮质类固醇激素。发疹急骤而广泛，或喉头水肿，呼吸困难，或伴胃肠道症状，可皮下或肌肉注射 0.1% 肾上腺素，或静脉滴注氢化可的松或地塞米松。

②出现喉头水肿窒息严重者，必要时行气管切开术。

③针刺。皮疹发于上半身者，取穴曲池、内关；发于下半身者，取穴血海、足三里、三阴交；发于全身者，配风市、风池、大椎、大肠俞等。耳针取穴肝区、脾区、肾上腺、皮质下、神门等。

④神阙穴拔罐，每日 1 次，每次 10 ~ 15 min。

4. 预防与调护

（1）禁用或禁食某些对肌体过敏的药物或食物，避免接触致敏物品，积极防治某些肠道寄生虫病。

（2）忌食鱼腥虾蟹、辛辣、葱、酒等。

（3）注意气温变化，自我调摄寒温，加强体育锻炼。

（七）粉刺

粉刺是一种以颜面、胸、背等处生丘疹如刺，可挤出白色碎米样粉汁为主要临床表现的皮肤病。它是毛囊、皮脂腺的慢性炎症。《医宗金鉴·外科心法要诀》对肺风粉刺记载曰："此证由肺经血热而成。每发于面鼻，起碎疙瘩，形如黍屑，色赤肿痛，破出白粉汁。"相当于西医的痤疮。

1. 病因病机

好发于颜面、颈、胸背部或臀部。多发于青春发育期，月经前后加重。因感染而成红色小丘疹，顶端可出现小脓疱。愈后可留暂时性色素沉着或轻度凹陷性疤痕。严重者称聚合型痤疮，感染部位较深，出现紫红色结节、脓肿、囊肿，甚至破溃形成窦道和疤痕，或呈橘皮样改变，常伴皮脂溢出。

自觉轻度瘙痒或无自觉症状，炎症明显时自感疼痛。病程长短不一，青春期后可逐渐痊愈。

2. 鉴别诊断

（1）酒渣鼻。多见于壮年；皮疹分布以鼻准、鼻翼为主，两颊、前额也可发生，绝不累及其他部位；无黑头粉刺，患部潮红、充血，常伴有毛细血管扩张。

（2）职业性痤疮。常发生于接触沥青、煤焦油及石油制品的工人；同工种的人往往多发生同样损害；丘疹密集，伴毛囊角化，除面部外，其他接触部位如手背、前臂、肘部亦有发生。面光滑，对称分布于颊部、眼睑、鼻唇沟等处；以玻片压之可呈苹果酱色。

3. 治疗

（1）辨证论治。

①内治。

A. 肺经风热证。

证候：丘疹色红，或有痒痛，或有脓疱；伴口臭、便秘、溲黄。

治法：疏风清热。

方药：枇杷清肺饮加减。

B. 肠胃湿热证。

证候：颜面、胸背部皮肤油腻，皮疹红肿疼痛，舌红，苔黄腻，脉滑数。

治法：清热除湿解毒。

方药：茵陈蒿汤加减。伴腹胀，舌苔厚腻者，加生山楂、鸡内金、枳实；脓疱较多者，加白花蛇舌草、野菊花、金银花。

C. 痰湿淤滞证。

证候：皮疹颜色暗红，以结节、脓肿、囊肿、疤痕为主，腹胀；舌质暗红，苔黄腻，脉弦滑。

治法：除湿化痰，活血散结。

方药：除湿胃苓汤加减。

②外治。

A. 皮疹较多，可用颠倒散茶调涂患处，每日 2 次，或每晚涂 1 次。

B. 脓肿、囊肿、结节较甚者，可外敷金黄膏，每日 2 次。次晨洗去。

（2）其他疗法。

①西医治疗。内服抗生素类、维生素 B 族、维生素 A、维甲酸类、锌制剂等。抗生素以四环素、红霉素使用最广泛。配合外用 0.05% 维甲酸霜，每日 1 ~2 次，以及 2% 红霉素软膏、5% 硫黄霜，连用 1 ~2 个月。

②针灸疗法。

A. 体针多取穴大椎、合谷、四白、太阳、下关、颊车。肺经风热证加曲池、肺俞；肠胃湿热证加大肠俞、足三里、丰隆；月经不调加膈俞、三阴交。中等刺激，留针 30 min，每日 1 次，10 次为 1 个疗程。

B. 耳穴压豆取穴肺、内分泌、交感、脑点、面颊、额区。皮脂溢出加脾；便秘加大肠；月经不调加子宫、肝。每次取穴 4 ~5 个，2 ~3 d 换豆 1 次，5 次为 1 个疗程。

4. 预防与调护

（1）经常用温水、硫黄皂洗脸，皮脂较多时，可每日洗 3 ~4 次。不用冷水洗面，以防毛孔收缩，皮脂堵塞，粉刺加重。

（2）忌食辛辣刺激性食物，如辣椒、酒类；少食油腻、甜食；多食新鲜蔬菜、水果使大便通畅。

（3）不要滥用化妆品，有些粉质化妆品会堵塞毛孔，造成皮脂淤积而成粉刺。

（4）禁止用手挤压粉刺，以免炎症扩散，愈后遗留凹陷性疤痕。

（八）淋病

淋病是由淋病双球菌（简称淋球菌）所引起的泌尿生殖系统感染的性传播疾病。中医称之为“花柳毒淋”。其特点是以尿道刺痛、尿道口排出脓性分泌物为主症。主要通过性交传染，极少数也可通过污染的衣物等间接传染。

1. 病因病机

因宿娼恋色或误用污染之器具，湿热秽浊之气由下焦前阴窍口入侵，阻滞于膀胱及肝经，局部气血运行不畅，湿热熏蒸，精败肉腐，气化失司而成本病，日久及肾，导致肾虚阴亏，淤结于内，病程日久，由实转虚，形成虚证或虚实夹杂之证。

本病的病原体为淋球菌，是革兰阴性球菌，多寄生在淋病患者的泌尿生殖系统。淋球菌表面含有黏附因子，它不但能黏附和侵入黏膜上皮，而且能引起黏膜上皮细胞的损伤、坏死和脱落，造成皮下结缔组织或黏膜下层的扩散性感染病灶，菌毛和淋球菌表面的白细胞协同因子能对抗机体吞噬细胞的吞噬作用，同时还可抵抗抗体和补体的杀伤作用，这样，淋球菌就能在感染病灶内大量生长繁殖，并可沿泌尿生殖管蔓延扩散。

2. 诊断

（1）临床表现。

有不洁性交或间接接触传染史。潜伏期一般为 2 ~ 10 d，平均 3 ~ 5 d。

①男性淋病。一般症状和体征较明显。

A. 急性淋病。尿道口红肿发痒及轻度刺痛，继而有稀薄黏液流出，引起排尿不适，24 h 后症状加剧。排尿开始时尿道外口刺痛或灼热痛，排尿后疼痛减轻。尿道口溢脓，开始为浆液性分泌物，以后逐渐出现黄色黏稠的脓性分泌物，能自行流出，污染内裤，也有的于尿道口处脓液集聚成半球状，特别是清晨起床后分泌物的量较多，有时脓痂堵住尿道外口，尿液呈乳白混浊样。若有包皮过长，可引起包皮炎、包皮龟头炎，严重时可并发包茎、尿道黏膜外翻、腹股沟淋巴结肿大。部分病人可有尿频、尿急、夜尿增多。当病变上行蔓延至后尿道时，可出现终末血尿、血精、会阴部轻度坠胀等现象。全身症状一般较轻，少数患者可伴有发热（38℃左右）、全身不适、食欲不振等。

B. 慢性淋病。多由急性淋病治疗不当，或在急性期嗜酒及与配偶性交等因素而转为慢性；也有因患者体质虚弱或伴贫血、结核，病情一开始即呈慢性经过。慢性淋病患者表现为尿痛轻微，排尿时仅感尿道灼热或轻度刺痛，常可见终末血尿。尿外口不见排脓，挤压阴茎根部或用手指压迫会阴部，尿道外口仅见少量稀薄浆液性分泌物。患者多有慢性腰痛，会阴部胀感，夜间遗精，精液带血。淋病反复发作者，可出现尿道狭窄，少数可引起输精管狭窄或梗塞，发生精液囊肿。男性淋病可合并淋病性前列腺炎、附睾炎、精囊炎、膀胱炎等。

②女性淋病。大多数患者可无症状，有症状者往往不太明显，多在出现严重病变，或娩出感染淋病的新生儿时才被发现。

急性淋病的主要类型有：

A. 淋菌性宫颈炎。表现为大量脓性白带，宫颈充血、触痛，若阴道脓性分泌物较多者，常有外阴刺痒和烧灼感。因常与尿道炎并见，故也可伴有尿频、尿急等症状。

B. 淋菌性尿道炎。表现为尿道口充血、压痛，并有脓性分泌物，轻度尿频、尿急、尿痛，排尿时有烧灼感，挤压尿道旁腺有脓性分泌物。

C. 淋菌性前庭大腺炎。表现有前庭大腺红、肿、热、痛，严重时形成脓肿，触痛明显。全身症状有高热、畏寒等。

慢性淋病常由急性转变而来。一般症状较轻，部分患者有下腹坠胀，腰酸背痛，白带较多，下腹疼痛，月经过多，少数可引起不孕、宫外孕等。常见下列情况：

A. 幼女淋菌性外阴阴道炎则表现为外阴红肿、灼痛，阴道及尿道有黄绿色脓性分泌物。

B. 女性淋病若炎症波及盆腔等处，则易并发盆腔炎、输卵管炎、子宫内膜炎等，偶可继发卵巢脓肿、盆腔脓肿、腹膜炎等。

C. 播散性淋病常出现淋菌性关节炎、淋菌性败血症、脑膜炎、心内膜炎及心包炎等。

D. 其他部位的淋病主要有新生儿淋菌性结膜炎、咽炎、直肠炎等。

（2）实验室检查。

采取病损处分泌物或穿刺液涂片作革兰染色，在多形核白细胞内找到革兰染色阴性的淋球菌，可作初步诊断。经培养检查即可确诊。

3. 鉴别诊断

（1）非淋菌性尿道炎。主要由沙眼衣原体和解脲支原体感染所引起。其潜伏期较长；尿道炎症较轻，尿道分泌物少；分泌物查不到淋球菌，有条件的可作衣原体、支原体检测。

（2）念珠菌性尿道炎。病史较长，多有反复感染史；尿道口、龟头、包皮潮红，可有白色垢物；明显瘙痒；实验室检查可见念珠菌丝。

4. 治疗

西医以抗生素治疗为主，按规范方案及时、足量用药。中西医结合治疗淋病，特别是对慢性淋病和有合并症状淋病的治疗，有一定的优势。

（1）辨证论治。

①内治。

A. 湿热毒蕴证（急性淋病）。

证候：尿道口红肿，尿液混浊如脂，尿道口溢脓，尿急，尿频，尿痛，淋沥不止，严重者尿道黏膜水肿，附近淋巴结红肿疼痛，女性宫颈充血、触痛，并有脓性分泌物，可有前庭大腺红肿热痛等；可伴有发热等全身症状；舌红，苔黄腻，脉滑数。

治法：清热利湿，解毒化浊。

方药：龙胆泻肝汤酌加土茯苓、红藤、萆薢等。热毒入络者，合清营汤加减。

B. 阴虚毒恋证（慢性淋病）。

证候：小便不畅、短涩，淋漓不尽，女性带下多，或尿道口见少许黏液，酒后或疲劳易复发或加重，舌淡苔薄，脉濡或弱，食少纳差；舌红，苔少，脉细致。

治法：滋阴降火，利湿祛浊。

方药：知柏地黄丸酌加土茯苓、萆薢等。

②外治。

可选用土茯苓、地肤子、苦参、芒硝各 30 g，煎水外洗局部。

（2）其他疗法。

临床应选用以下抗生素治疗，且应早期足量使用。

青霉素类。普鲁卡因青霉素 480 万，1 次肌肉注射，每天 3 次。患病期间暂停性行为，并注意个人卫生。忌烟酒、辛辣刺激性食物。

（九）梅毒

梅毒是由梅毒螺旋体所引起的一种全身性、慢性性传播疾病。属于中医的“霉疮”、“疳疮”、“花柳病” 等范畴。早期主要表现为皮肤黏膜损害，晚期可造成骨骼及眼部、心血管、中枢神经系统等多器官组织的病变。主要由不洁性交传染，偶尔通过接吻、哺乳，或接触患者污染的衣物、输血等途径间接传染，亦可通过母婴传播。

1. 病因病机

中医认为本病为淫秽疫毒与湿热、风邪杂合所致。传播方式主要是精化传染（直接传染），间有气化传染（间接传染）和胎中染毒。邪之初染，疫毒结于阴器及肛门等处，发为疳疮；流于经脉，则生横痃；后期疫毒内侵，伤及骨髓、关窍、脏腑，变化多端，证候复杂。本病的病原体为梅毒螺旋体，亦称苍白螺旋体。由直接或间接途径，梅毒螺旋体经黏膜或破损皮肤进入机体后即在侵入处组织中繁殖，于外生殖器处形成硬下疳，成为一期梅毒。

由于局部免疫反应，部分螺旋体被消灭，局部损害逐渐消退，成为一期潜伏梅毒。硬下疳消退后约 6 周，潜伏的螺旋体大量繁殖，进入血液循环，侵入多种组织内，全身皮肤黏膜广泛出现梅毒疹，成为二期梅毒。由于机体的免疫力，皮肤黏膜的梅毒疹也可消退，但当机体的抵抗力低下时，未被自身免疫力消灭的螺旋体仍然可以引起皮损的再发，成为二期复发性梅毒。一、二期梅毒统称为早期梅毒。2～4年后进入晚期，此期可为无症状的晚期隐性梅毒。如有复发，则可侵犯任何组织，如皮肤黏膜、神经系统及心血管系统等重要脏器，受累组织内梅毒螺旋体虽少，但具有极大的破坏性而致组织缺损及功能障碍，成为三期梅毒。

孕妇患者，其病原体可经胎盘进入胎儿血循环，致胎传梅毒。

2. 诊断

(1) 临床表现。

一般有不洁性交史，或性伴侣有梅毒病史。

①一期梅毒。主要表现为疳疮（硬下疳），发生于不洁性交后约2～4周，常发生在外生殖器部位，少数发生在唇、咽、宫颈等处，男性多发生在阴茎的包皮、冠状沟、系带或龟头上，同性恋男性常见于肛门部或直肠；女性多在大小阴唇或子宫颈上。硬下疳常为单个，偶为多个，初为丘疹或浸润性红斑，继之轻度糜烂或成浅表性溃疡，其上有少量黏液性分泌物或覆盖灰色薄痂，边缘隆起，边缘及基底部呈软骨样硬度，无痛尤痒，直径1～2 cm，圆形，呈牛肉色，局部淋巴结肿大。疳疮不经治疗，可在3～8周内自然消失，而淋巴结肿大持续较久。

②二期梅毒。主要表现为杨梅疮，一般发生在感染后7～10周或硬下疳出现后6～8周。早期症状有流感样综合征，表现为头痛、恶寒、低热、食欲差、乏力、肌肉及骨关节疼痛，全身淋巴结肿大，继而出现皮肤黏膜损害、骨损害、眼梅毒、神经梅毒等。

③三期梅毒。亦称晚期梅毒，主要表现为杨梅结毒。此期特点为病程长，除皮肤黏膜损害外，常侵犯多个脏器。

A. 三期皮肤梅毒。损害多为局限性、孤立性、浸润性斑块或结节，发展缓慢，破坏性大，愈后留有疤痕。常见者有：

结节性梅毒疹：多见于面部和四肢，为豌豆大小铜红色的结节，成群而不融合，呈环形、蛇形或星形，质硬，可溃破，愈后留有萎缩性疤痕。

树胶样肿：先为无痛性皮下结节，继之中心软化溃破，溃疡基底不平，为紫红色肉芽，分泌如树胶样黏稠脓汁，持续数月至2年，愈后留下疤痕。

近关节结节：发生于肘、膝、髋等大关节附近的皮下结节，对称发生，其表现无炎症，坚硬，压迫时稍有痛感，无其他自觉症状，发展缓慢，不溃破，治疗后可逐渐消失。

B. 三期黏膜梅毒。主要见于口、鼻腔，为深红色的浸润型，上腭及鼻中隔黏膜树胶肿可侵犯骨质，产生骨坏死，死骨排出，形成上腭、鼻中隔穿孔及马鞍鼻，引起吞咽困难及发音障碍，少数可发生喉树胶肿而引起呼吸困难、声音嘶哑。

C. 三期骨梅毒。以骨膜炎为多见，常侵犯长骨，损害较少，疼痛较轻，病程缓慢。其次为骨树胶肿，常见于扁骨，如颅骨，可形成死骨及皮肤溃疡。

D. 三期眼梅毒。可发生虹膜睫状体炎、视网膜炎及角膜炎等。

E. 三期心血管梅毒。主要有梅毒性主动脉炎、梅毒性主动脉瓣闭锁不全、梅毒性主动脉瘤和梅毒性冠状动脉口狭窄等。

F. 三期神经梅毒、脑膜梅毒、脑血管梅毒及脊髓脑膜血管梅毒和脑实质梅毒可见麻痹性痴呆、脊髓痨、视神经萎缩等。

④潜伏梅毒（隐性梅毒）。梅毒未经治疗或用药剂量不足，无临床症状，血清反应阳性，排除其他可引起血清反应阳性的疾病存在，脑脊液正常，这类病患称为潜伏梅毒。感染期限在2年以内者称为早期潜伏梅毒，早期潜伏梅毒随时可发生二期复发损害，有传染性；病期在2年以上者称为晚期潜伏梅毒，少有复发，少有传染性，但女病人仍可经过胎盘传给胎儿，发生胎传梅毒。

⑤胎传梅毒（先天梅毒）。胎传梅毒是母体内的梅毒螺旋体由血液通过胎盘传入到胎儿血液中，导致胎儿感染的梅毒。多发生在妊娠4个月后。发病小于2岁者称早期胎传梅毒，大于2岁者称晚期胎传梅毒。胎传梅毒不发生硬下疳，常有严重的内脏损害，对患儿的健康影响很大，病死率高。

A. 早期胎传梅毒。患儿多在出生后2周到3个月内出现症状。表现为消瘦，皮肤松弛多皱褶，哭声嘶哑，发育迟缓，常因鼻炎而导致呼吸、哺乳困难。皮肤损害可表现为斑疹、斑丘疹、水疱、大疱、脓疱等，多分布在头面、肢端、口周围皮肤，口周围可见皲裂，愈后留有辐射状疤痕。此外，也可发生甲周炎、甲床炎、无发、骨髓炎、骨软骨炎、贫血、血小板减少等。大部分患儿可有脾肿大、肝肿大，少数出现活动性神经梅毒。

B. 晚期胎传梅毒。患儿发育不良，智力低下，可有前额圆凸齿，马鞍鼻，锁骨胸骨关节骨质肥厚，视网膜炎，角膜炎，神经性耳聋，脑脊液异常，肿大，鼻或腭树胶肿导致口腔及鼻中隔穿孔和鼻畸形。皮肤黏膜损害与成人相似。

C. 胎传潜伏梅毒。胎传梅毒未经治疗，无临床症状而血清反应呈阳性。

（2）实验室检查。

非梅毒螺旋体抗原血清试验阳性，但特异性差，假阴性多。梅毒螺旋体抗原血清试验阳性，或蛋白印迹试验阳性，均有利于诊断。聚合酶链反应检查梅毒螺旋体核糖核酸阳性，或取硬下疳、病损皮肤、黏膜损害的表面分泌物、肿大的淋巴结穿刺液在暗视野显微镜下查到梅毒螺旋体，均可确诊。

3. 鉴别诊断

（1）硬下疳与软下疳。病原菌为 Ducreyi 链杆菌；潜伏期短，发病急；炎症明显，基底柔软，溃疡较深，表面有脓性分泌物；疼痛剧烈；常多发。

（2）梅毒玫瑰疹与风热疮（玫瑰糠疹）。皮损为椭圆形，红色或紫红色斑，其长轴与皮纹平行，附有糠状鳞屑，常可见较大母斑；自觉瘙痒；淋巴结无肿大；梅毒血清反应阴性。

（3）梅毒扁平湿疣与尖锐湿疣。疣状赘生物呈菜花状或乳头状隆起，基底较细，呈淡红色；梅毒血清反应阴性。

4. 治疗

梅毒的治疗中，由于驱梅方案的成熟，抗生素特别是青霉素类药物疗效确切，是首选，故临床主张按方案治疗。中医药治疗梅毒一般仅作为驱梅治疗中的辅助疗法。

辨证论治：内治。

A. 肝经湿热证。

证候：多见于一期梅毒。外生殖器疳疮质硬而润，或伴有横痃，杨梅疮多在下肢、腹部、阴部；兼见口苦口干，小便黄赤，大便秘结；舌质红，苔黄腻，脉弦滑。

治法：清热利湿，解毒驱梅。

方药：龙胆泻肝汤酌加土茯苓、虎杖。

B. 血热蕴毒证。

证候：多见于二期梅毒。周身起杨梅疮，色如玫瑰，不痛不痒，或见丘疹、脓疱、鳞屑；兼见口干咽燥，口舌生疮，大便秘结；舌质红绛，苔薄黄或少苔，脉细滑或细数。

治法：凉血解毒，泻热散瘀。

方药：清营汤合桃红四物汤加减。

C. 毒结筋骨证。

证候：多见于杨梅结毒。患病日久，在四肢、头面、鼻咽部出现树胶肿，伴关节、骨骼作痛，行走不便，肌肉消瘦，疼痛夜甚；舌质暗，苔薄白或灰或黄，脉沉细涩。

治法：活血解毒，通络止痛。

方药：五虎汤加减。

D. 心肾亏虚证。

证候：多见于心血管梅毒患者。心慌气短，神疲乏力，动则气喘；舌质淡有齿痕，苔薄白而润，脉沉弱或结代。

治法：养心补肾，祛瘀通阳。

方药：苓桂术甘汤加减。

5. 预防与调护

（1）加强梅毒危害及其防治常识的宣传教育。

（2）严禁卖淫、嫖娼，对旅馆、浴池、游泳池等公共场所加强卫生管理和性病监测。

（3）做好孕妇胎前检查工作，对梅毒患者要避孕，或及早终止妊娠。

（4）对高危人群定期检查工作，做到早发现、早治疗。

（5）坚持查出必治、治必彻底的原则，建立随访追踪制度。

（6）夫妇双方共同治疗。

第三节　瘤、岩（肿瘤疾病）

一、概述

瘤是瘀血、痰滞、浊气停留于机体组织间而产生的结块。其临床特点是：局限性肿块，多生于体表，发展缓慢，一般没有自觉症状。瘤的名称很多，《灵枢》中有筋瘤、肠瘤、脊瘤、肉瘤等。内脏肿瘤后世文献多归属于症瘕范畴。生于体表的肿瘤《医宗金鉴·外科心法要诀》分为6种，即气瘤、血瘤、筋瘤、肉瘤、骨瘤、脂瘤，相当于西医的部分体表良性肿瘤。

岩是发生于体表的恶性肿物的统称，为外科疾病中最凶险者。因其质地坚硬，表面凹凸不平，形如岩石而得名。古代的“癌”、“岩”、“邑”、“靡”等字义相同且通用。其临床特点是：多发于中老年人，局部肿块坚硬，高低不平，皮色不变，推之不移，溃烂后如翻花石榴，色紫恶臭，疼痛剧烈，难于治愈，预后不良，故有绝症之称。

二、各论

本节瘤、岩合述，并专论血瘤、肉瘤、肾岩。

（一）瘤、岩

1. 病因病机

瘤、岩是全身性疾病的局部表现，其发病原因较复杂，但归纳起来不外内因、外因两个方面。外因为六淫之邪，内因为正气不足和七情所伤。由于致病因素的作用，导致机体阴阳失调，脏腑功能障碍，经络阻塞，气血运行失常，气滞血瘀、痰凝毒聚等相互交结而导致瘤、岩的发生。兹将其常见病因病机分述如下：

（1）六淫之邪。六淫之邪为四时不正之气乘虚内侵，导致气血凝结，阻滞经络，影响内脏的正常功能，邪浊与郁气、积血相合为病，留积不散，久之结为瘤、岩。

（2）情志郁结。七情所伤，情志抑郁不畅，内脏的气机失于正常运行，气滞日久，必致血瘀，气滞血瘀长期蕴结不散，可逐渐形成瘤、岩。

（3）脏腑失调。脏腑功能失调，正气虚弱，邪气留滞而致气滞血瘀，痰凝毒聚，互相搏结而致瘤、岩。

（4）饮食不节。恣食辛辣厚味，脾胃受损，水湿不化，津液不布，湿蕴日久而成湿毒；或兼受邪火熬灼，凝结成痰，痰浊积聚而为瘤、岩。

上述病因病机中，瘤主要是邪气偏盛，岩主要是正气不足，即机体抗病力减低。加之邪毒侵袭，日积月累，导致瘤、岩的形成，正如明代李中梓《医宗必读》所言："积之成者，正气不足，而后邪气踞之。"总之，瘤、岩病因病机的特点是：本虚而标实，正气亏虚为本，气滞、血瘀、痰凝、湿热或阴毒结聚为标。

西医学认为：瘤、癌是由多种原因引起人体细胞的增生而形成的异常新生物。这种增生组织的细胞具有异常的结构和功能，其生长能力旺盛，与整个身体的代谢不协调，对人体的危害很大。由正常细胞增生而转变为癌细胞的过程叫做"癌变"，这个转变过程的本质、原理及经过，叫做"癌变原理"，即癌的发病机理。目前尚未能找出恶性肿瘤的单一病因，但多数学者认为，除了各种致癌因素以外，癌症的发病与病人的易感性和遗传因素密切相关。

2. 鉴别诊断

一般体表的瘤、岩在早、中期或未溃之前多以实证为主，晚期或瘤、岩溃后则以虚证为主。根据临床辨证规律一般分如下证型：

（1）气郁痰凝证。局部肿块硬韧，尚可活动，患部皮色不变，无痛；伴有胸闷，胁胀，纳差，精神抑郁等症状；舌质淡红，苔薄白或微黄腻，脉细弦。

（2）寒痰凝聚证。局部肿块质硬，表面光滑有弹性，肿块活动度较差，患部皮肤色白，无痛，肤温不高；伴周身倦怠，胸闷不舒，畏寒怕冷；舌质淡，苔白或白腻，脉沉而滑。

（3）气血瘀滞证。肿块坚硬，表面高低不平，推之不动，自觉疼痛或刺痛及胀痛，局部青筋显露；伴胁胀不适，易烦躁；舌质暗红或有瘀斑，苔薄黄，脉弦或涩。

（4）毒热蕴结证。肿块增大，压痛，患处皮肤色红，肤温较高，或肿块溃烂，状如翻花，时流血水，痛如火燎，分泌物有恶臭味；伴发热，心烦，口渴，尿黄，大便干结；舌质红，少苔或苔黄，脉弦滑或滑数。

（5）正虚邪实证。多见于岩的晚期。肿块增大、增多，向邻近或远处转移，或岩肿溃烂，渗流血水，疮面灰暗，高低不平，易出血，久不收口；伴全身消瘦，发热，面色恍白，身体倦怠，不思饮食等；舌质淡红，苔薄而微黄或少苔、无苔，脉细数。

3. 治疗

（1）内治。

①气郁痰凝证。治宜理气解郁，化痰散结。方用开郁散、通气散坚丸加减。常用药物有：陈皮、青皮、香附、枳壳、枳实、柴胡、橘核、郁金、厚朴、川贝母、浙贝母、法夏、僵蚕、白芥子、胆南星、夏枯草等。

②寒痰凝聚证。治宜温经散寒，化痰散结。方用阳和汤、万灵丹加减。常用药物有：鹿角胶、熟地、麻黄、白芥子、细辛、肉桂、台乌药、全蝎、浙贝母、法夏、乳香、没药、橘核、香附等。

③气血瘀滞证。治宜活血化瘀，软坚散结。方用活血散瘀汤或散肿溃坚汤加减。常用药物有：丹参、川芎、桃仁、红花、赤芍、水红花子、五灵脂、三棱、莪术、水蛭、虻虫、土鳖虫、乳香、没药、苏木、鬼箭羽等。

④毒热蕴结证。治宜清热解毒，软坚散结。方用五味消毒饮合当归芦荟丸加减。常用药物有：十大功劳叶、黄檗、半枝莲、白花蛇舌草、肿节风、黄连、黄芩、夏枯草、鳖甲、七叶一枝花、龙葵、半边莲、川贝母、胆南星、银花、蒲公英、紫花地丁等。

⑤正虚邪实证。治宜益气养血，解毒散结。方用保元汤或生脉饮合散肿溃坚汤加减。常用药物有：太子参、西洋参、人参、生黄芪、当归、炒白术、茯苓、沙参、麦冬、制首乌、黄精、菟丝子、仙灵脾、白花蛇舌草、肿节风、半枝莲、蒲公英、半边莲等。

（2）外治法。

①可辨证选用阳和解凝膏、冲和膏、金黄膏、阳毒内消散、阴毒内消散、桂麝散、红灵。

②紫金锭、小金丸、新癀片等可分别研末，以茶水调涂肿块部位。

③对于溃疡面，可选用红升丹、白降丹或三品一条枪药线等，使癌瘤组织分离、脱落，外敷藤黄膏。腐肉已尽者可用生肌白玉膏或生肌红玉膏。

（3）其他治疗。

①手术治疗。根据病情选择手术，以切除肿块为目的。

②激光与冷冻疗法。可使癌性溃疡的癌组织坏死脱落。

③放疗与化疗。选用放射治疗，对癌细胞敏感者，可直接杀灭癌细胞。

④可适当应用抗肿瘤药物。

4. 预防与调护

（1）保持心情舒畅，切忌七情过度。

（2）保护与改善环境，有效防止污染，避免接触放射与化学毒性物质。

（3）对于肿块及溃疡等要及时检查，以便早期发现，早期治疗。

（4）对癌瘤病人重视精神护理，解除患者的紧张情绪和精神负担。节制烟酒，加强营养，适当锻炼，有益于抗病能力的提高。

（二）血瘤

血瘤是指体表血络扩张，纵横丛集而形成的肿瘤。可发生于身体任何部位，大多数为先天性，其特点是病变局部色泽鲜红或暗紫，或呈局限性柔软肿块，边界不清，触之如海绵状。相当于西医的血管瘤，常见的有毛细血管瘤和海绵状血管瘤。

1. 病因病机

中医认为心主血脉，脾统血，肝藏血，肾藏精，精血可相互化生。血瘤发病多与火邪为患密切相关。

（1）肾伏虚火。两精相搏，以气相传，因禀受父母肾中之伏火而引动心、肝之火，迫血妄行，复感外邪，相搏而瘀结成瘤。

（2）心火妄动。《薛氏医案·外科枢要》说："心裹血而主脉，……若劳役火动，阴血沸腾，外邪所搏而为肿者，其自肌肉肿起，久而有赤缕，或皮俱赤，名曰血瘤。"过于劳累，可耗伤肾阴及津液，肾水不能上济心火，致心火亢盛，煎熬阴血，迫血离经妄行，复感寒湿之邪，凝聚成瘤。

（3）肝火燔灼。郁怒伤肝，疏泄太过，肝火内动，必燔阴血，阴血沸腾走窜，感受寒湿之邪，相搏而成血瘤。

（4）脾不统血。脾为气血化生之源，又可统摄血液。若脾气亏虚，则统摄失司，血液可以离经；脾虚运化失职，水湿凝聚生痰，离经之血与痰相搏，淤积而成血瘤。

2. 鉴别诊断

血痣。血痣指压其色泽和大小无明显改变，应与毛细血管瘤区别。

3. 治疗

瘤体局限者可行手术切除，或配合外治和其他疗法。

（1）辨证论治。

①内治。

A. 心肾火毒证。

证候：多发于头面或大腿部，肿块呈丘疹或结节状，表面呈红色，易出血，常因情志不遂或郁怒而发生胀痛；可伴心烦易怒、咽干口苦等症；舌质红，苔微黄，脉弦细数。

治法：清肝泻火，祛瘀解毒。

方药：丹栀逍遥散合清肝芦荟丸加减。

B. 脾统失司证。

证候：肿瘤体积不大，边界不清，表面色红，好发于下肢，质地柔软易出血伴肢软乏力，面色萎黄，纳食不佳等；舌质淡，苔白或白腻，脉细。

治法：健脾益气，化湿解毒。

方药：顺气归脾丸加减。

②外治。

A. 对小面积毛细血管瘤及海绵状血管瘤可用五妙水仙膏外搽。

B. 清凉膏合藤黄膏外敷，包扎固定，1 日换药 1 次，以促其消散。

C. 若血瘤出血，可用云南白药掺敷伤口，既可止血，又具消散作用。

（2）其他疗法。

①注射疗法。消痔灵注射液加 1% 普鲁卡因按 1∶1 混合后注入瘤体，缓慢注入，至整个瘤体稍高起为止。每次用药 3～6 mL。隔 1 周可再注射 1 次。若瘤体尚未发硬萎缩，可用消痔灵 2 份、普鲁卡因 1 份，如上法进行注射。

②手术疗法。孤立病变可行手术切除。对病在头面部者要注意美容，以防术后留有瘢痕。

③冷冻疗法。对于浅表较小的血瘤可采用冷冻方法治疗。

④放射疗法。对于范围较大的血瘤也可应用放射治疗。

4. 预防与调护

（1）妊娠期间勿过食辛辣厚味，以免化热，引动胎火。

（2）注意防止血瘤破溃出血。

（三）肉瘤

肉瘤是发于皮里膜外，由脂肪组织过度增生而形成的良性肿瘤。其特点是软似棉，肿似馒，皮色不变，不紧不宽，如肉之隆起。相当于西医的脂肪瘤。西医所称的肉瘤是指发生于软组织的恶性肿瘤，如脂肪肉瘤、纤维肉瘤等，与本病有本质的区别，临证中不可混淆。

1. 病因病机

脾主肌肉，又主运化，思虑过度或饮食劳倦伤脾，脾失运化，痰湿内生，脾气不行，津液凝聚为痰，痰气郁结，发为肉瘤。或郁怒伤肝，肝失疏泄，肝克脾土，肝脾不和，气机不畅，瘀血阻滞，逆于肉理，乃生肉瘤。

2. 诊断

多见于成年女性，可发于身体各部，好发于肩、背、腹、臀及前臂皮下。大小不一，边界清楚，皮色不变，生长缓慢，触之柔软，呈扁平团块状或分叶状，推之可移动，基底较广阔，一般无疼痛。多发者常见于四肢、胸或腹部，呈多个较小的圆形或卵圆形结节，质地较一般肉瘤略硬，压之有轻度疼痛。

3. 鉴别诊断

气瘤（神经纤维瘤）常见于皮肤或皮下组织，单发或多发，肿块呈结节状，与神经走行有关，硬韧而有弹性。必要时可做活组织检查进行鉴别。

4. 治疗

小的肉瘤可不处理，瘤体较大者宜手术切除，可配合中医药治疗。

（1）辨证论治。

①内治。

气郁痰凝证。

证候：肿块多为单个，少数为多发，大小不一，生长缓慢；舌淡，苔白，脉滑。

治法：理气健脾，化痰散结。

方药：化坚二陈丸合十全流气饮加减。

②外治。用阳和解凝膏掺黑退消外贴。

（2）其他疗法。

瘤体柔软如棉，推之可移动，皮色不对有明显增大趋势，或伴有疼痛，或瘤体较大者，宜行手术切除。

5. 预防与调护

（1）注意合理饮食，勿过食辛辣炙煿、肥甘厚味之品。

（2）调畅情志，节制恼怒。

（四）肾岩

阴茎属肾，岩肿生于阴茎，故名“肾岩”。由于肾岩日久疮面溃破，形如去皮之石榴，如花瓣翻开，故又称“肾岩翻花”。相当于西医的阴茎癌。

1. 病因病机

阴茎为肾所主，足厥阴肝经循少腹绕阴器，肝主筋，阴茎为宗筋所聚，故肾岩的发生与肝肾关系密切。

（1）湿浊瘀结。因肾气内虚而不能主阴茎，外感寒湿邪毒或肝经湿热之邪乘虚下注阴茎，使湿热浊邪结于前阴，局部经络阻塞、气血凝滞而发为本病。

（2）火毒炽盛。湿热浊邪瘀久化热成毒，肝胆之火或心火移热于小肠，滞于阴茎，皆可使阴茎发生肿块、结节，热盛则肉腐，致结节可溃烂、翻花。

（3）阴虚火旺。素体肝肾亏虚，加之火毒日久耗散阴血津液，阴虚火旺，则发生低热、贫血、消瘦等症状。

西医认为包茎或包皮过长与阴茎癌的发病有密切关系。由于包皮垢长期刺激阴茎头、包皮内板，导致细胞过度增殖，终致本病的发生。此外，阴茎癌的前期病变如阴茎白斑病、乳头状瘤、尖锐湿疣等，如不及时治疗，也可能诱发阴茎癌。

2. 诊断

（1）临床表现。

本病多发于中老年人，多有包茎史。初起时在包皮系带附近、阴茎头部、冠状沟部或尿道口处，可见丘疹、红斑、结节、疣状增生等，逐渐增大、刺痒。晚期可发生破溃，状如翻花石榴子样，并有恶臭分泌物，疼痛加重。严重者阴茎溃烂脱落。

患者有30%以上发生淋巴结转移，以腹股沟淋巴结最多见。但也可波及髂外及直肠周围淋巴结等。本病早期一般无明显全身症状，晚期可出现发热、消瘦、贫血等症状。

（2）辅助检查。

行病理切片检查可以明确诊断。

3. 治疗

本病以手术治疗为主，可配合中医辨证论治或其他疗法。

（1）辨证论治。

①内治。

A. 湿浊瘀结证。

证候：阴茎龟头或冠状沟出现丘疹或菜花状结节，逐渐增大，痒痛不休，溃后渗流血水，有的可发生腹股沟淋巴结肿大；伴畏寒，乏力，小便不畅，尿道涩痛；舌质淡红，苔白微腻，脉沉弦。

治法：利湿化浊，解毒化瘀。

方药：三妙丸合散肿溃坚汤加减。

B. 阴虚火旺证。

证候：多见于肾岩手术、放化疗后，或病变晚期，阴茎溃烂脱落；伴口渴咽干，疲乏无力，五心烦热，身体消瘦；舌红，少苔，脉细数。

治法：滋阴降火，清热解毒。

方药：知柏地黄丸合大补阴丸加减。

②外治。

A. 岩肿溃烂不洁，用五五丹或千金散撒于疮面，或用红灵丹油膏外敷，每日1~2次更换，腐蚀至癌肿平复后，改用九一丹。如创面渗血可掺海浮散，外敷生肌玉红膏。创面清洁后，改用红油膏或白玉膏。

B. 皮癌净外敷，1日1次或隔日1次。

C. 氟尿嘧啶软膏，外搽患部，1日2次。

（2）放疗。

（3）手术。

4. 预防与调护

（1）保持包皮内清洁卫生，避免积垢。

（2）包茎、包皮过长者宜尽早实行包皮环切术。

（3）及时处理癌前期病变，如乳头状瘤、尖锐湿疣、黏膜白斑、阴茎皮角等，对可疑癌变者，应作病理学检查。

第九章　周围血管疾病专题知识

第一节　血栓闭塞性脉管炎

一、概述

血栓闭塞性脉管炎（Thrombo Angiitis Obliterans，简称 TAO）是临床上较为常见的周围血管疾病，多发生于青壮年男性，是一种全身性疾病，对人们身体健康危害极大，致残率很高，少数病例病变可累及重要脏器血管。该病在我国的发病率较高，据估计约为十万分之八，尽管近年来发病率有所降低，但仍然是最常见的末梢动脉闭塞性疾病之一。

（一）现代医学对血栓闭塞性脉管炎的认识

1924 年 Buerger 对 500 例病历资料作了深入研究和全面分析，确认该病为一种独立的疾病，并命名为血栓闭塞性脉管炎，提出了病变先有动脉急性炎症，随后形成血栓和全动脉炎病理改变的新概念。该病是以肢体中小动静脉为主的，节段性周期发作的慢性闭塞性的血管炎性病变，最终因严重的肢体缺血、营养障碍而发生肢体坏疽。

（二）中医学对血栓闭塞性脉管炎的认识

血栓闭塞性脉管炎属于中医学的“脉痹”、“脱疽”范畴。早在两千年前成书的《黄帝内经·痈疽篇》中就有“发于足趾名曰脱痈。其状赤黑，死不治，不赤黑，不死。不衰，急斩之，不则死矣”的记载，认识到包括血栓闭塞性脉管炎在内的“脱痈”疾病的临床特点和手术治疗原则。汉代《神医秘传》记载：“此症发生于手指或足趾之端，先痒而后痛，甲现黑色，久则溃败，节节脱落……”并提出被后人誉为“四妙勇安汤”的中药方剂。南北朝时最早的外科专著《刘涓子鬼遗方》将该病更名为“脱疽”，此后历代医家对该病的病因、病机、临床表现和治疗方法均有详细论述，为认识和治疗“脱疽”积累了宝贵的经验。

二、病因和发病机理

（一）现代医学的病因病理

1. 病因

血栓闭塞性脉管炎的发病原因尚未完全明确，对以下的病因和因素许多学者有相近的认识。

（1）吸烟过敏。吸烟是血栓闭塞性脉管炎发病的重要原因，绝大多数患者有吸烟史，占患病人数的88.7%～98.2%。在70多年前就有动物实验证明烟草对血管有损害作用。近年来许多学者提出烟草过敏学说，动物实验证实在充满烟雾的环境中，或用烟草浸出液给动物注射，可使实验动物致敏，发生变态反应，动脉闭塞，肢体坏疽率为33%。烟草中的尼古丁可使血管强烈收缩，肢端皮温降低，毛细血管痉挛，血流缓慢，敏感者可使血流完全中断。完全戒烟后疾病复发率明显降低。

（2）寒冷与潮湿。血栓闭塞性脉管炎多发生于寒冷地带，大多数患者对寒冷、潮湿极为敏感，在寒冷季节发病或使病情加重，所以寒湿是诱发该病的重要因素。据我国有关资料统计，有受寒受冻史者占22%～89.7%。寒冷对机体的影响不仅取决于温度的高低，而且还取决于机体对寒湿环境的耐受能力和反应程度。一般认为机体内部已存在发病基础，再由寒冷、潮湿环境作用而诱发疾病。

（3）性激素的影响。患血栓闭塞性脉管炎者绝大多数是20～40岁的男性，此阶段是男性激素活动旺盛时期。王嘉桔统计我国7 772例血栓闭塞性脉管炎，女性患者占5.5%，并且文献中的女性病例常缺乏充分的诊断依据。许多动物实验也证实难以使雌性动物发生肢体缺血性坏死。男女之间发病率如此悬殊，几乎是青壮年男性的特有疾病，所以认为男性激素容易促进血管病变的发生，而雌激素对血管具有一定的保护作用。

（4）遗传因素。据文献报告有家族父子、兄弟等先后发病，我国有10篇文献记载了30个家族65例发生血栓闭塞性脉管炎。国外学者用免疫方法检测发病家族的白细胞相关抗原（HLA）有相同的类型，阳性率可高达30.5%～42.9%，此种抗原受遗传因子支配。所以认为该病的发生存在着遗传因素。

（5）营养不良。有人注意到营养不良，饮食中缺乏某些营养物质（如维生素和微量元素），与血栓闭塞性脉管炎的发病有较为密切的关系。临床统计发现，营养不良是该病的重要因素之一，随着生活水平的提高，其发病率呈下降趋势。

（6）损伤因素。根据临床资料统计和动脉造影检查，认为机械损伤、关节和肌腱活动时挤压、牵拉动脉等，对血管有压迫损伤作用。所以，损伤是促进血栓闭塞性脉管炎发病的一个因素。

2. 发病机理与病理

血栓闭塞性脉管炎的发病机理比较复杂，曾有血管神经功能紊乱、肾上腺机能亢进等许多学说。20 世纪 60 年代有人提出免疫学说，近 30 年来国内外学者针对免疫学机制进行了广泛的实验和临床研究，为本病的发病机理提供了更多的依据。根据研究资料综合分析认为，血栓闭塞性脉管炎的发病机理可能是：在发病原因和诱发因素的影响下，特别是烟草中含有的一种半抗原，与体内载体蛋白结合而具有抗原性，使 T 淋巴细胞，特别是 T 抑制细胞功能低下，促进 B 淋巴细胞功能增强，从而产生相应的抗体，与抗原结合形成免疫复合物，沉积于靶器官（肢体中小动脉为主），激活补体系统产生过敏毒素，造成血管壁损害，促使炎性细胞浸润，释放溶酶体酶，在吞噬清除免疫复合物的同时也损伤自体动脉，使隐蔽抗原暴露产生相应的抗动脉抗体，并与动脉抗原结合为免疫复合物沉积于血管壁，进而加重血管内膜的损伤，使前列环素和抗凝血物质合成减少，血栓素 A2 增多，引起血管痉挛，血小板黏附性和聚集性增强，血浆因子相关抗原值增高，抗凝血酶减少等变化，并在动脉炎症性狭窄的基础上形成血栓，最终导致闭塞性血管炎的发生。

近年有些学者观察了血栓闭塞性脉管炎患者红细胞的免疫状态，认为红细胞免疫促进因子（RFER）活性降低，而红细胞免疫抑制因子（RFIR）活性增加，红细胞免疫抑制状态严重，并且与病情轻重和疾病期别密切相关。在对狼疮抗凝因子的研究中，观察到血栓闭塞性脉管炎患者的阳性率明显高于正常，并与病情相关，Ⅱ期和Ⅲ期患者的阳性率明显高于Ⅰ期患者，认为狼疮抗凝因子在血栓闭塞性脉管炎的病理性血栓发生过程中起着重要作用。

血栓闭塞性脉管炎为全身性血管疾病，病理变化是以肢体动脉为主的节段性非化脓性全动脉炎，并伴有血栓性闭塞。严重者可以累及肢体静脉，并发游走性血栓性浅静脉炎，极少数患者可累及心脏、脑、肾、肠系膜动脉。急性期病变动脉内膜出现非化脓性炎症，继之有淋巴细胞、中性粒细胞浸润，内皮和中层纤维细胞增生，管腔狭窄，并有新鲜血栓形成。炎症累及动脉全层，形成狭窄性全动脉炎，与周围组织粘连。血管外膜及周围组织的交感神经受炎症影响而引起反射性血管痉挛。慢性期病变动脉腔内血栓发生机化，成纤维细胞增生，纤维化的动脉壁和机化血栓粘连、紧缩，使血管内弹力层明显增厚，血管迂曲，但很少断裂和破坏。血管各层和周围组织炎症逐渐减轻，动脉外纤维组织广泛增生，包绕伴行静脉和神经。

由于动脉同时或先后受损害，会看到急、慢性病变同时存在，两段病变动脉之间的血管正常，动脉阻塞部位的近心端有急性红色血栓形成。病变血管有免疫病理学变化，抗动脉抗体的阳性率很高；用直接荧光法检测动脉全层均有抗人免疫球蛋白 IgG、IgA、IgM 和补体 C3 沉积；电镜可看到病变血管有免疫复合物团块沉积。肢体组织的病理变化与缺血程度呈一致关系。缺血严重出现组织营养障碍，皮肤、肌肉萎缩、趾甲变形、骨质疏松，或发生组织坏疽及神经病变。

（二）中医病因病理

血栓闭塞性脉管炎属中医“脉痹”、“脱疽”范畴，中医学认为该病与脏腑、经络和营卫气血关系密切。本病因感受寒湿，寒邪客于经脉，寒凝血瘀，气血不行，壅遏不通而致。或因情志内伤，饮食失节，虚损劳伤以致脏腑功能失调，心阳不足，心血耗伤，血脉运行不畅；肾水亏损，心火偏亢，则心肾失调，致元气大亏，气血运行不畅；脾肾阳虚，运化失司，不能散精于血脉；肝气郁结，不得疏泄，久则营卫气血运行失调，气滞血瘀，经脉淤阻，气血不达四末而发生本病。脏腑功能失调，经络气血功能紊乱，血脉痹阻，是发病的内因，起主导作用，但寒冷、吸烟、外伤等外在因素也不应忽视，它可促使机体抗病能力的降低，从而内外合邪，诱发本病。

三、临床诊断

（一）诊断要点

1. 病史

血栓闭塞性脉管炎大多数为 20 ~ 40 岁的青壮年男性，绝大多数有长期吸烟史，在寒冷季节发病者居多。起病缓慢，病程较长，多有数年的缓慢演变过程。发病时以单侧下肢较多见，足部和小腿发凉、怕冷、疼痛、间歇性跛行，逐渐出现肢体营养障碍，严重者可发生溃疡或坏疽。

2. 临床表现

血栓闭塞性脉管炎临床症状、体征的轻重与肢体缺血程度有关，而缺血程度又取决于肢体动脉阻塞的部位、快慢、程度、范围和侧支循环建立的状况。我国目前采用Ⅲ期三级的临床分期方法。

第Ⅰ期（局部缺血期）。病变肢体末端发凉、怕冷、麻木、轻度疼痛。患者行走一定距离足底或小腿肌肉酸胀、疼痛，被迫停止行走；休息 3 ~ 5 min 疼痛缓解后仍可行走，步行同等距离又发生疼痛，故称为间歇性跛行。趾（指）部皮色变苍白，皮肤温度低，泛红试验阳性。末梢动脉搏动减弱或消失，伯格氏征阳性。部分患者可反复发生游走性血栓性浅静脉炎。

第Ⅱ期（营养障碍期）。患肢发凉、怕冷、麻木、疼痛和间歇性跛行等第

Ⅰ期症状加重，有静止痛，夜间疼痛剧烈，抱足而坐，终夜难眠。足部皮肤营养障碍表现皮色苍白、潮红、紫红或青紫，足汗减少或无汗出，趾甲生长缓慢、干脆、变形，皮肤干燥、脱屑、萎缩、弹性降低，汗毛脱落、稀疏，常有小腿肌肉萎缩。末梢动脉搏动消失。缺血严重者可伴有缺血性神经炎。

第Ⅲ期（坏疽期）。由于病变肢体严重缺血，肢端发生溃疡或坏疽，常从足趾开始，逐渐向上蔓延，坏疽呈干性或湿性，大多数局限在足趾或足部，也可累及足踝部或小腿。单独足背或足跟发生溃烂坏疽者，多与外伤、外用刺激性药物等有关。坏疽合并感染，肢体溃烂，则出现疼痛剧烈难忍，体温升高，意识模糊，食欲减退，身体日渐衰弱、消瘦，抗病能力降低和严重贫血。坏疽的足趾脱落后，遗留溃疡而经久难愈。根据肢体坏疽的程度和范围，可分为三级：

一级坏疽：坏疽仅限于趾跖或掌指关节远端；

二级坏疽：坏疽扩延到上述关节以上；

三级坏疽：坏疽扩大到足背、踝或腕关节以上部位。

另外，王嘉桔根据病变类型提出以下分类方法：

（1）稳定期。近期内肢体缺血表现呈稳定、好转状态。

（2）活动期。肢体缺血加重或明显恶化；溃疡、坏疽范围扩大；间歇性跛行距离缩短，疼痛加重；出现游走性血栓性浅静脉炎。血液流变学、免疫学和动脉血流动态检查显示病势趋于恶化。

（3）迁延期。临床表现处于上述两型之间，病情稳定或兼有小的反复。

（4）严重坏疽感染期。就诊太晚或处理不当的Ⅲ期二、三级患者，发生大面积湿性坏疽和严重感染，出现高热、剧痛、脉快、脱水、贫血、衰竭等全身毒血症表现。血液学检查可见贫血、白细胞增多。

这种分类方法可以为根据病情变化进行重点治疗提供依据，使治疗目的性更强，更具有针对性。

在国外一般采用 Fontaine 临床分期法：

第一期：已经诊断为肢体动脉阻塞或狭窄，但患者无自觉症状；即使剧烈活动，患肢仍有足够血流量。

第二期：间歇性跛行。患肢血流量受限，剧烈活动时不能维持足够的血供。

第三期：静息疼痛。尚存的血流量低于静息状态时组织代谢的需要。

第四期：肢体坏死或坏疽。不能提供组织存活必需的血流量，肢端及其局部组织出现营养障碍改变。

3. 辅助检查

血栓闭塞性脉管炎患者在病变活动期血液流变学检查常有血液黏度、血小板黏附和聚集性、纤维蛋白原值等异常；血液凝固学检查可有纤溶酶原活性、AT－Ⅲ、6－酮－PGF1α/TXB2 比值异常；T 淋巴细胞亚群、免疫球蛋白、抗动脉抗体和免疫复合物等检测有阳性发现，对诊断和病情分析有重要意义。

在非创伤性血流动力学检查方面可以提供很有价值的资料，如肢体多普勒超声、节段动脉压、踝/肱压力指数、肢体血流图和肢体血管彩色超声等检测，可以确定肢体动脉闭塞部位、程度、肢体组织血流状态及侧支血管形成情况，对了解病变程度、估计预后可提供帮助，但对诊断该病无特异性意义。

（二）诊断标准

（中国中西医结合学会周围血管疾病专业委员会 1995 年制定）

（1）几乎全为男性，发病年龄 20～40 岁。

（2）有慢性肢体动脉缺血性表现：发凉、怕冷、麻木、间歇性跛行、瘀血、营养障碍改变等，常累及下肢，上肢发病者少。

（3）40%～60%有游走性血栓性浅静脉炎病史和体征。

（4）各种检查证明，肢体动脉狭窄、闭塞的位置多在腘动脉及其远端动脉（常累及肢体中小动脉）。

（5）几乎全有吸烟史，或有受寒受冻史。

（6）在疾病活动期，患者血液中 IgG、IgA、IgM、抗动脉抗体、免疫复合物阳性率增高，T 细胞功能指标降低。

（7）动脉造影：病变多在股腘动脉及其远端动脉多见，动脉呈节段性闭塞、狭窄，闭塞段之间的动脉和近心端动脉多属正常，动脉闭塞的近远端多有树根形侧支循环动脉。

（三）鉴别诊断

1. 闭塞性动脉硬化症

主要发生于 45 岁以上的中老年人，男性居多，男性与女性的比例为 7∶1，常伴有高血压、冠心病和脑血管病变。双下肢同时发病，或四肢均发生病变，肢体大、中、小动脉均有病变，以下肢动脉多见。四肢动脉和颞浅动脉有弦硬和扭曲现象，锁骨上窝和股动脉、腹主动脉常有血管杂音。动脉造影显示动脉迂曲，内膜不光滑，斑块性狭窄或节段闭塞。眼底检查常有视网膜动脉硬化征象；化验检查血脂增高。

2. 糖尿病性肢体血管病

患者有糖尿病史，或无临床症状，但化验检查血糖和尿糖高，常伴有动脉粥样硬化。多有周围神经病变，感觉障碍，晚期常出现肢体坏疽和难以控制的感染，坏疽多呈湿性，发展迅速；严重者可并发肾病、肝病、视网膜血管病变和心脑血管病变。肢体血管既有大中动脉狭窄、闭塞等病变，同时也有微血管病变。

3. 大动脉炎

患者多为青少年女性，主要侵犯主动脉及其主要分支动脉。在上肢常见患肢酸软无力，桡动脉搏动消失（无脉症），血压测不到，或双上肢血压差在1.33～2.0 kPa（10～15 mmHg）以上；在下肢可有发凉、怕冷、间歇性跛行，一般很少发生缺血性坏疽。活动期伴有低热、盗汗、贫血、关节疼痛和血沉加快。在颈部、腹部和背部能听到血管杂音。动脉造影见头臂动脉起始部和腹主动脉及主要分支动脉狭窄、闭塞，主动脉呈迂曲、狭窄、扩张性改变。

4. 雷诺氏病

最常见于青年女性，男性少见。常在寒冷、精神刺激或情绪波动时双手（下肢少见）阵发性发作对称性的苍白—紫绀—潮红，发作后恢复正常。由于指动脉反复痉挛会因营养障碍而使手指皮肤变僵硬，或指端发生局限性浅表点状溃疡，患肢动脉多无变化。雷诺氏病多继发于其他疾病，以结缔组织疾病为主。

5. 神经系统疾病

在下肢常见的相关神经系统疾病多与腰椎病变有关，如腰椎间盘突出、椎管狭窄和骨质增生等，由于神经根受压迫而发生间歇性跛行、感觉异常、畏寒、麻木、疼痛和肌肉萎缩，与血栓闭塞性脉管炎症状相似，但无明显肢体缺血表现和营养障碍，肢体动脉搏动良好。X 线摄片、CT 或磁共振检查可以明确诊断。

（四）临床疗效判定标准

（中国中西医结合学会周围血管疾病专业委员会 1995 年制定）

1. 近期疗效标准

（1）临床治愈。临床症状基本消失，肢体创面完全愈合，步行速度 100～120 步/分，能持续行走 1 500 m 以上；肢体末梢血液循环障碍及阻抗式血流图或光电血流图明显改善。

（2）显著有效。临床症状明显改善，肢体创面愈合或接近愈合，步行速度同上，能持续行走 500 m 以上；肢体末梢血液循环障碍及阻抗式血流图或光电血流图均有改善。

（3）进步。临床症状减轻，肢体创面接近愈合或缩小，步行速度同上，能行走 300 m 左右；肢体末梢血液循环及阻抗式血流图或光电血流图有改善。

（4）无效（包括恶化）。治疗一个疗程（3 个月）后，症状及体征无进步或病情继续发作、加重者。

2. 远期疗效标准

随访对象以近期疗效中的临床治愈及显著有效者为主。

（1）优。一般情况下无自觉症状，能以上述步行速度持续行走 2 500 m 以上，能进行正常工作，包括一般体力劳动。

（2）良。劳累后，天气变化及寒冷时仍有轻度临床症状，能以上述步行速度持续行走 500 ~ 1 000 m，能进行一般非体力劳动为主的工作。

（3）差。肢体缺血症状比较明显，甚至发生溃疡或坏死，经继续治疗无效或截肢者。

四、治疗

血栓闭塞性脉管炎是一种慢性顽固性疾病，病程长，治疗困难，极易复发，需长期坚持治疗。治疗原则是祛除一切致病和复发因素，控制病情发展，以中西药物和疗法来改善肢体血液循环，降低复发率和病残率。

（一）现代医学治疗

血栓闭塞性脉管炎的主要病理生理是肢体动脉闭塞，血液循环障碍，组织缺血。现代医学对该病的治疗主要是应用药物疗法和手术疗法改善肢体血液供应。

1. 药物治疗

近年来，血栓闭塞性脉管炎的手术治疗范围有所扩大，但单纯手术治疗并不能控制病情的发展，所以药物治疗仍然是主要的治疗方法。药物治疗虽然不能使闭塞的动脉再通，但可以通过扩张血管、去纤、降黏和抗栓等治疗，促进侧支循环建立，改善血液流变学状态，减轻肢体缺血，控制病情发展。

（1）扩张血管药物。主要作用于肾上腺素受体药物（受体阻滞剂和受体兴奋剂）和直接作用于小动脉平滑肌，扩张小动脉的药物。

①罂粟碱。每次 30 ~ 60 mg，每日 2 ~ 3 次，口服或肌肉注射。

②妥拉苏林。每次 25 mg，每日 3 ~ 4 次，口服；或每日 1 ~ 2 次，肌肉注射。

③酚妥拉明。每次 25 mg，每日 3 ~ 4 次，口服；或 5 mg，每日 1 ~ 2 次，肌肉注射或静脉注射。

④苯苄胺（酚苄明）。每次 10 mg，每日 3 次，口服。

⑤烟酸。每次 50 ~ 100 mg，每日 3 ~ 4 次，口服。

⑥抗栓丸（环扁桃酯）。每次 100 ~ 200 mg，每日 3 次，口服。

⑦己酮可可碱。每次 200 ~ 600 mg，每日 3 次，口服。

⑧丁酚胺。每次 25 ~ 50 mg，每日 3 ~ 4 次，口服。

（2）抗血小板药物。主要能抑制血小板膜上的磷脂酶、环氧化酶和血栓素 A2 合成酶，提高血小板内 cAMP 水平，从而抑制或降低血小板黏附性和聚集性，预防血栓形成。

①阿司匹林。每次 100 ~ 300 mg，每日 3 次，口服。

②消炎痛。每次 50 mg，每日 3 次，口服。

③低分子右旋糖酐。每次 500 mL，每日 1 ~ 2 次，静脉滴注，10 ~ 15 d 为 1 疗程，间隔 5 ~ 7 d。

④前列腺素 E1。每次 100 ~ 200 mg，每日 1 次，加入 0. 9% 生理盐水 500 mL 中静脉滴注，10 ~ 15 d 为 1 疗程，间隔 5 ~ 7 d；或 100 mg 加入 0. 9% 生理盐水 100 mL 中，股动脉注射，每日 1 次，连续应用 7 ~ 10 d。

⑤噻氯匹啶。每次 250 mg，每日 2 次，口服。

⑥潘生丁。每次 50 mg，每日 3 ~ 4 次，口服。

⑦维脑路通。每次 300 mg，每日 2 ~ 3 次，口服；或 400 mg 加入 5% 葡萄糖注射液 500 mL 中，每日 1 次，静脉滴注，连续应用 10 ~ 15 d。

（3）溶栓去纤药物。能直接或间接激活纤维蛋白溶解系统；使具有溶栓活性的纤溶酶溶解血栓中的纤维蛋白，达到溶解血栓的目的。在溶解纤维蛋白的同时，将血液中的纤维蛋白原降解，使全身纤溶功能亢进。用药期间应监测凝血酶原时间、血小板及血液流变学等指标的变化。

①尿激酶（急性动脉血栓形成时应用）。20 万 ~ 30 万 U 加入 5% 葡萄糖注射液或生理盐水 500 mL 中，静脉滴注，每日 1 次，连续应用 5 ~ 7 d。

②蝮蛇抗栓酶。0. 75 ~ 1. 0 U 加入 5% 葡萄糖注射液或生理盐水 500 mL 中，每日 1 次，静脉滴注，连续应用 10 ~ 15 d，间隔 5 ~ 7 d，进行下一疗程，可用 3 ~ 4 个疗程。

③消栓灵注射液。0. 84 ~ 1. 12 U 加入 5% 葡萄糖注射液或生理盐水 500 mL 中，每日 1 次，静脉滴注，连续应用 10 ~ 15 d，间隔 5 ~ 7 d，进行下一疗程，可用 3 ~ 4 个疗程。

④东菱克栓酶。5 U 加入生理盐水 500 mL 中，静脉滴注，隔日 1 次，应用 6 次后间隔 10 ~ 15 d，进行下一疗程。

（4）肾上腺皮质激素。一般不宜使用，但对病变活动期患者，为减轻炎性反应，控制血管炎症可以短期使用，用药 7 ~ 15 d。

①强的松。10 mg，每日 3 ~ 4 次，口服。

②地塞米松。0. 75 mg，每日 3 ~ 4 次，口服；或 10 ~ 20 mg，每日 1 次，静脉滴注。

③氢化可的松。100～200 mg，每日1次，静脉滴注。

（5）抗生素。在肢体溃疡或坏疽继发感染时，应根据细菌培养和药敏结果，选择使用有效的抗生素，肌肉注射或静脉滴注。

（6）支持疗法。血栓闭塞性脉管炎患者病程较长，长期病痛影响睡眠和饮食，体质较差，病情严重者应给予支持疗法，补充营养和维生素，纠正水、电解质紊乱，必要时补液、输新鲜血液。

2. 手术治疗

（1）腰交感神经节切除术。该手术能缓解肢体血管收缩张力，迅速解除动脉痉挛，增加血流量，促进侧支循环建立，改善肢体的缺血状态。适用于：①病情属早期病变者；②肢体动脉闭塞部位较低，不适宜动脉重建性手术者；③其他治疗方法效果不佳者；④作为其他血管重建术的辅助手术。

手术切除腰交感神经节的范围取决于肢体动脉闭塞部位的高低。血栓闭塞性脉管炎大多累及腘动脉以下中小动脉，所以切除范围一般是患侧2、3、4神经节，并应注意交感神经节的变异。对男性患者应避免切除双侧第1腰交感神经节，以免术后发生阳痿和射精功能障碍。该手术对血栓闭塞性脉管炎第Ⅰ、Ⅱ期患者近期改善症状效果较佳，远期疗效因受诸多因素影响而有所降低；对肢体动脉高位闭塞、病变广泛，侧支循环难以形成的晚期患者效果较差。所以，严格选择适用该术的患者，是提高手术治疗效果的关键。

（2）动脉血栓内膜剥脱术和动脉旁路移植术。血栓闭塞性脉管炎动脉病变的特点是全动脉炎，病变累及的多是肢体中小动脉，远端多无良好的流出道，所以绝大多数患者不适合施行这两种手术。手术适应证为：①动脉闭塞部位在股腘动脉，动脉造影提示胫前、胫后或腓动脉中至少有一支动脉通畅者；②肢体严重缺血，间歇性跛行明显，或有静息痛，或肢端发生溃疡、坏疽者。术后仍应坚持药物治疗。

（3）大网膜移植术。该手术分为带蒂大网膜移植术和游离大网膜移植术两种术式。将经剪裁延长的大网膜移位于患肢股部和小腿内侧筋膜下及皮下，利用大网膜的小动脉网与周围组织建立丰富的细小吻合支血管，从而改善患肢血液循环，增加肢体肌肉血液供应，缓解肢体缺血状态。该术适用于肢体小动脉广泛闭塞，不适宜动脉重建术的患者。但因手术创伤较大，患者难以接受而影响了该术在临床上的普及。

（4）动—静脉转流术。该手术又称为静脉动脉化手术，是利用高压的动脉血流来扩张静脉，使远端的静脉瓣膜关闭不全，将动脉血液沿静脉系统流向肢体远端，从而改善肢体的血液循环，缓解组织缺血，消除临床症状、体征。经常应用的有三种术式：

①低位深组静脉动脉化。在患肢股腘动脉下端闭塞的近心端与胫腓干静脉之间，移植一段自体静脉，二期手术结扎吻合口近心端静脉主干。血栓闭塞性脉管炎是一种复发性血管炎性闭塞性疾病，由于静脉动脉化吻合口位置较低，病变极易侵及吻合口近心端动脉，则造成吻合口闭塞，丧失供血途径。

②高位深组静脉动脉化。在髂或股动脉与股浅静脉之间以桥血管连接，同时缩窄或二期手术结扎吻合口近心端股浅静脉。由于手术将下肢静脉血液回流主干变为动脉供血途径，术后下肢静脉回流严重障碍，多发生肢体肿胀。

③浅组静脉动脉化。它是将大隐静脉倒置，两端分别与股动脉和内踝部大隐静脉远端吻合，或原位大隐静脉—股动脉吻合。

（5）足部坏疽、溃疡的处理。严重的缺血，组织营养不良引起患肢远端溃疡或坏疽，处理是否正确，影响着治疗结果和预后。处理方法的选择，应根据溃疡、坏疽的性质、范围和继发感染程度等全面考虑后决定。常用方法有坏死组织切除术、趾部分切除缝合术、植皮术和截肢术。麻醉方法宜采用硬膜外阻滞或腰麻，不宜采用局部麻醉。截肢平面根据坏疽范围和肢体血运状况而确定，手术不宜使用驱血带。

（二）中医治疗

中医药学在治疗“脱疽”疾病方面积累了丰富而宝贵的经验，自20世纪50年代开始，我国对血栓闭塞性脉管炎进行了重点研究，并取得了显著的成绩。

1. 辨证论治及其研究

（1）辨证论治。由于血栓闭塞性脉管炎各病变阶段的临床表现不同，对该病的临床辨证分型不尽相同。尚德俊根据临床实践体会，总结了以下分型论治。

①阴寒型。

主证：患肢冰凉，恼冷明显，肢端皮肤苍白或潮红；创口愈合而寒凝不退，患肢仍发凉、怕冷。舌质淡，苔薄白，脉沉迟或沉细。

主证分析：患者素体阳气亏虚，外感寒湿之邪，致使经脉受阻，气血凝涩，淤滞不行，阳气不达四末，故肢体发凉、怕冷；阳气亏虚则皮肤苍白，寒凝血瘀则皮色潮红。舌质淡，苔薄白，脉沉迟或沉细为阴寒过盛之象。此型多属血栓闭塞性脉管炎早期或恢复阶段。

治法：温经散寒，活血通脉。

方药：阳和汤加味。

熟地、黄芪、鸡血藤各30 g，党参、当归、地龙、干姜、赤芍、怀牛膝各15 g，鹿角霜（冲）、肉桂、白芥子、熟附子、炙甘草各10 g，麻黄6 g。

②血瘀型。

主证：患肢持续性固定性疼痛，局部皮肤呈紫红、暗红或青紫色，肢端皮肤有瘀斑、瘀点。舌质紫暗或有瘀斑，苔薄白，脉沉细涩。

主证分析：气血淤滞，经络阻塞，不通则痛，故患肢持续性固定性疼痛，局部皮肤呈紫红、暗红或青紫色，肢端瘀斑、瘀点。舌质紫暗、瘀斑，脉沉细涩为气血淤滞之象。此型多属血栓闭塞性脉管炎Ⅱ期。

治法：活血化瘀，通络止痛。

方药：活血通脉饮。

丹参 30 g，赤芍 60 g，金银花 30 g，土茯苓 60 g，当归 15 g，川芎 15 g。

③湿热下注型。

主证：患肢潮红、紫红、肿胀、疼痛，肢端溃疡或坏疽有轻度炎症表现，或患肢发生游走性血栓性浅静脉炎。舌质红，苔黄厚或黄腻，脉滑数。

主证分析：气滞血瘀，寒湿内蕴，郁久化热，湿热下注则患肢潮红、紫红、肿胀，或发生游走性血栓性浅静脉炎，经络淤滞不通，故疼痛；热盛肉腐，则肢端溃破或坏疽。舌质红，苔黄厚或黄腻；脉滑数为湿热之象。此型多属血栓闭塞性脉管炎Ⅲ期一级或病变活动期。

治法：清热利湿，活血化瘀。

方药：四妙勇安汤加味。

金银花 30 g，玄参 30 g，当归 15 g，赤芍 15 g，牛膝 15 g，黄檗 10 g，黄芩 10 g，山栀 10 g，连翘 10 g，苍术 10 g，防风 10 g，紫草 10 g，生甘草 10 g，木通 6 g。

④热毒炽盛型。

主证：患肢坏疽、溃疡继发严重感染，红肿热痛，脓液多，恶臭味，疼痛剧烈，抱足而坐，彻夜难眠，伴全身发热或高热、恶寒，烦渴引饮，便秘溲赤。舌质红绛，苔黄燥或黑苔，脉洪数或弦数。

主证分析：火热之毒结聚炽盛，气血凝滞，故肢体红肿热痛；热盛肉腐成脓，故溃烂、坏疽，脓多恶臭；经络阻塞，气血不通，故疼痛剧烈，彻夜难眠；火热内炽，故高热、恶寒；热盛灼津耗液，故烦渴引饮，便秘溲赤。舌质红绛，苔黄燥或黑苔，脉洪数为热毒炽盛之象。此刻多属血栓闭塞性脉管炎严重坏疽感染期。

治法：清热解毒，养阴活血。

方药：四妙活血汤。

金银花 30 g，蒲公英 30 g，地丁 30 g，玄参 15 g，当归 15 g，黄芪 15 g，生地 15 g，丹参 15 g，牛膝 12 g，连翘 12 g，漏芦 12 g，防风 12 g，黄檗 10 g，

黄芩 10 g，贯众 10 g，红花 10 g，乳香 3 g，没药 3 g。

⑤气血两虚型。

主证：患者久病虚弱无力，面色萎黄。患肢发凉、怕冷，肌肉消瘦，皮肤干燥，趾（指）甲干厚，生长缓慢，创口肉芽灰淡，久不愈合，脓液清稀。舌质淡。苔薄白，脉沉细无力。

主证分析：久病体弱，气血双亏，故面色萎黄，虚弱无力；气血不荣四末，故患肢发凉、怕冷，肌肉消瘦，皮肤干燥，爪甲不长；气血亏虚，新肉不生，故创口肉芽灰淡，脓液清稀，久不愈合，舌质淡，苔薄白，脉沉细无力为气血亏虚之象。此型多属血栓闭塞性脉管炎恢复阶段。

治法：补气养血，调和营卫。

方药：顾步汤加减。

黄芪、党参、鸡血藤、石斛各 30 g，当归、丹参、赤芍、牛膝、白术各 15 g，甘草 10 g。

（2）辨证论治的研究。近 40 年来，我国各地相继报道了治疗血栓闭塞性脉管炎的经验，其中对辨证论治进行了系统、深入的研究，并初步总结了治疗规律。天津津沧医院将血栓闭塞性脉管炎分为虚寒、淤滞、毒热和气血两虚四型辨证治疗。上海中医学院则分为寒湿、湿热、气血两虚三型论治。济南市中医院对 222 例血栓闭塞性脉管炎的治疗分为虚寒、气血淤滞、湿热、热毒和气血两虚五型辨证施治。黑龙江中医学院附属医院在治疗血栓闭塞性脉管炎时，结合西医分期，分为阳虚寒湿型（局部缺血期）、气滞血瘀型（营养障碍期）、阴虚毒热型（坏死期）进行辨证论治。江苏省中医研究所则分为脉络痹阻症、血瘀化热症、热毒壅滞症和湿热瘀结症辨证治疗。综合文献资料统计，临床治愈与显著好转率在 80% 左右，总有效率在 90% 左右。在临床治疗研究中，既注重对辨证论治分型治疗规律的总结，同时也注意到血栓闭塞性脉管炎为血瘀证疾病，活血化瘀疗法在临床治疗中得到充分应用，并开展了活血化瘀疗法及其作用原理的研究，肯定了活血化瘀对血栓闭塞性脉管炎的治疗效果，为临床选方用药提供了理论依据。

2. 专方治疗研究

（1）四妙勇安汤。

组成：金银花、玄参、当归各 30 g，甘草 15 g。

疗效：四妙勇安汤是治疗血栓闭塞性脉管炎的传统效方，各地多以此方为主，随证加减，治疗各型、各期患者，均取得满意的疗效，并由此方演化派生出许多针对血栓闭塞性脉管炎病变过程中各期、各型的有效方剂。在提高疗效、降低截肢率方面，取得了显著的成果，临床疗效肯定，被众多医家所推崇。

药理：四妙勇安汤具有消除血管炎症，缓解血管痉挛，促进周围血管扩张，增加肢体侧支循环，降低血浆黏度，加快红细胞电泳时间的作用。有清热解毒、活血化瘀之功。

（2）血管Ⅲ号颗粒剂。

组成：金银花、连翘、当归、赤芍、桃仁、红花、川芎、川牛膝、牡丹皮、延胡索、桂枝、蜈蚣。每次 10 g，每日 3 次，温开水冲服。2 个月为 1 疗程。

疗效：治疗血栓闭塞性脉管炎临床治愈率 43.5%，显效率 37%，总有效率 93.5%。在辨证分型中，寒湿型显效率 92.3%，血瘀型为 88.3%，毒热型为 62.5%。

药理：对血栓闭塞性脉管炎患者治疗前后血流动力学检测观察证实，该药具有降低动脉管腔狭窄和闭塞程度，增加肢体血流速度和局部血流量，促进侧支循环形成的作用，踝压指数明显改善，血管功能状态明显好转。有活血化瘀、清热解毒之效。

（3）脉络宁注射液。

组成：由玄参、牛膝等中药提取制成（国家中药保护产品）。

脉洛宁注射液 20～30 mL，加入 5% 葡萄糖注射液或生理盐水 500 mL 中，每日 1 次，静脉滴注，15 次为 1 疗程，间隔 5～7 d，再用下一疗程。

疗效：治疗血栓闭塞性脉管炎 157 例，其中Ⅲ期患者占 82.8%，临床治愈和显效率为 92.25%，总有效率为 97.45%，明显高于对照组。

药理：具有扩张血管，增加肢体血液流量，改善血液循环；降低血小板聚集性，延长凝血酶原时间，提高纤溶活性，降低纤维蛋白原含量，降低血液黏度，预防血栓形成；改善微循环，调节机体免疫功能。有补益肝肾、养阴清热、活血化瘀之功效。

3. 特效单味中药

（1）白花丹参注射液。

药理：能够扩张周围血管，降低血液黏度，加速红细胞流速，改善微循环和肢体血液循环，减少血液淤滞，并对控制血管炎症有一定作用。

疗效观察：白花丹参注射液 10 mL，加入 5% 葡萄糖注射液 500 mL 中，每日 1 次，静脉滴注，15 次为 1 疗程，可连续用 2 个疗程。治疗血栓闭塞性脉管炎 147 例，患肢血液循环改善，疼痛缓解，能促进溃疡愈合。临床治愈率 22.4%，有效率为 91.8%，疗效明显高于紫花丹参。

（2）瑞香素。

药理：具有扩张血管，促进侧支循环形成和改善肢体血液循环作用，并有良好的抗炎、抗凝、抗寒冻和镇痛作用。

疗效观察：瑞香素 300～600 mg，每日 3 次，口服，2 个月为 1 疗程。治疗血栓闭塞性脉管炎 112 例，患肢皮肤温度升高占 89.5%，泛红试验时间缩短占 75%，跛行距离增加占 68.3%，肢体血流图改善占 60.79%。临床治愈率和显效率为 87.3%。该药对寒凝血痹型治疗效果较好。

（3）毛冬青。

药理：有效成分黄酮甙可以直接作用于血管平滑肌，使外周血管扩张，缓解血管痉挛，促进肢体血液循环，并有抗菌消炎作用。

疗效观察：毛冬青 250～500 g，加水煎煮 1～3 小时，每日 1 剂，分 2 次口服。治疗血栓闭塞性脉管炎 319 例，临床治愈率为 28.9%，显效率为 18.9%，总有效率为 80.3%。该药对偏阳型患者效果较好。

4. 外治疗法

（1）熏洗疗法。

应用中药煎汤，乘热熏蒸和浸浴患肢，可以促进患肢侧支循环的建立，扩张血管，改善肢体血液循环，减轻疼痛，消除肢体肿胀及发凉、怕冷等症状，并有消除炎症、祛除腐败组织、清洁创口的作用，促进创面愈合。但是，在应用不当时，则有加重肢体末梢组织缺血的危险，而加速肢端坏疽的发生。对肢体坏疽处在发展阶段，未局限稳定者、干性坏疽及熏洗后创口疼痛者，禁忌应用熏洗疗法。

①活血止痛散。

药物：透骨草、延胡索、当归、姜黄、川椒、海桐皮、威灵仙、川牛膝、乳香、没药、羌活、白芷、苏木、五加皮、红花、土茯苓各 10 g。

方法：将以上药物装入纱布袋内，加水煎煮后，乘热熏洗患肢，每日 1～2 次，每次 40～60 分钟。该药适用于血栓闭塞性脉管炎第Ⅰ、Ⅱ期血瘀证较重或恢复阶段患者。具有活血散瘀、舒筋止痛的作用。

②回阳止痛洗药。

药物：透骨草 30 g，当归 15 g，赤芍 15 g，川椒 15 g，苏木 15 g，生南星 10 g，生半夏 10 g，生草乌 10 g，川牛膝 10 g，白芷 10 g，海桐皮 10 g。

方法：同活血止痛散。该药适用于血栓闭塞性脉管炎第Ⅰ、Ⅱ期或恢复阶段阴寒型的患者。具有温阳止痛、活血通络的作用。

③解毒洗药。

药物：蒲公英 30 g，苦参 12 g，黄檗 12 g，连翘 12 g，木鳖子 12 g，金银花 10 g，白芷 10 g，赤芍 10 g，牡丹皮 10 g，甘草 10 g。

方法：同活血止痛散。该药适用于血栓闭塞性脉管炎患肢发生溃疡或坏疽继发感染，已经局限稳定，创面脓液及坏死组织较多，局部红、肿、热、痛者。熏洗后创面清洁换药。具有清热解毒、活血消肿、祛腐排脓的作用。

④溃疡洗药。

药物：金银花 30 g，当归 30 g，白敛 30 g，苦参 24 g，黄檗 24 g，乳香 12 g，没药 12 g，石决明 12 g，赤芍 15 g，连翘 15 g，大黄 15 g，甘草 15 g。

方法：同活血止痛散。适用于血栓闭塞性脉管炎肢端慢性溃疡，久不愈合者。熏洗后创面常规换药。具有消毒排脓、祛腐生肌、收敛伤口的作用。

⑤脉管炎洗剂。

药物：附子、肉桂、麻黄、川椒、红花、当归、丹参各 30 g，细辛 20 g，毛披树根 60 g。

方法：同活血止痛散。适用于血栓闭塞性脉管炎初期或恢复阶段属阳虚血瘀型的患者。具有温通血脉、活血散瘀的作用。

⑥散瘀消肿汤。

药物：当归、川芎、赤芍、丹参、红花、金银花、黄檗各 20 g，冰片 2 g，樟脑 2 g，芒硝 50 g。

方法：同活血止痛散。适用于血栓闭塞性脉管炎Ⅱ期或伴有血栓性浅静脉炎属气血瘀滞型的患者。具有活血散瘀、消肿止痛的作用。

（2）针刺疗法。针刺疗法治疗血栓闭塞性脉管炎有一定的效果，具有通畅经络、调整气血的功效。能够调节血管神经功能，缓解肢体动脉痉挛，促进侧支循环形成，改善肢体血液循环。但应注意选择穴位需远离严重缺血区，不能在缺血区施行针刺治疗，特别是温针灸、三棱针等损伤较重的治疗方法禁止使用，以免造成局部感染、溃疡或坏死。

①体针疗法。

取穴：上肢取曲池、内关、外关、合谷、后溪、尺泽、曲泽、少海；下肢取足三里、三阴交、阳陵泉、阴陵泉、复溜、太溪、绝骨、血海。

方法：得气后，强刺激，留针 30 min，每次取 2～4 穴，每日 1 次，15～30 次为 1 疗程。

②耳针疗法。

取穴：内分泌、肾上腺、交感、心皮质下、肾、肺、脾、肝等处。

方法：取穴时先探及压痛点或敏感点，进针要稳、准、快，留针 4～8 h，每日 1 次，10～12 次为 1 疗程，休息 5～7 d 后进行下一疗程。

③电针疗法。

取穴：上肢取曲池、内关、合谷、中渚、间使、外关、后溪；下肢取足三里、三阴交、阳陵泉、阴陵泉、委中、血海、飞扬、太溪、太冲、丘墟。

方法：每次选用3～4个穴位，进针得气后连接电麻仪，频率以快为佳，强度以患者能接受为宜，每日或隔日1次，每次治疗20～30 min，10次为1疗程，休息1周再进行下一疗程。

（3）穴位注射疗法。应用药物注入穴位是把针刺与药物作用结合发挥综合效能的治疗方法，通过药物的扩散、渗透，能疏通经络，畅行气血，强壮身体，调节机体平衡，提高经络的调节功能，改善局部组织的营养状况，提高疗效。但应注意选穴合理，取穴准确，药物剂量适度等问题，预防局部感染和加重肢体缺血。

取穴：上肢取曲池、内关、外关；下肢取足三里、三阴交、绝骨。

药物：丹参注射液4 mL，白花丹参注射液4 mL，当归注射液4 mL，维生素B6 100 mg，维生素B12 250 mg，654 Ⅱ（山莨菪碱）10～20 mg，50%过山蕨注射液4 mL。

方法：根据病情选用以上药物中的一种，取患肢2个穴位交替轮流注射，每日1～2次，15～30次为1疗程。

5. 康复锻炼

（1）终身戒烟。戒烟是治疗血栓闭塞性脉管炎的前提，如不戒烟，药物治疗难以奏效，病情易反复发作。

（2）防寒保暖。受寒受冻会加重肢体缺血，使病情恶化。患肢保暖可以缓解血管痉挛，改善肢体血液循环。在肢体严重缺血时，忌用热疗（电热、蜡疗等），以防加速坏疽发生。

（3）预防外伤。缺血肢体组织修复能力和抗感染能力降低，轻度损伤也常造成肢端感染、溃疡或坏疽的发生，任何不当的外治疗法均可使病情恶化。

（4）情志调理。精神紧张、恐惧和情绪激动等情志因素均可使脏腑功能紊乱，营卫气血运行失调，经络淤滞，加重血管痉挛，影响肢体血液循环。所以，加强心理治疗与护理，调节情志，对疾病的康复有积极意义。

（5）功能锻炼。血栓闭塞性脉管炎患者因肢体疼痛、坏疽而长期卧床，可使下肢关节僵硬，活动功能障碍，肌肉萎缩。缓慢行走能促进肢体血液循环，改善缺血状况，恢复关节运动功能，尤其适用于早期和恢复阶段的患者。肢体位置运动锻炼，可以促进患肢血液循环，方法是取仰卧位，患肢抬高45°，1～2 min后坐起，将患肢垂于床边2～5 min，反复练习，每日数次。长期坚持锻炼，可以取得一定的疗效。

（三）中西医结合治疗

血栓闭塞性脉管炎是一种慢性肢体缺血性疾病，治疗困难，病情易复发，单一药物治疗难以取得持久、满意的疗效。迅速控制病变发展，稳定病情，提高和巩固临床疗效，防止病情复发是值得深入研究的重要问题。中西医结合治疗血栓闭塞性脉管炎具有很大的优势，既充分发挥中医辨证论治整体调节的特点，同时根据病情需要应用西医有效的治疗方法，优势互补，提高疗效，降低复发率和病残率。在临床治疗实践中，多是在中医辨证论治的基础上，选择应用中西药物口服或静脉滴注，或结合手术治疗，综合疗法较单一疗法起效快、疗效好、复发率低，成为周围血管疾病临床治疗学上的一大特色。在截肢（趾）或清除坏死组织等手术前后，应用中医中药治疗，可以有效地改善肢体血液循环，促进切口或创面的顺利愈合，愈合率明显高于单纯手术者。在施行血管重建手术后，应用中医中药治疗，可以预防吻合口狭窄和病情复发，提高重建术后血管通畅率和通畅时间，明显提高疗效。

1. 中成药

（1）四虫片。每次 5～10 片，每日 3 次，口服，可长期服用。具有活血祛瘀、解痉止痛的作用。

（2）通脉安。每次 5～10 片，每日 3 次，口服，可长期服用。具有活血化瘀、通络止痛的作用。

（3）活血通脉片。每次 5～10 片，每日 3 次，口服，可以长期服用。具有活血化瘀的作用。

（4）通塞脉片。每次 5～10 片，每日 3 次，口服，可长期服用。具有增补气血、养阴清热的作用。

（5）西黄丸。每次 3 g，每日 1～2 次，口服。具有清热解毒、活血散结、消肿止痛的作用。适用于血栓闭塞性脉管炎坏疽、溃疡并发严重感染或病变活动期患者，可抑制坏疽感染、毒素损害，消除血管炎症。

2. 静脉滴注疗法

（1）丹参注射液。10～20 mL，每日 1 次，静脉滴注，10～15 次为 1 疗程。对消除血管炎症，改善肢体血液循环有一定作用。

（2）川芎嗪注射液。200～400 mg，每日 1 次，静脉滴注，10～15 次为 1 疗程。

有抑制血小板聚集，降低血液黏度，缓解平滑肌痉挛，扩张周围血管，促进侧支循环建立的作用。

（3）654 Ⅱ。20～30 mg，每日 1 次，静脉滴注，10～15 次为 1 疗程。有较强的扩张血管和改善微循环的作用，并能够改善血液流变性质，降低血液黏度。有报道应用大剂量654 Ⅱ治疗血栓闭塞性脉管炎取得良好疗效。

（4）清开灵注射液。40～60 mL，每日1次，静脉滴注，10次为1疗程。具有清热解毒、凉血活血之效，适用于血栓闭塞性脉管炎溃疡、坏疽继发感染的患者。

（5）2.5%硫酸镁溶液。100 mL，每日1～2次，静脉滴注，10～15次为1疗程。能够扩张血管，促进肢体血液循环，改善缺血状况。

（6）维生素C。2～4 g，每日1次，静脉滴注，10～15次为1疗程。可以促进组织生长，加速创面愈合。

根据病情可以选择以上1～2种药物，加入5%葡萄糖注射液或生理盐水500 mL，静脉滴注。

3. 股动脉注射疗法

应用股动脉注药治疗血栓闭塞性脉管炎已有60多年的历史，其疗效已得到充分肯定。高浓度的具有交感神经阻滞、扩张血管和止痛药物作用于患肢，会产生比全身用药更好的治疗效果。一般采用股动脉穿刺注药和股动脉置管注药两种方法，穿刺注药每日1次，置管注药每日1～2次，或持续滴注，10～20 d为1疗程。置管处应注意预防感染、出血。可根据病情选择以下药物组合应用，进行治疗。

（1）1%利多卡因5～10 mL。

（2）654 Ⅱ20～40 mg，加入生理盐水20 mL中。

（3）罂粟碱30～60 mg，加入生理盐水20 mL中。

（4）丹参注射液10～20 mL，加入生理盐水20 mL中。

（5）前列腺素E1 50～100 mg，加入生理盐水50～100 mL中。

（6）2.5%硫酸镁溶液30～50 mL。

（7）妥拉苏林25～50 mg，加入生理盐水20 mL中。

（8）尿激酶10万～20万U，加入生理盐水50 mL中。

（9）消栓灵0.56～0.84单位，加入生理盐水30 mL中（用药前需做皮肤过敏试验）。

4. 正负压疗法

应用正负压按摩仪治疗血栓闭塞性脉管炎在临床上取得一定的疗效，是较好的辅助方法。该疗法是利用压力的变化来改善缺血肢体的血液循环。正压状态时，围绕着肢体的压力使毛细血管和静脉的血液迅速回流，被动排空后使组织间的静水压降低，为负压状态时动脉系统的被动性充血提供有利的条件；在负压状态时，动脉系统被动性充血由近而远沿动脉及侧支血管提供新鲜血液，改善肢体供血情况及营养状态。常用方法是将患肢置于密闭的治疗舱内，正压一般标定为 8 ~ 18 kPa（60 ~ 135 mmHg），持续 30 秒，负压标定为 10 ~ 18 kPa（75 ~ 135 mmHg），持续数秒，每次治疗 15 min，每日 1 次，10 次为 1 疗程，可连续治疗 2 ~ 4 个疗程。有溃疡或肢端坏疽者应注意保护创面。

5. 光量子血疗法

光量子血疗法（UIB）能够对血栓闭塞性脉管炎起到辅助治疗作用。经治疗后可以降低血液黏滞性，改善微循环状态，管袢数量增加，管径及长度逐渐恢复，有助于红细胞在微血管中的顺利流动：流速明显加快，聚集的红细胞解聚，有效地防止微小血栓的形成，有利于组织器官的血液灌流，促进组织细胞的物质交换，改善组织缺血缺氧状态，缓解临床症状，有利于疾病的康复。配合中药或脉络宁治疗可以明显提高临床疗效。常用方法是取患者静脉血 200 mL，经光量子仪处理后回输，每周 2 次，3 次为 1 疗程，一般应用 8 ~ 10 次。

6. 疼痛的处理

血栓闭塞性脉管炎患者最突出的症状是肢体疼痛，主要原因是肢体缺血，或溃疡、坏疽并发感染，特别是第Ⅱ、Ⅲ期患者，剧烈疼痛难忍，常常影响患者的饮食和睡眠。因此，在中西医结合整体治疗、改善肢体血液循环的基础上采取有效措施控制疼痛，是临床治疗的重点问题。

（1）选用强痛定、痛立克、曲马多等药物口服，易成瘾的药物如杜冷丁、吗啡等尽量少用或不用。

（2）1% 普鲁卡因 10 ~ 20 mL，加维生素 B1 100 mg，患肢股动脉周围封闭。

（3）25% 的硫酸镁溶液 10 mL，加入 25% 葡萄糖注射液 40 mL 中缓慢静脉注射。

（4）中麻Ⅱ号（东莨菪碱）1 ~ 3 mg，氯丙嗪 25 ~ 50 mg，加入 25% 葡萄糖注射液 20 mL 中，缓慢静脉注射，每晚或隔日 1 次，可使用 4 ~ 6 次。具有良好的止痛效果，用药后应注意患者麻醉后护理。

（5）痛康宁药囊敷脐疗法。以行气活血、通络止痛的中药加工制成。持续用药囊外敷脐部，可疏经活络，运行气血，调节机体平衡，缓解疼痛。

（6）连续硬膜外阻滞。腰椎 1 ~ 2 或 2 ~ 3 间隙穿刺，硬膜外间隙置导管，注入长效局麻药物 0.5% 布比卡因 10 ~ 15 mL，每间隔 4 ~ 6 h 注药 1 次，可持续置管 5 ~ 7 d。能够有效地缓解疼痛，消除动脉痉挛因素，扩张血管，改善肢体血液循环，止痛效果可靠。导管留置期间应注意护理，预防局部感染，导管脱出或导管折损而影响疗效。

（7）及时清除坏死组织，减少对创口的刺激，创面外敷全蝎膏，可祛腐止痛。

五、转归与预后

血栓闭塞性脉管炎患者的生命预后是良好的，只有少数病例因病变累及心脑血管而死亡。早期明确诊断，施行正确的治疗方法，决定疾病的转归和预后。缺血期、营养障碍期和部分坏死期患者，经中西医结合整体治疗后，病情能够得到控制，肢体缺血状态得到改善，肢体得以保存。部分患者肢体预后比较差，特别是第Ⅲ期二级以上患者和病情复发者，以及未经系统治疗和误诊、误治的患者，截肢率依然很高。说明血栓闭塞性脉管炎的临床治疗问题尚未完全解决，治疗比较困难，疗效难以巩固。单纯片面地强调不手术、不截肢，是缺乏科学依据和科学态度的。目前所有的治疗方法均是对症治疗，而不是病因学治疗。病情的恶化、复发与吸烟、外伤和受寒受冻有密切关系。所以，终身忌烟，避免外伤，防寒保暖，坚持正确的治疗方法和定期复查，是巩固疗效，预防和减少病情复发的关键措施。

第二节　闭塞性动脉硬化症

一、概述

闭塞性动脉硬化症（Aterio Sclerosis Obliterans，简称 ASO）是全身性动脉粥样硬化在肢体的局部表现，多见于 40 岁以上的中老年人，男性多于女性，比例约为 8∶1。由于动脉内膜粥样改变，而导致管腔狭窄、闭塞，发生肢体血液循环障碍，甚至出现溃疡或坏疽，常伴有冠心病、高血压病、脑血管病、糖尿病等，病残率和致死率较高，严重危害人类身体健康和生活质量，为临床常见的慢性肢体动脉闭塞性疾病。近 10 多年来，随着我国人民生活水平的不断提高和饮食结构、习惯的变化，该病的发病日益增多。据有关调查资料估计，45 岁以上者闭塞性动脉硬化症发病率约为 3/1 000 人；而对 60 岁以上老年人抽样调查结果显示，动脉粥样硬化的发病率高达 79.94%。因此，闭塞性动脉硬化症的防治研究工作日益受到学者们的关注和重视。

（一）现代医学对闭塞性动脉硬化症的认识

1891 年 Von Mant Enfel 首先在下肢坏疽的肢体经手术证实为动脉硬化性闭塞所致。1923 年 Lenche 报道了腹主动脉分叉部动脉闭塞病例。1929 年 Lolistein 提出动脉硬化一词，它是指动脉壁增厚或失去弹性，并导致管壁僵硬。1940 年 Leriche 描述了主动脉分叉处硬化性阻塞引起的下肢缺血综合征，称之为 Leriche 综合征。另外，曾有特发性坏死、自发性坏疽、老年性动脉坏疽和血管性坏疽等多种名称，现统称为闭塞性动脉硬化症。该病以动脉粥样硬化为发病基础，管腔狭窄或闭塞病变呈节段性，好发于大、中动脉，并以动脉分叉起始部位和主干弯曲区域最为多见。由于动脉内膜脂质沉积、破坏，粥样斑块形成及钙化，动脉壁增厚、僵硬、迂曲和失去弹性，管腔内继发血栓形成，以致狭窄或闭塞，使肢体发生缺血表现，严重者发生肢体溃疡或坏疽。

（二）中医学对闭塞性动脉硬化症的认识

根据闭塞性动脉硬化症的临床表现，亦属中医学“脉痹”和“脱疽”的范畴。公元前5～前3世纪的《黄帝内经》中首先记载了肢体缺血性疾病的临床特点，肢体动脉闭塞性疾病的早期，出现血液循环障碍，尚未发生坏疽者，称为脉痹；而肢体发生缺血性坏疽者，称为脱痈。历代医家对肢体缺血性疾病均有所阐述。宋代《圣济总录》指出：“脉痹血道壅涩，……治脉痹，通行血脉”，并应用益气活血方剂治疗。明代《外科发挥》对肢体坏疽合并糖尿病有一定的认识，“有先渴而后患者，有先患而后渴者，……初发而色黑者，不治”。《外科正宗》有专篇论述脱疽，“夫脱疽者，外腐而内坏也。此因平昔厚味膏粱熏蒸脏腑，丹石补药消灼肾水，房劳过度，气竭精伤，……疮之初生，形如粟米，头便一点黄泡，其皮犹如煮熟红枣，黑气侵漫，相传五指，传遍上至脚面，其疼如汤泼火燃，其形则骨枯筋练，其秽异香难解……”这些古代文献对脱疽的病因、发病机理、症状、体征、治疗和预后等均有详细阐述，为深入开展中西医结合治疗闭塞性动脉硬化症研究奠定了良好的基础，提供了丰富的临床经验。

二、病因和发病机理

（一）现代医学的病因病理

1. 病因

闭塞性动脉硬化症的发病原因尚不十分清楚，经过长期深入研究，认为该病的发病原因是多方面的，许多因素在患病过程中起一定作用。

（1）年龄。闭塞性动脉硬化症的发病基础是动脉粥样硬化。在青年时期，动脉粥样硬化病变较轻，随着年龄的增长而逐渐加重。老年人动脉发生退行性病变，内膜不断受到损害，内皮细胞屏障功能降低，抗凝物质减少，促凝物质增多，故容易发生闭塞性动脉硬化症。所以，临床上绝大多数为45岁以上的中老年患者。

（2）性别。在闭塞性动脉硬化症患者中，男性明显多于女性，发病年龄女性比男性晚5～10年，这可能与雌激素保护血管的作用有关。男性总胆固醇50～60岁达到峰值，而女性总胆固醇峰值年龄为60～70岁，绝经期之后女性的低密度脂蛋白胆固醇开始升高，所以动脉粥样硬化发生率逐渐增高。

（3）血脂。动脉粥样硬化的发生与食物中过多的饱和脂肪有关，所以膳食中动物脂肪多的国家和地区，动脉粥样硬化及闭塞性动脉硬化症的发病率较高。外源性脂肪过多可使血中胆固醇、甘油三酯、低密度脂蛋白和极低密度脂蛋白的浓度增高，而高密度脂蛋白含量降低，这都有助于动脉粥样硬化的形成。另外，脂质代谢紊乱性疾病，如糖尿病、肾病综合征、黏液性水肿和遗传性脂蛋白代谢异常等，动脉粥样硬化的发病率都比较高，与载脂蛋白 A 和 B 的比例失调也有关系。

（4）吸烟。动脉粥样硬化与吸烟有关系已引起人们的普遍关注，在闭塞性动脉硬化症患者中有吸烟史者占 80% 以上。吸烟使交感神经兴奋，肾上腺素、去甲肾上腺素和 5－羟色胺等血管活性物质增多，引起血管痉挛和内皮细胞损伤。CO 与血红蛋白结合，降低血液携氧能力，尼古丁含量增加，均会加重内皮细胞损伤，有利于动脉粥样硬化的发生、发展。吸烟能明显增强血小板聚集和释放功能，促进平滑肌细胞增生，增加血液黏度和纤维蛋白原水平；同时影响脂质代谢，HDL 明显降低，抑制 PGI2 生成，促进 TXB2 生成，血液呈高凝状态，为在动脉粥样硬化的基础上形成血栓提供有利条件。

（5）高血压。高血压是动脉粥样硬化发病的重要因素之一。高压血流对动脉壁产生张力性机械性损伤，内膜的生理屏障功能降低，动脉结构发生变化，有利于动脉粥样硬化的形成。50% ~70% 动脉粥样硬化患者伴有高血压。

（6）感染。近年来，感染因素在动脉粥样硬化发病中的作用引起许多学者的兴趣，经过大量的研究，认为感染是动脉粥样硬化的一个致病因素。其中对肺炎衣原体（Cpn）和人巨细胞病毒（HCMV）的研究较多，导致动脉粥样硬化的机制可能有以下几方面：①血管内皮细胞、平滑肌细胞、血中单核巨噬细胞等受感染后引起血管壁细胞功能减退；②受感染的内皮细胞、平滑肌细胞表面表达抗原性，通过免疫应答导致局部内膜损伤；③受损的内皮、平滑肌细胞释放毒性成分，改变血管通透性，促进血栓形成；④形成免疫复合物沉积在血管壁，激活补体进一步损伤血管内膜；⑤影响脂质代谢，造成血脂大量堆积，并可促进平滑肌细胞增殖，增加凝血因素有利于血栓形成。

（7）遗传。临床上家族性患病十分多见，这是因为常染色体显性遗传所致的家族性高血脂症，成为这些家族成员患动脉粥样硬化的原因。

（8）其他。肥胖、糖尿病、维生素缺乏、微量元素平衡失调等因素，都对血管壁产生不利影响，与动脉粥样硬化的发生有一定关系。

2. 发病机理

关于动脉粥样硬化发病机理的研究报道很多，但至今仍未阐述清楚，有些观点和学说有待进一步充实和论证。现仅就公认的脂质渗入、内膜损伤、血栓形成和平滑肌细胞增殖学说作简单介绍。

（1）脂质渗入学说。1862 年 Virchow 发现动脉粥样硬化斑块主要是由脂质组成。1933 年 Anitschkow 提出脂质渗入学说，之后大量的实验研究资料证明，脂质增多和代谢紊乱与动脉粥样硬化的发生有十分密切的关系，病变中的脂质主要是由血浆中的脂质渗入所致。血浆中的脂质以脂蛋白的形式存在，是脂肪与蛋白质结合的复合物，脂肪含量越多，其密度越低；脂肪含量越少，其密度越高。根据脂蛋白密度不同，分为高密度脂蛋白（HDL）、低密度脂蛋白（LDL）、极低密度脂蛋白（VLDL）和乳糜微粒（CM）等。在正常生理状况下，动脉血管内膜有一定的通透性和屏障功能，包括 HDL、LDL 和 70 tam 以下的 VLDL 分子等物质，能够经内皮细胞间隙渗入内皮下和中层，代谢后其分解产物易于溶解，再经外膜的毛细血管和淋巴系统循环被清除，只有胆固醇不能在动脉壁中进行代谢而沉积于内膜下。

在渗入动脉壁内的各种脂蛋白中，促进动脉粥样硬化发生的主要是 LDL。LDL 在溶酶体内水解，蛋白质成分被水解为氨基酸，胆固醇被水解成游离的胆固醇，其中一部分胆固醇被利用，一部分被储存，动脉粥样硬化斑块中的主要成分是 LDL－C。HDL 可将胆固醇转送到肝脏分解，从而清除动脉壁内胆固醇，并抑制细胞摄取 LDL 和平滑肌细胞增生，具有保护动脉的功能；LDL 和 HDL 之间的平衡决定动脉壁内胆固醇的代谢过程。老年人动脉壁中黏多糖减少，有助于 LDL 渗入动脉壁内，动脉壁内某些酶活性降低，也有利于胆固醇的沉积。当血浆中 HDL 减少时，LDL 和 VLDL 在动脉内膜脂蛋白酶的作用下，将其分解成碎片，在内膜下留滞、聚集，吞脂细胞不断堆积，则逐渐形成动脉粥样硬化斑块。这一过程在动脉内膜损伤处尤为明显。高脂血症时巨噬细胞内 OX－LDL 堆积，可以诱发内皮素（ET）大量释放，进一步促进平滑肌细胞增殖和移行，加重动脉粥样硬化病变，促进动脉硬化进程，加速动脉闭塞速度。

（2）内膜损伤学说。1976 年 Ross 首先提出了动脉粥样硬化的损害反应学说，并阐述了其发病机理。动脉内膜主要由内皮细胞构成，完整的内皮细胞具有生理屏障功能，使脂蛋白不易渗入内膜，并可以合成组织型纤溶酶原激活物（Tissue－type Plasminogen Activator，t－PA）和具有扩张血管、抑制血小板聚集的前列环素（PGI2）等物质。内皮细胞的抗凝、抗血小板、抗脂质沉积、扩血管和抗缩血管物质的综合生理功能，保证了动脉血液的流动性，防止血栓形成和内膜粥样斑块的形成。大量实验资料证明，许多因素都是内皮细胞损伤的原因，如高血压、血流动力学改变、高血糖、高血脂、免疫复合物、细菌、病毒以及吸烟等。老年人动脉内膜有退行性改变，修复能力降低，所以内皮细胞更易受损伤。在动脉内膜损伤后，内皮细胞表面的黏多糖类物质减少，细胞间隙增宽，屏障功能减退，为脂蛋白渗入内膜下层提供了有利条件。内膜损伤、变形、肿胀、糜烂，PGI2/TXA2 平衡失调，纤溶活性降低，血小板黏附、聚集性增强，一氧化氮水平降低，血浆内皮素水平增高，以及平滑肌细胞增生等，促进了脂质堆积，粥样斑块形成和血栓形成。所以，许多学者认为内膜损伤是动脉粥样硬化发生的先决条件和始动因素。动脉粥样硬化多发生在下肢，认为下肢动脉粗长，承受血液压力大于上肢，动脉内膜受损伤机会比较多，其中股腘动脉段最易发生动脉粥样硬化。

（3）血栓形成学说。完整的动脉内膜具有良好的抗血栓功能，当动脉内膜损伤时，局部有血小板黏附和聚集，释放血管活性物质，使血管痉挛和血小板进一步聚集、释放凝血物质，纤维蛋白生成，和白细胞一起形成血栓。血栓机化，纤维素浓缩，血小板和白细胞崩解，有助于脂质沉积和动脉粥样硬化斑块形成。血栓的形成和扩大，进一步损伤内皮细胞，坏死的内皮细胞浆及产生的促生长因子可使平滑肌细胞增生和合成胆固醇酯，以及纤维母细胞的 LDL 受体增多和活性增强，有利于 LDL 进入细胞、脂质沉积和动脉粥样硬化斑块形成。继续发展，则使动脉管腔狭窄和闭塞。

（4）平滑肌细胞增殖学说。近年来的研究结果提示，平滑肌细胞增殖和吞噬脂质在动脉粥样硬化的发生中起重要作用。动脉粥样硬化斑块中的泡沫细胞是由巨噬细胞、平滑肌细胞和脂质演化而成。高脂血症和动脉内膜损伤，都可促使动脉壁平滑肌细胞增殖；内皮素（ET）和血小板源促生长因子（PDGF）也是平滑肌细胞增殖因素。平滑肌细胞间质增多可引起血管内膜增厚，影响氧的弥散，阻碍动脉壁的代谢过程，使脂质的清除发生障碍。增殖和向内皮细胞间移行的平滑肌细胞，进一步损害内膜生理功能，有利于脂质的沉积。

动脉粥样硬化的发病机理十分复杂，是多种因素共同作用下的病理产物。高脂血症、动脉内膜损伤、平滑肌细胞增殖和血液高凝状态等因素，从病理学不同角度、不同时期发挥致病作用，启动并加速动脉粥样硬化的形成，最终导致动脉管腔狭窄和闭塞。

3. 病理生理

闭塞性动脉硬化症是全身动脉粥样硬化在肢体动脉的局部表现，是动脉硬化病变进一步发展的结果。早期病变是动脉内膜受血浆脂蛋白的渗透和脂质的沉积，使组织发生变化，局部内膜上出现胶冻样扁平隆起。内膜损伤造成局部内皮细胞通透性增加和血浆蛋白渗出，稀释该处的蛋白聚糖，使之含量减少，出现内膜水肿，随后会有血小板黏附、聚集。此时称为内膜水肿期。由于内膜病变局部脂质含量增多，被巨噬细胞吞噬，病灶呈黄色斑纹状，血浆内皮素水平增高，平滑肌细胞增生，合成功能活跃，形成蛋白聚糖和胶原纤维。随之出现肌细胞、泡沫细胞和弹力纤维趋于坏死，胆固醇脂及脂质被释放到细胞外间隙，并有纤维组织堆积，变为白色斑块，被称为脂纹期或脂斑期。病变发展，动脉内膜增生及粥样斑块形成，在动脉内膜上有脂粥样物出现，中心管腔被一层代谢型肌细胞增生形成的纤维性钙板覆盖。胆固醇结晶的刺激使结缔组织中出现异物性炎症反应，并被含有巨噬细胞和无粒细胞肉芽组织包围，形成瘤样变，被称为粥瘤期。瘤体发展会使动脉管腔狭窄和闭塞，同时粥瘤具有可逆性，因膳食结构改变和降脂治疗而减轻或消退。在粥瘤的边缘会因坏死而形成溃疡，靠近动脉内膜的纤维性钙板被破坏，因而称为粥瘤溃疡期。一般情况下，溃疡很快被血小板聚集、附壁性血栓或内皮细胞生长所覆盖，但也会因坏死性粥样物进入血流而造成胆固醇栓塞，斑块碎片脱落也可造成肢体远端小动脉的栓塞，或因血小板不断黏附、聚集，凝血系统被激活，PGI2/TXA2 平衡失调，血栓不断形成，扩大蔓延，而使动脉管腔更为狭窄，甚至阻塞管腔，使血流中断。在坏死灶周围，位于粥瘤的纤维性钙板区常发生钙化灶，其中脂质和胆固醇减少，被增生的纤维组织代替，导致具有弹性的动脉变得质脆而狭窄；营养不良性钙化灶可转变为海绵骨组织，此期称为粥瘤钙化期。动脉中层弹性纤维由于受粥瘤压迫和病变的侵蚀，以致发生退行性变化，肌层变薄，失去弹性，或者由于溃疡加深、扩大，使动脉壁变得薄弱，在高压动脉血液涡流的不断冲击下，局部动脉壁扩张、膨出，而形成动脉硬化性动脉瘤，所以称为动脉瘤期。动脉外膜往往保持完整，它与动脉中层纤维之间有一清楚的间隙。如果动脉瘤壁出现压迫性坏死、破裂，就会引起大出血或假性动脉瘤形成。

闭塞性动脉硬化症常累及肢体大、中型动脉，发生肢体动脉高位狭窄和闭塞，动脉粥样硬化病变广泛，常引起严重肢体缺血和严重肢体坏疽。由于血流动力学的因素，动脉粥样硬化病变多发生在动脉分叉、动脉后壁和动脉走向成角或受压的部位，如腹主动脉末端、髂总动脉、股总动脉及腘动脉的分叉处，其中股腘动脉最为常见，约占 65%。原因是动脉血液向两侧分支动脉分流时，可形成涡流，此处受剪状高压血流的冲击力较大，动脉内膜易受损伤，脂质容易沉积形成斑块，并逐步发生硬化性狭窄及血栓形成，这也是动脉硬化病变呈阶段性分布的原因。由于闭塞性动脉硬化症的发生是一个缓慢而隐匿的过程，病变早期血管狭窄程度较轻，肢体多无明显缺血表现。随着病变的发展，血管腔狭窄逐渐加重，主干动脉血流明显减少，肢体远端组织慢性缺血，皮肤营养不良而萎缩变薄，汗腺萎缩，出汗减少，汗毛脱落，皮下脂肪消失，由纤维结缔组织代替，骨质疏松，肌肉萎缩，趾（指）甲变形或肥厚。由于组织代谢产物的堆积和酸中毒，引起周围血管的扩张，阻力降低，促进侧支循环网络的逐步形成，从而增加了肢体的血流量，避免缺血性坏疽。但是，长期的慢性肢体缺血，严重的组织营养不良或病变进展时，可以发生肢体坏疽或溃疡。侧支循环的建立与动脉闭塞的部位、范围及闭塞发生的速度有很大关系，闭塞部位越高、范围越大、闭塞发生越迅速，则侧支循环建立状况越差。若主干动脉突然阻塞，继发动脉血栓形成（动脉栓塞）范围超过侧支循环的开口时，肢体远端缺血症状即刻出现，如果同时伴有动脉痉挛，则肢体缺血更加严重，甚至发生急性肢体坏疽。肢体近端动脉粥样斑块坏死或溃疡而使粥样微栓子脱落而发生肢体远端小动脉栓塞（微血栓形成、微血管栓塞），可发生单侧肢体“蓝指（趾）症”或“白指（趾）症”，甚至发生手指、足趾溃疡或坏疽。

（二）中医病因病机

闭塞性动脉硬化症属中医“脉痹”、“脱疽”范畴，中医学认为本病与饮食失节、脏腑亏虚、经脉淤阻等有密切关系。中医认为本病多因饮食失节，膏粱厚味，损伤脾胃，湿浊内生，痰瘀互结，阻塞经脉；或因气血亏虚，运行无力，脉络淤阻，气虚血瘀，经脉痹阻，气血不达四末而发为“脉痹”；或因肝肾亏虚，气竭精伤，肾水消灼，筋练骨枯，而成“脱疽”之症。

三、临床诊断

（一）诊断要点

1. 病史

闭塞性动脉硬化症的发病年龄多在40岁以上，随着年龄的增加，发病逐渐增多，60岁以上的患者更为多见。根据我国调查报告，60岁以上人群中动脉粥样硬化发病率高达79.9%；在尸检中的发病率50～60岁为77.3%，61～70岁为87%，70岁以上为100%。男性多于女性。绝大多数患者有长期吸烟史及嗜好肥甘油腻的饮食习惯，在寒冷季节较易发病或复发。病变可累及四肢动脉，以下肢为最多见，且病情较重，而上肢病情较轻。发病部位最常见于主动脉、髂总动脉、股动脉、腘动脉、胫后动脉等，病变较广泛，可有节段性加重。当肢体动脉管腔闭塞时，出现肢体缺血的临床表现，患肢有发凉、怕冷，麻木、胀痛或灼热感，也可出现间歇性跛行。当肢体缺血严重时，可发生溃疡和坏疽。病情可长期处于稳定状态，而未引起患者重视。然而可在原病变的基础上，突然发生肢体急性动脉血栓形成，而使肢体急剧缺血。本病多双下肢同时发病，但多数表现一侧下肢缺血明显，多伴有冠状动脉、肾动脉和脑动脉疾病，如冠心病、高血压、脑血栓、糖尿病等。

2. 临床表现

闭塞性动脉硬化症临床症状、体征的轻重与肢体缺血的程度有密切关系，而肢体缺血的程度又决定于肢体动脉闭塞的部位、范围、侧支循环建立的幅度等。若动脉闭塞的部位低、范围小，动脉管腔逐渐缩小，阻塞的速度比较缓慢，侧支循环随之建立，临床症状多较轻；反之，若动脉闭塞位置高、范围广，主干血管阻塞速度快，侧支循环还不能及时建立，临床症状多较严重，发生坏疽广泛。我国目前采用的Ⅲ期三级的临床分期方法同血栓闭塞性脉管炎。另外，王嘉桔根据病变阻塞的种类分为慢性闭塞、慢性加急性闭塞及急性闭塞三种类型。

根据病变侵犯血管的不同，临床表现亦不同。常侵犯的肢体血管为：

（1）主动脉分叉处闭塞。发病年龄较轻，多在55岁以下，男多于女。临床表现为双下肢乏力，怕冷发凉，间歇性跛行，男性患者常表现为阴茎不能勃起。股动脉以下动脉搏动减弱或消失。若病变发展慢，闭塞程度轻，侧支循环迅速建立，患肢皮肤温度和皮色无明显改变；早期多不出现皮肤营养障碍。5～10年后，出现下肢皮肤营养障碍，且逐渐加重，最终发生肢体坏疽。

（2）髂股动脉闭塞。闭塞的部位常见于髂总动脉起始部，临床主要表现为：间歇性跛行引起疼痛的部位主要在臀部及股部内侧，患侧股动脉搏动消失或减弱，足部皮肤温度降低，趾甲生长缓慢，足汗减少。

（3）股腘动脉闭塞。病变常开始于关节后面及内收肌管，股动脉是最易受累的部位。当股动脉闭塞时，小腿部肌肉供血不足，间歇性跛行痛点在小腿部，足部怕冷发凉，皮肤干燥，腘动脉以下动脉搏动消失。

（4）胫前和胫后动脉闭塞。其中一支动脉闭塞，通常无明显的临床症状。但长时间的胫后动脉闭塞，足部可发生缺血，足温低，胫后动脉或足背动脉搏动消失或减弱。

3. 辅助检查

（1）实验室检查。

①血常规检查。在肢体坏疽感染时，常有白细胞总数和中性粒细胞增加，久病身体虚弱继发贫血者，可有血色素、红细胞下降。

②血糖、尿常规检查。可及时发现糖尿病。

③血脂测定及脂蛋白测定。可见胆固醇、甘油三酯增高和/或低密度脂蛋白、极低密度脂蛋白增高，而高密度脂蛋白降低。

④血液流变学。血液流变学各值均高于正常，其中全血比高切黏度、血浆黏度、红细胞沉降率和纤维蛋白原值明显高于正常值，并随病情的加重而增高。

⑤体外血栓检测。体外血栓的长度、干重、湿重均显著高于正常，且坏疽期 > 营养障碍期 > 缺血期，Ⅲ期三级的值 > 二级 > 一级。

⑥血浆内皮素、一氧化氮水平检测。据检测资料显示，患者均存在高内皮素血症和低一氧化氮血症。

（2）X 线检查。

①肢体 X 线平片。可见有不规则串珠状钙片斑点；足部有坏疽或溃疡时，可显示骨质疏松、骨髓炎、骨破坏。

②胸腹部 X 线平片。主动脉弓凸出，在主干动脉径路上，尤其是腹主动脉解剖部位沿纵轴呈片状的钙化斑块。

③CT 及 CTA。表现为血管壁毛糙且不规则，管壁内可见钙化斑，虽在 X 线平片上即可观察到钙化灶，但 CT 对显示动脉壁的钙化灶很敏感，表现为沿管壁的弧形或环形高密度影。管腔狭窄或轻度扩张，血管扭曲增加，偶尔可显示管腔面溃疡形成。增强扫描后可发现低密度粥样斑块及血栓。在严重的动脉粥样硬化病例，主动脉扭曲移至脊柱右侧。胸主动脉粥样硬化主要导致主动脉延长、扩张扭曲和壁层钙化。腹主动脉粥样硬化病变主要累及肾动脉水平以下，往往一直延伸到盆腔内的髂血管，向上延伸可累及肠系膜上动脉和肾动脉开口。造成狭窄的粥样斑块常见于腹主动脉分叉处，髂总动脉远端和髂外动脉近端。所以可采用腹部 CT 对主髂动脉段进行扫描，以提高对闭塞性动脉硬化症的诊断水平，据我们对 50 例患者的 CT 扫描观察，发现主—髂动脉壁的钙化率占 76%，闭塞性动脉硬化症Ⅰ、Ⅱ、Ⅲ期的检出率分别为 33%、77% 和 86%。对局部范围的血管病变可采用 CTA 三维重建术，其显示中等大小血管如肾动脉和髂动脉甚至股动脉的能力与血管造影接近，但显示细节和小血管方面不及后者。CTA 可作为腹主动脉及其分支血管，以及盆腔和下肢血管阻塞性病变的初步和筛选检查，如病变范围广泛，或拟作外科手术，或介入治疗的患者，仍应选择常规血管造影。

④血管造影或数字减影血管造影（DSA）。血管造影是最可靠的诊断方法，可清楚地显示病变的部位、范围、程度、侧支循环及远端流出道的情况，为诊断和选择手术方案提供依据，因此术前应常规做血管造影；动脉管壁僵硬，有蛇形迂曲。动脉呈节段性阻塞，动脉内壁有粥样斑块突出，凹凸不平，有虫蚀样阴影。严重时有多处狭窄和扩张，呈串珠样改变。少数病例的动脉壁有钙盐沉积。动脉硬化改变可在主、髂、股、腘动脉及其分支，以及髂内和股深动脉等大的分支动脉广泛存在。

（3）无损伤性检查。

①超声多普勒血流频谱检测。可探测出血管病变及血流状况，表现为下肢

远端动脉血流速度低于正常，甚至测不到足背、胫后动脉血流，动脉无反向血流。患肢股动脉血流平均流速增加。加速和减速时间增加，加速度、减速度下降，峰值平均值比值下降，PI下降，加速度/减速度比值升高。

②下肢动脉节段血压测量。应用超声多普勒对肢体不同平面进行血压测量是一个简单可靠的方法，对判断肢体缺血的程度和病变部位有可靠的帮助。其中踝肱指数为临床最有意义、最常用之指标。间歇性跛行患者为0.6～0.8，静息痛患者为0.4～0.6，缺血性坏死患者均在0.4以下。据统计踝压>8.0 kPa时，肢体存活率为86%，<8.0 kPa时则有77%发生坏疽。因此踝压<8.0 kPa和踝似指数<0.5时，发生肢体缺血性溃疡或坏死的可能性很大，应引起高度重视。节段动脉压差>2.67 kPa，则两段之间血管可能有狭窄；如果≥4.0 kPa，则有明显的血管狭窄或闭塞。节段压力梯度对判断动脉硬化缺血性疾病的病变部位和闭塞平面很有价值。节段压力梯度可区分不同类型的梗阻性疾病。肱—股压力梯度<2.0 kPa，为股上动脉段病变；股上—膝上压力梯度>2.0 kPa，为股动脉病变；膝上—膝下压力梯度>1.6 kPa，为股以下动脉病变；膝下—踝压力梯度>1.87 kPa，为腘动脉以下动脉病变。

③彩色超声多普勒检查。在某些方面优于超声多普勒血流频谱仪，能直接显示血管管壁、管腔及血流，从而可直接确定病变的位置和范围。在动脉粥样硬化的患者，动脉内壁还可见大小不等形态各异的强回声结节或斑块，管腔与对侧或正常值比较，有不同程度的狭窄。由于动脉管腔狭窄超过50%，才引起血液动力学改变而出现临床症状，所以对血管狭窄的早期发现有助于对闭塞性动脉硬化症的早期诊断。

④光电肢体容积检查（PPG）。PPG能比较客观地反映指（趾）部动脉血管的弹性和血运情况，有助于早期诊断和观察病情。具体表现为动脉波幅、升支斜率和下降支斜率均随患肢缺血表现加重而降低。波形呈单相波，重搏波消失，提示血管充盈度降低，弹性下降。

⑤磁共振成像检查（MRI）。MRI不仅同常规的血管造影一样能提供周围血管的解剖形态，还能与超声检测相似获得血流方向和速度等生理参数。因而对闭塞性动脉硬化症的诊断，尤其对腹主动脉、颈动脉及胴动脉等大、中型动脉的病变显示较为理想。由于MRI能显示附在动脉壁上的散在斑块，有助于早期发现动脉粥样改变。此外，MRI可较敏感地反映血液流速的变化与血管通畅性的关系。在动脉转流术后，当移植血管内出现血流慢并发展为管腔闭塞时，动态MRI可发现移植血管腔内的信号密度增加，提示应尽早采取治疗措施予以纠正。MRA的显示能力优于MRI，但在某些方面如空间分辨率，尤其是对钙化病灶的显示不及CTA。当周围动脉粥样硬化伴有动脉扭曲时，弯曲

段血管如无法投影在同一图像平面上，可由此造成动脉闭塞假象。此外，狭窄性病变的远端因湍流和平均流速下降而导致 MRI 信号丧失，或因血管斜行进入扫描层面，引起自旋恢复延迟而造成动脉过窄假象。这些都将影响 MRI 诊断的正确性。与常规血管造影比较，MRI 检测正确率可达 95.5%。可作为腹主动脉及其分支血管以及盆腔和下肢血管阻塞性病变的初步和筛选检查。

（4）特殊检查。

①心电图检查。可证实有无冠状动脉受累情况。

②眼底检查。眼底视网膜动脉硬化，能使动脉硬化早期发现并有助于与其他动脉血管疾病相鉴别。

③微循环检查。动脉硬化的较早期，甲皱微血管管袢较长，清晰易辨，常有 3 排乃至多排管袢可供观测。管袢数目正常偏多。微血管的口径，特别是输入支常明显痉挛纤细，输出支亦可痉挛纤细或正常，偶有轻度扩张者。管壁张力减低，迂曲。扭绞管袢的比例可增至 40% ~90%。约 50% 的病例可见到袢顶瘀血，颗粒状血细胞聚集，血流速度正常或减慢。乳头下静脉丛，可见到血管扩张，达 1 ~3 排或呈网状，个别病例可有渗出或出血。

④核素动脉造影。闭塞性动脉硬化症出现坏疽时，血池显像可准确显示缺血范围，为手术切除提供依据。

（二）诊断标准

（中国中西医结合学会周围血管疾病专业委员会 1995 年修订）

①男女之比为 17∶3，发病年龄大多在 40 岁以上。

②有慢性肢体动脉缺血性表现：麻木、怕冷（或灼热）、间歇性跛行、瘀血、营养障碍改变，甚至发生溃疡或坏疽；常四肢发病，以下肢为重，有 20% ~25% 发生急性动脉栓塞或动脉血栓形成。

③患肢近心端多有收缩期血管杂音。

④各种检查证明，有肢体动脉狭窄闭塞性改变，下肢腘—股动脉以上病变为多见（常累及肢体大、中动脉）。

⑤常伴有高血压病、冠心病、高脂血症、糖尿病、脑血管动脉硬化等疾病。

⑥排除血栓闭塞性脉管炎、大动脉炎、雷诺氏病、冷损伤血管病等其他肢体缺血性疾病。

⑦动脉造影：A. 下肢动脉病变，腘—股动脉以上病变占 60% 以上；B. 动脉多为节段性闭塞，闭塞段之间的动脉和近心端动脉多呈迂曲、狭窄，因粥样斑块沉积，动脉呈虫蚀样缺损；C. 由于广泛肢体动脉硬化，侧支血管很少，而肠系膜下动脉、骶中动脉、髂内动脉和股深动脉等主要分支动脉就成为侧支

血管，可发生迂曲、狭窄、闭塞。

X线平片检查，主动脉弓、腹主动脉和下肢动脉有钙化阴影。

（三）临床分期标准

（中国中西医结合学会周围血管疾病专业委员会1995年修订）

Ⅰ期（局部缺血期）：有慢性肢体缺血表现，以间歇性跛行为主，有发凉、麻木、胀痛、抗寒能力减退。

Ⅱ期（营养障碍期）：肢体缺血表现加重，同时有皮肤粗糙、汗毛脱落，趾（指）甲肥厚，指（趾）脂肪垫萎缩，肌肉萎缩，间歇性跛行，有静息疼痛。

Ⅲ期（坏死期）：除具有慢性肢体缺血表现，间歇性跛行，静息疼痛之外，发生肢体溃疡或坏疽，根据坏死范围又分为三级：

1级：坏死（坏疽）局限于足趾或手指。

2级：坏死（坏疽）扩延至足背或足底，超过趾跖关节（手部超过指掌关节）。

3级：坏死（坏疽）扩延至踝关节或小腿（手部至腕关节者）。

临床上还应注意闭塞性动脉硬化症的阻塞类型，王嘉桔将本病阻塞类型分为三种：

①慢性阻塞，肢体缺血症状逐渐出现和加重。

②在慢性阻塞和动脉高位狭窄的基础上又有新的血栓形成，致使慢性缺血的肢体突然出现急性缺血症状和发生坏疽。

③急性阻塞，患者过去从无肢体缺血症状表现，在动脉粥样斑块上形成急性血栓，发生急性栓塞，致使肢体突然发生广泛严重的缺血和坏疽。

以上临床类型第一种比较多见，由于病程缓慢进行，可以有较充分的侧支循环建立代偿，因此，肢体缺血程度比较轻微，并常维持很长时间不致加重，发生坏死亦比较局限。第二和第三种类型，因为是在动脉粥样硬化病变的基础上，又突然发生急性动脉血栓形成，造成急性严重缺血，来不及建立有效侧支循环，故病情十分严重，是截肢和死亡的主要原因，临床上应当特别重视和积极进行治疗。

（四）鉴别诊断

1. 血栓闭塞性脉管炎

血栓闭塞性脉管炎多发生于20～40岁的青壮年男性，女性患者极为罕见；大部分有明显的发病诱因，如60%～70%的患者有受寒冻、潮湿和外伤史，95%以上的患者有严重吸烟嗜好等。有40%～60%并发小腿部游走性血栓性浅静脉炎，而闭塞性动脉硬化症无此种表现。在临床症状表现上，同样病情，血栓闭塞性脉管炎疼痛显得更为剧烈，患肢皮肤的温度和颜色改变、肢体营养障碍的征象，以及足背动脉、胫后动脉搏动减弱或消失都出现得较早而且明显，X线肢体平片无动脉钙化斑块出现，视网膜动脉多正常，病理呈慢性发展过程，肢端坏死多位于肢体末端，坏疽范围一般不及闭塞性动脉硬化症广泛。

2. 多发性大动脉炎

本病主要病变位于主动脉弓分叉处与腹主动脉下段，多见于青年女性。主动脉弓分叉处病变时，称之为头臂型，上肢血压降低或测不到，桡动脉搏动减弱或消失，有明显的头面部缺血现象，锁骨上窝可闻及血管杂音。当病变侵犯腹主动脉及其分支处时，可出现下肢缺血症状，但主要是肢体的酸软无力感觉，疼痛多较轻微或没有疼痛症状，皮肤的颜色改变亦不明显。极少发生溃疡或坏疽。肾动脉可受累而狭窄导致肾性高血压。在病变活动期常有低热及血沉增快。

3. 雷诺综合征

本病多见于青年女性，男性较为少见。此病为肢端动脉阵发性痉挛性疾病，表现为病变部位皮肤变苍白、发凉，继则青紫、冰冷、疼痛和麻木，随后血管痉挛解除，代之以扩张，则患部皮肤转潮红、温暖，然后恢复正常。发病呈对称性、间歇性，以手和手指最为多见，足部次之，少数者耳壳和鼻亦有发生。每因寒冷刺激和情绪波动而诱发。患肢动脉搏动存在。极少发生溃疡或坏死，若发生亦多局限且表浅。闭塞性动脉硬化症亦可伴有雷诺征象，但有动脉粥样硬化的各种临床表现，有肢体慢性缺血症状和体征，主干动脉搏动减弱或消失，而发病多是单侧。皮色呈苍白或青紫改变，少有典型的三色改变。皮肤苍白或青紫持续的时间较长，容易先发生坏死，伴有较明显的疼痛。

4. 动脉栓塞

动脉栓塞是因栓子阻塞肢体动脉而引起的急性动脉缺血性疾病。栓子的来源主要是心脏和大动脉，多见于严重的心脏病患者，如风湿性心脏病二尖瓣狭窄和冠心病伴有心房纤颤，少数栓子来源于动脉瘤内血凝块和动脉粥样硬化斑块的脱落。其临床特点是发病急骤，患肢突然出现剧烈疼痛，皮肤苍白、厥冷，出现散在青紫瘀斑，肢体的感觉和运动功能发生障碍，栓塞以下的动脉搏动消失。由于缺血严重，多数很快形成坏疽，范围较广泛，病情严重。临床鉴别诊断主要是根据病史，急性动脉栓塞有明确的栓子来源，而平日没有肢体慢性缺血症状。

5. 糖尿病足

糖尿病足是糖尿病的常见并发症。是糖尿病神经病变、血管病变、感染等综合因素作用的结果，发生坏疽率高。临床特点为有长期糖尿病史，肢体坏疽的程度与动脉狭窄闭塞的程度不一致。

6. 冷损伤血管病

由于寒冷的直接作用，患肢皮肤血管受到损伤，由血管收缩和扩张功能失调，终至血流淤积，形成动脉血栓，发生缺血坏死。患肢有发凉、苍白、麻木、疼痛，严重者形成坏疽。由于冷损伤性血管病具有明显的受冻伤史，鉴别比较容易。

7. 神经源性跛行

腰椎间盘突出、坐骨神经痛及多发性神经炎疾患的症状往往与动脉硬化性闭塞的早、中期症状相类似，如下腰痛、骶部、臀部或腿部肌肉酸痛、乏力及麻木等。多数患者有就诊于骨科及神经内科的病史。腰椎间盘突出患者的疼痛可因运动而加剧，疼痛在大腿或小腿外侧，而动脉搏动存在，必要时可做脊髓造影确诊。其他神经病变只需凭借各种反射和感觉减退或消失，以及经过各种神经学体征的检查就可与动脉硬化性闭塞疾患相区别。

（五）临床疗效判定标准

（中国中西医结合学会周围血管疾病专业委员会 1995 年修订）

1. 近期疗效标准

（1）临床治愈：①临床症状基本消失；②肢体创面完全愈合；③肢体末梢血液循环障碍及阻抗式血流图或光电血流图（PPG）明显改善；④步行速度 100 ~ 120 步/分，并能持续步行 1 500 m 以上无不适者。

（2）显著有效：①临床症状明显改善；②肢体创面愈合或接近愈合；③肢体末梢血液循环障碍及阻抗式血流图或光电血流图（PPG）均有改善；④步行速度 100 ~ 120 步/分，能持续步行 500 m 以上者。

（3）进步：①临床症状减轻；②肢体创面接近愈合或缩小；③肢体末梢血液循环及阻抗式血流图或光电血流图（PPG）有改善；④步行速度 100 ~ 120 步/分，能行走 300 m 左右。

（4）无效（包括恶化）：治疗 1 个疗程（3 个月）后，症状及体征无进步或病情继续发作。

2. 远期疗效标准（1 年以上）

随访对象以近期疗效中的临床治愈及显著有效者为主。

（1）优。①能持续步行 2 500 m 以上（步行速度 100 ~ 120 步/分）；②能进行正常工作，包括一般体力劳动；③一般情况下无自觉症状。

（2）良。①能持续步行 500 ~ 1 000 m（步行速度 100 ~ 120 步/分）；②能进行一般非体力劳动为主的工作；③劳累后，天气变化及寒冷时仍有轻度临床症状。

（3）差。肢体缺血症状比较明显，甚至发生溃疡或坏死，经继续治疗无效或截肢者。

四、治疗

闭塞性动脉硬化症是慢性肢体动脉闭塞性疾病，是由于肢体动脉粥样斑块形成，发生动脉狭窄和闭塞，引起肢体血液循环障碍。多发于中老年人，病情复杂，并发症多，治疗比较困难，截肢率和病死率较高。应用中西医结合辨证论治整体疗法，具有多方面治疗作用和调整机体功能的特点，因而疗效显著。治疗闭塞性动脉硬化症的原则是：①改善肢体血液循环，控制病情发展，降低血液高凝状态，促使动脉粥样斑块消退；②积极内科治疗、控制并发病；③配合有效的手术治疗，挽救肢体。

（一）现代医学治疗

1. 药物治疗

药物治疗是闭塞性动脉硬化症的主要治疗方法，绝大多数患者经药物治疗症状得以缓解，病情得以控制，为其他治疗方法的应用提供条件。

（1）降血脂疗法。闭塞性动脉硬化症的发病因素中，脂质代谢异常占有重要地位，患者的血脂含量多高于正常，应用药物治疗降低血脂含量，对于延缓血管病变的发生和发展有积极的作用，成为临床上常用的辅助治疗。

①贝特类（Fibrates）。

A. 氯贝特（Clofibrate）又名安妥明等，其作用机理主要是通过抑制腺苷酸环化酶，使脂肪细胞内 cAMP 含量减少，抑制脂肪组织水解，使血中非酯化脂肪酸含量减少，导致肝脏 VLDL 合成及分泌减少。适用于高甘油三酯血症。常用剂型为胶丸，0.125 g、0.25 g、0.5 克/丸，0.25～0.5 克/次，3 次/日。饭后服用，用药 1～2 周后，酌情减量维持。若服药三个月以上降脂作用不明显，可加用或换用其他降血脂药。

该药还能够降低血小板的黏附和聚集，降低纤维蛋白原含量，增加纤溶活性，减少血栓形成，也可增加尿酸的排泄。副作用仅有恶心、腹胀、腹泻等少许胃肠道反应，偶见头痛、乏力、皮疹、脱发等。某些患者可出现一过性转氨酶升高。肝肾功能不全者、孕妇、哺乳期妇女禁用此药。另外，与抗凝剂如华法令合用时，应减少抗凝剂的用量。

B. 非诺贝特（Fenofibrate）又名力平脂（Lipanthyl），为氯贝特的衍生物。其作用机理主要是通过激活属于类固醇激素受体一类的核受体（PPAR），能增加脂蛋白脂酶、ApoAⅠ、ApoAⅡ及脂蛋白脂酶（LPL）的基因表达，而增加血中 ApoAⅠ、ApoAⅡ、HDL 及 LPL 的浓度，使血中 VLDL 加速降解，降低血中 TG 水平，进而降低血中 LDL 水平，有利于防止动脉粥样硬化病变的发生和发展。常用剂量为 0.1 克/次，3 次/日。连服 2~6 个月。该药吸收好，副作用小而易耐受，服药后仅有口干、食欲减退、大便次数增多、湿疹，个别病例可见转氨酶及尿素氮或肌酐升高，停药后迅速恢复正常，其他注意事项同氯贝特。

同类的其他药物有：

利贝特（Lifibrate）又名新安妥明，50 毫克/次，3 次/日。

益多脂（Etofylline Clofibrate），0.25 克/次，2~3 次/日。

必降脂（Bezafibrate），0.2 克/次，3 次/日。

诺衡（Lopid），0.6 克/次，2 次/日。

均可用于高脂血症、冠心病及动脉粥样硬化。

②烟酸（Nicotinic Acid）属 B 族维生素，较大剂量应用时，具有扩张血管、降低血脂的作用。其降低血中 TG 及 VLDL 含量的作用迅速而可靠，适用于各种类型高脂血症。常用剂量为 0.1 克/次，3 次/日。以后逐渐将剂量增至每次 1~2 g，每日 3 次，饭后服用。该药用量较大，可引起皮肤潮红、瘙痒、胃部不适、消化不良等不良反应，亦可降低糖耐量，增加血中尿酸，损害肝功能等，故糖尿病、痛风、肝功能不全者慎用或禁用。

同类的其他药物有：

烟酸肌醇：其不良反应较少，作用缓和而持久，适用于高脂血症、肢端动脉痉挛症等。每次口服 0.2 g，3 次/日。

乐脂平（Olbetam）：是一种新的人工合成的烟酸衍生物，具有抑制脂肪组织释放非酯化脂肪酸，减少 TG、VLDL 及 LDL 的生成，以及扩张血管，降低血糖等作用。适用于高胆固醇血症，以及轻度高甘油三酯血症。兼患糖尿病者用之更佳。常用剂量 0.25 克/次，3 次/日，饭后服用。本品较烟酸副作用小，可长期服用。

维生素 E 烟酸脂胶囊：是由维生素 E 和烟酸经过先进工艺合成而获得的衍生物。该药通过抑制胆固醇在体内的合成，而有降低胆固醇、甘油三酯的作用。还有扩张血管、降低血黏度等作用。口服，1~2 粒/次，3 次/日，饭后服用。本品毒副反应少见，可长期服用。

③弹性酶（Elastase），又称胰肽酶 E。它能阻止胆固醇的合成及促进胆固醇转化为胆酸，从而降低 TC，另外，它还有抗动脉粥样硬化及抗脂肪肝的作用，适用于高胆固醇血症。目前尚未发现该药有不良反应，因此对于一些血清胆固醇水平轻度升高者，可先试用弹性酶。

④羟甲基戊二酰辅酶 A（HMG-CoA）还原酶抑制剂。该药能抑制细胞合

成胆固醇，也能干扰脂蛋白的生成，主要用于高胆固醇血症以及轻度的高甘油三酯血症。

A. 洛伐他丁（Lovastatin），又称每降之、乐瓦停。每天晚饭后服 10 ~ 80 mg。

B. 普伐他丁（Pravastatin），又称普拉固、美百乐镇。每天晚饭后服 10 ~ 40 mg。

C. 辛伐他丁（Simvastatin），又称舒降之、塞瓦停。每天晚饭后服 5 ~ 40 mg。

D. 血脂康，为国产中药制剂，主要成分也是洛伐他丁，口服 0.6 克/次，每日 2 次。

长期服用该类药物可能出现肌无力、肌痛，以及转氨酶、肌酸激酶升高，及时停药后可逐渐消失。儿童、年轻人、孕妇、哺乳期妇女暂不宜服用本类药物。

⑤海鱼油制剂。主要是含 Omega－3 脂肪酸，它能抑制肝内脂质及脂蛋白的合成，适用于高甘油三酯血症。另外它还能扩张冠状动脉，减少血栓形成，延缓动脉粥样硬化的进程，减低冠心病的发病率。国内常用制剂有：

A. 多烯康胶丸。口服 1.8 克/次，3 次/日。

B. 脉平康。口服 0.45 ~ 0.9 克/次，3 次/日。

C. 鱼油烯康。口服 4 粒/次，3 次/日。

该类药物常见副作用是为鱼腥味所致的恶心。另外长期服用可能容易发生胃肠道出血，有出血倾向的患者忌用本类制剂。

⑥中药降脂药物。

A. 人参降脂合剂。成分有生晒参、绿豆、绿茶叶、生大黄。口服每次 50 mL，每日 3 次。用于高脂血症患者，除可降低血脂外，尚有较好的减轻体重之作用。

B. 脉安冲剂。主要成分有山楂、麦芽。冲剂每袋 20 g，每日 2 次，每次 1 袋冲服。具有健脾理气消食之功能，有一定的降血脂作用，可用于老年人高脂血症伴有消瘦、乏力、纳呆者。

C. 复方降脂片。主要成分有山楂、麦芽、丹参、神曲、肌醇等。口服，每次 5 片，每日 3 次，有较好的降血脂作用。

D. 血通片。成分为何首乌、茵陈、红花、川芎等。口服，每次 3 ~ 5 片，每日 1 ~ 2 次。用于高胆固醇血症而有血瘀症的患者。

其他还有降脂合剂、降脂丸、驱脂益寿灵、通脉降脂片等药，对于高脂蛋白血症都有较好的预防和治疗作用。

（2）解痉疗法。应用血管扩张剂，解除血管痉挛，促进侧支循环建立，从而改善肢体血运，缓解疼痛，防止坏疽的发生，也是临床常用的辅助治疗之一。

①前列腺素 E1（PGE1）。具有明显的扩张血管，减低末梢血管阻力，增加血液流量，提高皮肤温度的作用；同时还具有抑制血小板聚集，改善高凝状态，疏通微循环的作用。

前列腺素 E1 100 ~ 300 μg 加入生理盐水或 5% 葡萄糖溶液 250 ~ 500 mL 中，静脉缓慢滴注，每日 1 次，15 次为 1 疗程。部分患者用药后，被注射部位的静脉有红肿、疼痛现象，但停药后很快会自行恢复。亦可用前列腺素 E1 40 μg 加入生理盐水 50 mL、2% 利多卡因 5 mL，患肢股动脉注射，每日 1 次，可使用 10 ~ 15 次。一般用于股动脉没有狭窄、闭塞的患者。

前列腺素 E1 临床应用广泛，疗效可靠，对肝肾功能没有影响，无过敏反应和严重全身反应。一般无禁忌证。

②妥拉苏林（Tolazoline）。具有 α－受体阻滞作用，能松弛血管平滑肌，同时还具有组织胺样或胆碱能样作用，能促进血管扩张。片剂，25 毫克/片；注射剂，25 mg/ mL。每次口服 25 ~ 50 mg，每日 3 次；或 10 ~ 50 mg，血管内注射，每日 1 次。本品有头痛、恶心、皮肤潮红、感觉异常、腹泻、心动过速等副作用。有消化道溃疡或胃酸分泌过多者慎用。

③血管舒缓素（Kallikrein）。本品属于糖蛋白类，为丝氨酸蛋白酶。对血管有明显的舒张作用，能扩张末梢血管引起血压下降。因该药易被消化酶破坏，所以常用注射剂，每次 10 ~ 20 mL，每日 1 ~ 2 次，肌肉或皮下注射。可有面部潮红、眩晕、心悸等不良反应，偶有过敏反应。颅内压增高、心力衰竭者禁用。

④罂粟碱（Papaverine）。该药是非特异性的平滑肌松弛药，对大、小动脉平滑肌均有松弛作用，从而降低整个外周血管阻力。每次 30 ~ 60 mg，每日 2 ~ 3 次，肌肉注射。不良反应有恶心、厌食、便秘、眩晕、头痛、腹泻、面红、皮疹、多汗、心率加快、呼吸加深等，还可因过敏引起肝脏损害。本药有成瘾性，不可久用。

（3）祛聚疗法。应用血小板抑制剂，抗血小板聚集，防治血栓形成。

①阿司匹林（Aspirin）。该药可抑制环氧化酶作用，阻断 TXA2 的产生，而有抗血小板聚集效应，并有延长出血时间，防止血栓形成及抗动脉硬化等作用。口服每日 1 ~ 3 次，每次 25 mg。本药可有胃肠道反应，可引起上腹部不适、恶心、呕吐，甚至溃疡、出血，肠溶片稍佳。有出血倾向和应用抗凝剂治疗者禁用。少数患者用药后有过敏反应，出现皮疹、哮喘、血管神经性水肿、

黏膜充血等。

②潘生丁（Persantin）。该药抑制磷酸二酯酶，提高血小板内 cAMP 含量，延长血小板存活期，并抑制 ADP 引起的血小板聚集。口服，每次 25～50 mg，每日 3 次。常与阿司匹林同用。本品不良反应少而轻，可有眩晕、头痛、恶心、呕吐、腹泻等。同肝素、双香豆素等抗凝剂合用可致出血倾向。

③己酮可可碱（Pentoxifylline）。是一种抗血小板聚集和扩血管药物，可改善血液流体性质和增加末梢组织的血液流量。口服，每次 100～200 μg，可逐渐增加到 400 μg，每日 3 次，6～8 周为 1 疗程。

（4）去纤和溶栓疗法。这类药物主要是降低纤维蛋白原浓度，预防血栓形成，以及溶解纤维蛋白，使已形成的血栓得以溶解。主要对血液高凝状态、血栓形成、急性动脉栓塞等有效。

①蝮蛇抗栓酶。蝮蛇抗栓酶为蛇毒类制剂。该药物能使纤维蛋白原降解为易被体内纤溶系统清除的纤维蛋白单体，从而降低血液黏度，改善血液循环。还能通过抑制血栓素，减低血小板聚集；刺激血管内皮细胞释放 t－PA，启动纤溶系统溶解血栓；还可扩张血管，降低外周血管阻力和增加血流量，有利于侧支循环建立等。适用于闭塞性动脉硬化症及其他动静脉栓塞性疾病。常用剂量为蝮蛇抗栓酶 0.75～1.0 U，加入生理盐水或 5% 葡萄糖溶液 500 mL 中，静脉滴注，每日 1 次，15 次为 1 疗程。休息 7 d，再进行下一疗程，可连续应用 2～4 疗程。

②尿激酶（Urokinase，简称 UK）。尿激酶是一种纤溶酶原激活剂，主要有溶血栓作用，以及扩张血管、改善微循环等作用。适用于闭塞性动脉硬化症有血栓形成或栓塞症。常用剂量临床报道差别较大，一般为 30 万～60 万 U/d，加入 0.9% 生理盐水 300～500 mL 中静滴，总量在 400 万～500 万 U。或 UK 10 万～30 万 U，患肢动脉内注射，每日 1 次，15 次为 1 疗程，溶栓效果较好。主要副作用是出血，一旦发生出血副作用，应立即停用。

③东菱克栓酶（DF－521）。东菱克栓酶是一种新型强力单成分溶栓制剂。其通过促进组织型纤溶酶原激活剂（t－PA）的释放和作用，而有溶栓、抗栓效应。另外还可降低血液黏度、加速血流、扩张血管、改善微循环。因此临床应用日益广泛。一般用量为首日量 10 U，次日量 5 U，以后隔日一次，每次 5 U 作为维持量。应用时以 100～250 mL 生理盐水稀释，静脉滴注 1 小时以上，可用 2 周。用药期间应监测纤维蛋白原水平，若纤维蛋白原值低于 0.5 g/L 时应停药，以免发生出血并发症。

（5）抗凝疗法。血液高凝状态是血栓性疾病的主要病理基础。闭塞性动脉硬化症患者血液多处于高凝状态，容易发生血栓形成。抗凝疗法用于溶栓治疗和手术后，术后采用此疗法可以预防新的血栓形成，以免复通的血管或移植的血管因血栓形成而闭塞。常用药物有肝素等，小剂量肝素皮下注射，安全可靠，每日 50 ~150 mg，每次 8 ~12 h。术后用 3 ~5 d，然后改用口服抗凝剂，或用肝素 100 mg 溶于 5 mL 生理盐水内，雾化吸入，每周 1 次。连用 5 ~20 周。口服抗凝剂主要有双香豆素、华法令、新抗凝等，均需服用 1 ~6 个月。

抗凝剂主要副作用是出血，需监测凝血酶原时间，以延长为正常人的 1 ~2 倍为适宜。凡有活动性出血、消化性溃疡、活动性肺结核、脑溢血、严重肝肾功能障碍、急性细菌性心内膜炎、严重高血压、出血性疾病和倾向等禁用。

（6）其他治疗。由于闭塞性动脉硬化症患者多是中老年人，病程较长，病情复杂，并发症较多，临床上亦常配合应用其他治疗方法。

①抗生素治疗。一般不使用抗生素。在肢体坏疽继发感染，以及施行手术时，则应选用有效抗生素。可根据创口脓液细菌培养和药敏试验结果，选择有效足量抗生素，以控制感染。抗生素常规肌肉注射和结合静脉点滴效果更显著。抗生素溶液局部创口湿敷也有一定作用。

②支持疗法。老年体弱和长期患病消耗者，易发生严重并发症，应予以支持。严重肢体坏疽继发感染者，应给予富有营养的饮食，大剂量维生素 B1、B6、C 等。不能进食者，应静脉输液，纠正水电解质平衡紊乱。重危患者，或继发严重贫血者，应多次小量输入新鲜血液。有低蛋白血症，影响创口愈合者，应给予蛋白类制剂。衰竭患者，应用能量合剂等。

③合并症治疗。合并高血压者，应积极控制高血压，以免发生脑血管意外。患有糖尿病者，应积极治疗糖尿病，血糖应控制在 6 ~8 mmol/L 范围内，可延缓血管病变的进展，有利于疾病的恢复和创口愈合。如患者出现心脑血管并发症，以及肝肾功能衰竭等，都应积极地予以治疗，以改善患者的预后。

2. 手术治疗

闭塞性动脉硬化症多属节段性阻塞，而且位置比较高，所以手术治疗的适应证也比较多。在患者全身状况允许的情况下，通过动脉造影检查，对血管阻塞部位、范围、程度、侧支循环建立状态和远侧流出道状况进行充分了解后，可施行血管重建手术。如果肢体已经发生溃疡和坏疽，就应施行相应的坏死组织切除或截肢术。手术治疗成功的关键是正确掌握手术适应证和精细、熟练的血管外科技术。手术前应对病史、肢体缺血程度和重要脏器功能等情况作详细了解，分析血管重建术和其他手术的必要性和可能性，同时做必要的术前检查和准备工作。凡间歇性跛行症状进行性加重，或下肢缺血明显，出现严重静息痛，影响正常工作和生活者，均为血管重建手术的适应证。而近期有重要脏器严重病变，如急性心肌梗塞、脑血管意外和肝肾功能衰竭者，则不宜施行血管手术治疗。

(1) 血管重建术。

①动脉旁路血管移植术。又称原位动脉转流术或“动脉架桥术”,是采用血管移植物与阻塞动脉段近、远侧动脉行端侧吻合,重建肢体动脉的血液循环。此术适用于较长段或多节段动脉阻塞病变患者。阻塞段较短者,可在直视下手术;阻塞段长或多节段阻塞者,可根据动脉造影检查结果,在肌间作隧道,移植血管通过隧道与阻塞段两侧动脉行端侧吻合,吻合角度应在30°以内,可减少阻力,有利于血流通畅。根据动脉闭塞部位不同,临床常用术式有腹主—双侧髂、股动脉转流术;股腘动脉转流术;股—胫等。目前,常用移植物首选自体大隐静脉,而主、髂、股动脉转流术仍多采用人造血管,以膨体四聚氟乙烯(EPTFE)最好。据文献统计,此类手术5年通畅率为65%~85%。

②解剖外动脉旁路移植术。又称异位动脉重建术。主要适用于老年体弱伴有心、脑、肾等主要脏器功能状况不佳,耐受性较差的患者,或主—髂动脉粥样硬化闭塞范围较广泛者,以及动脉旁路移植术后再阻塞者。常用术式有腋—股动脉旁路移植术、股—股动脉旁路移植术和腋—腋动脉旁路移植术等。临床多采用EPTFE人造血管移植物。据文献资料统计,此类手术5年通畅率为45%~80%。

③原位大隐静脉旁路移植术,又称原位大隐静脉转流术。此手术适用于股—腘动脉闭塞者。此手术损伤小,比较符合血流动力学要求。手术成功的关键是破坏静脉瓣膜和结扎大隐静脉分支。此手术远期效果较好,有报道3年通畅率为80%左右。

④静脉动脉化。又称动静脉转流术。适用于动脉闭塞部位广泛,远侧无良好流出道者。时德(1992)和吴志全(1993)等报道以静脉动脉化手术治疗下肢慢性缺血性疾病,笔者认为深组低位手术方式对挽救缺血肢体有良好的效果。

⑤腔内血管外科技术。

A. 皮腔内气囊导管成形术(PTA)。此手术采用双腔球囊导管经皮穿刺股动脉插入动脉狭窄区域,利用气囊加压扩张血管,消除狭窄,改善肢体缺血状况。适用于短段动脉狭窄者。对腹主—髂动脉狭窄效果更好,成功率为95%,远期通畅率可达90%。

B. 激光血管成形术。此手术是指经皮穿刺股动脉插入带有光纤的导管,以激光气化动脉粥样斑块,消除阻塞,恢复动脉血流。目前应用冷激光技术具有不损伤血管内膜,不产生异物阻塞和手术并发症少等优点。

C. 动脉粥样硬化斑块切除术。该法应用机械性旋切器切除动脉粥样硬化斑块，去除动脉狭窄和阻塞。适用于动脉高度狭窄或闭塞者。具有成功率高、并发症少、动脉内膜增生及再狭窄发生率低等优点。

D. 血管镜。血管镜是一种血管内窥装置。通过光导纤维集束及成像系统，可收到高清晰度的视觉效果，不仅可以对血管内病变性质、范围和程度作出明确诊断，而且成为其他血管腔内手术的一项综合性技术。在血管镜观测下，通过运送系统施行动脉粥样斑块切除术、激光血管成形术、PTA、血栓摘除术和血管内支撑术，可以提高手术的准确性和成功率，减少手术损伤及并发症。

E. 动脉内超声溶栓术。此手术是近年新开发的治疗手段。应用血栓超声消融仪，经导管探头将高能量、低频率超声波送到血栓或粥样斑块部位，使之消融。超声溶栓机理主要有机械破碎、空穴作用、激活 t－PA 溶解血栓三个方面。具有溶栓速度快（1～3 min），消融彻底，安全性高，损伤小，并发症少等特点。能根据超声阻抗的变化调整超声能量，避免损伤动脉壁，不造成远侧血管栓塞，有良好的应用前景。

（2）动脉血栓内膜剥脱术。此术主要适用于闭塞性动脉硬化症，局限性、短段动脉严重狭窄或完全闭塞，范围在 5～6 cm。或在直视下切除，或采用半开放式剥脱器取出血栓内膜。据报道，此手术 5 年通畅率为 60% 左右。如在此手术的基础上，再应用 PTA 技术，扩张远侧动脉，消除狭窄，可提高手术治疗效果。

（3）动脉血栓摘除术。闭塞性动脉硬化症并发急性动脉栓塞或血栓形成时，肢体严重缺血可发生广泛性坏疽。应尽早施行动脉血栓摘除术，一般认为动脉栓塞后 6～8 h 是手术取栓的最佳时机。若病程稍长，肢体已有趾端坏死，但无明显大面积坏死，仍可试用取栓术，以达到降低截肢平面的目的。若肢体肌肉已坏死，取栓不能挽救肢体，或全身状况较差，处于濒死状态，则是取栓术的禁忌证。

①Fogarty 球囊导管取栓术。在下肢可经患肢股动脉切开插入导管取栓；上肢可绎患肢肱动脉插管取栓。手术可在局麻下进行，通过一个动脉切口取出栓塞部位近端和远端的继发性血栓，对全身状况不良者较为有利，可明显提高生存率和肢体存活率。据有关报道对 300 例动脉栓塞患者应用 Fogarty 球囊导管取栓术后，生存率为 84%，肢体存活率为 95%。术后可留置导管，持续注入溶栓药物，可以预防再次栓塞，提高疗效。

②动脉切开取栓术。根据动脉栓塞部位选择适当切口，分离栓塞动脉时应动作轻柔，以免栓子破碎造成远侧动脉栓塞。取出血栓后应用肝素盐水冲洗管腔，先开放近侧阻断，若有残存血栓可被冲去。若远侧血栓不易取出时，可在肢体远侧动脉再作切口取栓或逆向冲洗。远侧动脉恢复搏动是取栓术成功的

标志。

（4）局部处理和坏疽切除术。

①创口换药与处理。组织缺血是闭塞性动脉硬化症创口各种临床特点的病理基础。其临床特点表现为：创口常有坏死组织，如肌腱、骨骼的坏死；肉芽不健康，生长缓慢；创口组织不能耐受哪怕是很弱的物理、化学性刺激；对细菌感染的抵抗力也弱，其特定的局部环境及 pH 值易于感染绿脓杆菌；炎症易于扩展，出现腱鞘炎、脓肿、骨髓炎等。创口换药处理要恰当，否则有可能导致溃疡、坏疽加重，发展到被迫截肢的地步。其原则主要有以下几点：

A. 保护组织。减少对尚未坏死组织的刺激，尽量不用有刺激性和腐蚀性的药膏，应以清洁换药为主，操作轻柔。当创口脓多及有坏死组织时，应用一定浓度的有效抗生素溶液湿敷；脓少时，用大黄油纱布外敷；肉芽组织新鲜时，则用玉红膏油纱布换药，每日或隔日一次。

B. 尽量清除坏死组织和异物。清除异物时应采取“蚕食”的方法，逐步将坏死组织完全去除，但对未松腐，界限不清者，不宜强行剪除，以免伤及相邻组织，增加坏死感染的机会。对于干性坏疽，应清洁消毒后以无菌干纱布包扎，令其保持干燥。当坏死组织与健康组织形成明显分界线时，再行手术处理。

C. 控制感染。控制感染是创口换药的主要措施。可根据脓液细菌培养和药物敏感试验，选择有效的抗生素，配成 0.1% ~0.5% 的抗生素溶液予以湿敷，湿敷前应用过氧化氢、新洁尔灭、中药溶液等清洗创面，尽量将脓性分泌物清除干净，湿敷才会发挥作用。在应用抗生素溶液湿敷期间，应交替更换抗生素种类，以防止细菌产生耐药性。如创口脓多及有坏死组织，创口剧烈疼痛者，可外敷全蝎膏，有祛腐止痛作用。对形成脓肿，化脓性腱鞘炎及骨髓炎者，应充分切开引流，并将坏死腱鞘、肌腱等全部彻底剪除，才能使创口顺利愈合。

②坏疽切除术。

A. 单纯坏死组织切除术。此术适用于肢体血液循环已改善，坏死组织与健康组织形成明显的分界线，坏疽已停止发展，局部感染已基本控制者。手术是将坏死组织全部切除，骨残端深入创面软组织内 0.5 ~1 cm，剪除肌腱腱鞘，然后将创面冲洗干净，应用油纱布疏松填盖，无菌敷料包扎，术后每 2 ~3 d 查看创口换药，直至痊愈。若创面过大者，还可应用邮票状植皮术，促进创口愈合。

B. 趾（指）部分切除缝合术。此术适用于趾（指）部远端局限性坏疽，感染已控制，炎症基本消退者；或远端骨质外露、骨残端骨髓炎形成，创口难以愈合者。手术是在健康组织处选择“鱼口”状切口，切除趾（指）远端，骨残端咬平，并深入软组织内，修剪去除多余的皮下组织和腱鞘，一般不结扎止血，然后用生理盐水冲洗干净，以细丝线疏松缝合皮瓣，创口内放置细窄橡皮引流条，外盖消毒干纱布轻松包扎。术后经过平稳者，则术后 10 ~ 14 d 拆线。如有红肿、疼痛、积液时，应及时拆除缝线数针或全部拆线，常规换药处理。

C. 截肢术。对于严重肢体坏疽，坏疽扩展至趾跖关节、足背、踝关节，分界线不清楚，感染明显，疼痛剧烈，全身高热而无法保留肢体者，经中西医结合保守治疗无效时，应及时施行截肢术。闭塞性动脉硬化症患者动脉闭塞平面高，常施行股部截肢术。术后延长拆线时间，并继续中西医结合治疗，以巩固疗效，防止创口感染，改善患肢血液循环。尚德俊等人（1993）报道 72 例闭塞性动脉硬化症截肢术，创口优级愈合率 89.2%，降低了死亡率。

（二）中医治疗

1. 辨证论治及其研究

（1）辨证论治。在我国，由于中西医结合治疗血栓闭塞性脉管炎取得成功和受到启发，进而发展到闭塞性动脉硬化症的中西医结合治疗。1979 年尚德俊教授在我国首先总结周围血管疾病治疗法则和具有一定水平的辨证论治规律，此后通过临床实践，不断探索和研究，总结出闭塞性动脉硬化症的临床辨证论治分型。

①阴寒型。

主证：肢体明显发凉，怕冷，疼痛；肢端皮色苍白，冰凉，遇冷则重；舌质淡，舌苔薄白，脉象沉迟、弦细。

主证分析：由于阴寒阻遏阳气，不能温煦四末，致患肢发凉、怕冷，冰凉；寒凝血瘀，淤阻血脉，脉络不通，不通则痛；气血不能通达肢端，故皮色苍白，遇冷则血凝更甚而诸症加重。舌质淡，苔薄白，脉沉迟、弦细为阴寒凝滞，气血痹阻之象。此型多属于Ⅰ期、Ⅱ期闭塞性动脉硬化症。

治法：温经散寒，活血化瘀。

方药：阳和汤加味。

熟地、炙黄芪、鸡血藤各 30 g，党参、当归、干姜、赤芍、怀牛膝各 15 g，肉桂、白芥子、熟附子、炙甘草各 10 g，地龙 12 g。

②血瘀型。

主证：肢体发凉、怕冷、麻木、疼痛、间接性跛行；肢端持续性固定性疼痛，夜间尤甚；肢端皮肤出现紫红、青紫、瘀斑、瘀点；肢端营养障碍而有皮肤干燥、脱屑、光薄无泽，趾甲生长不良；舌质红绛、紫暗，有瘀点、瘀斑，脉象弦涩或沉细。

主证分析：由于气滞血瘀，经脉阻塞不通，故有肢体发凉、怕冷、麻木、疼痛、间歇性跛行；气血瘀闭不通而有持续性固定性疼痛，夜间尤甚；血瘀于肌肤则见皮色紫红、青紫、瘀斑、瘀点；气血不达四末，筋脉失养而有肢端营养障碍。舌绛紫、暗红，有瘀斑、瘀点，脉象弦涩、沉细均为血瘀阻络所致。此型多属于Ⅱ期闭塞性动脉硬化症，严重肢体缺血、缺氧，可能发生肢体坏疽。

治法：活血化瘀，行气通络。

方药：活血通脉饮加减。

丹参、金银花各 30 g，赤芍 60 g，当归、川芎、土茯苓、牛膝各 15 g，地龙、延胡索各 10 g。气虚者加黄芪 60 g 以益气活血；淤阻甚者加桃仁、红花、穿山甲等活血软坚通络；疼痛剧烈难忍者加土元、全蝎、蜈蚣、乌梢蛇等虫类药，以破瘀解痉止痛。

③湿热下注型。

主证：肢端溃疡、坏疽局限，局部红肿热痛，或肢体大片瘀肿、紫红，伴有发热或低热；舌质红绛，舌苔白腻或黄腻，脉象滑数或弦数。

主证分析：寒凝血瘀，瘀久化热，湿热瘀结，热胜肉腐，湿性下趋，故见肢端溃疡、坏疽，局部红肿热痛；瘀血湿热蕴蒸肌肤而有肢体瘀肿、紫红；湿热郁闭气机而有发热或低热。舌质绛，苔白腻或黄腻；脉滑数或弦数均为湿热内盛之象。此型多属Ⅲ期一级闭塞性动脉硬化症，发生轻度肢体坏疽感染，或肢体瘀斑感染等。

治法：清热利湿，活血化瘀。

方药：四妙勇安汤加味。

金银花、元参各 30 g，当归、赤芍、牛膝、苍术、黄檗各 15 g，黄芩、连翘、防己、紫草、生甘草各 10 g，红花、木通各 6 g。

④热毒炽盛型。

主证：严重肢体坏疽感染，红肿热痛，脓多味臭；伴有高热，烦躁，或有神昏谵语，口渴引饮，便秘溲赤；舌质红绛、紫暗，舌苔黄燥或黑苔；脉象洪数或弦数。

主证分析：瘀热内蕴，瘀久化火，火毒炽盛，热盛肉腐成脓，故见肢体坏疽感染，红肿热痛，脓多味臭；热毒炽盛，故见高热不退；热扰神明则烦躁，神昏谵语；热盛伤津，故见口渴引饮，便秘溲赤。舌质红绛、紫暗，苔黄燥或黑苔；脉洪数或弦数均为热毒内盛之象。此型多属于Ⅲ期二、三级闭塞性动脉硬化症，发生严重肢体坏疽感染，出现毒血症或败血症。

治法：清热解毒，凉血化瘀。

方药：四妙活血汤加减。

金银花、蒲公英、紫花地丁各30 g，元参、当归、生地、黄芪、丹参各15 g，牛膝、连翘、漏芦、防已各12 g，黄芩、黄檗、贯众、红花各10 g，乳香、没药各3 g。

⑤脾肾阳虚型。

主证：肢体发凉、怕冷，或创面肉芽淡白，上皮不生；全身畏寒，腰膝酸软，神疲乏力，食少纳呆，尿清便溏；舌质淡红，苔白，脉沉细迟。

主证分析：患病日久，脏腑损伤，脾肾阳虚，阳气不足，不能温煦，故见肢体发凉、怕冷，全身畏寒；阳气虚则血运不畅，气血不能濡养，故见创面肉芽淡白，上皮不生；肾阳虚故见腰膝酸软；脾阳虚则见神疲乏力，食少纳呆；阳虚水津不化，故见尿清便溏。舌质淡，苔白，脉沉细迟均为脾肾阳虚之象。此型多属闭塞性动脉硬化症疾病恢复阶段。

治法：补肾健脾，养血化瘀。

方药：补肾活血汤加减。

熟地30 g，续断、怀牛膝、桑寄生、鸡血藤、山药、仙灵脾、补骨脂、茯苓各15 g，当归、川芎、威灵仙、丹参、赤芍各12 g，白术10 g。

（2）辨证论治的研究。目前，闭塞性动脉硬化症的辨证论治的研究日益广泛。许多学者通过大量临床实践，不断总结其辨证论治的规律，归纳内容和特点有三种情况：①以某方剂为主，随证加减治疗；②以某方剂为主，针对病情发展阶段的某主证进行治疗；③以中国传统医学理论进行辨证论治。因此把闭塞性动脉硬化症作为血瘀症疾病，如何提高中西医结合治疗闭塞性动脉硬化症的临床疗效成为研究的重点。奚九一（1992）提出闭塞性动脉硬化症的痰瘀发病学说，应用活血软坚、化痰散结法治疗取得效果。邓铁涛（1985）认为股动脉闭塞性硬化症为血瘀症，应用活血通络法治疗有满意效果。而全虫、水蛭具有加强活血通脉的作用。陈淑长（1988）等报告早期闭塞性动脉硬化症141例，指出为寒凝血瘀症，以活血通络法应用温脉通、通脉宁治疗。孙希龙等人（1988）以中西医结合益气活血法为主治疗闭塞性动脉硬化症200例，临床治愈83例（占41.5%），显著好转33例（16.5%），有5例施行截肢手术。李廷来等人（1985）认为临床治疗闭塞性动脉硬化症分为血瘀型、湿热下注型、热毒型和气血两虚型，应用四妙勇安汤加板蓝根治疗闭塞性动脉硬化症肢体坏疽，取得较好效果。马新普等人（1992）总结闭塞性动脉硬化症的临床辨证论治分为四型：寒凝型、血瘀型、瘀热型和热毒型。张秀英等人（1993）治疗闭塞性动脉硬化症，辨证论治分为：虚寒型、气滞血瘀型、湿热蕴结型和气血两虚型。尽管闭塞性动脉硬化症的辨证分型尚未统一，但是，中西医结合辨证论治活血化瘀疗法治疗闭塞性动脉硬化症已取得显著疗效。临床报道，辨证论治与药物静脉滴注疗法、药物动脉注射疗法、外治疗法和手术疗法相结合，可以缩短疗程，进一步提高疗效。

2. 专方治疗研究

（1）黄芪通脉汤。

组成：黄芪 90 g，当归 15 g，鸡血藤 30 g，桑寄生 30 g，赤芍 20 g，川芎 12 g，桃仁 12 g，葛根 30 g，莪术 20 g，地龙 15 g，水蛭 10 g，每日 1 剂，水煎服，1 个月为 1 疗程。连服 2 ~ 3 个疗程。

疗效：临床治疗闭塞性动脉硬化症 32 例，治愈 10 例，显著好转 17 例，进步 3 例，总有效率 93.75%。治疗前后血脂、血液流变学和节段动脉压等，均有显著改变（$P<0.01\sim0.05$）。

药理：本方具有益气活血，软坚散结功效。主药黄芪、当归益气活血，有调节免疫功能，提高内皮细胞抗损伤能力及降低 TC、TG 等作用。鸡血藤、赤芍、桃仁、川芎、莪术等活血化瘀，具有降低血脂，降低血液黏度，抗血小板聚集，促进纤溶活性等多种作用。桑寄生有降低血压，抗动脉硬化作用。葛根、水蛭、地龙等软坚散结，可减少脂质沉积，抑制平滑肌细胞增殖，有促进粥样斑块消退等作用。

（2）通痹丸。

组成：人参、黄芪、玄参、当归、鸡血藤、石斛、穿山甲、水蛭、土元、丹参、泽泻、瓜蒌各适量。

上药共研成细末，过筛，装入胶囊，0.4 克/粒。每次 8 粒，每日 3 次，口服，2 个月为 1 疗程，连续服药 1 ~ 2 个疗程。

疗效：用本方治疗闭塞性动脉硬化症患者 118 例，临床治愈 61 例（51.1%），显效 31 例（26.3%），进步 19 例（16.1%），总有效率 93.5%，治疗前后体外血栓值、血脂、肢体血流图等均有显著变化（$P<0.01$）。

药理：本方有益气活血，祛瘀通络的功效，方中人参、黄芪补气，具有促进脂质代谢，抗动脉硬化作用。当归、丹参活血补血，可降低血液黏度，降低体外血栓各值。土元、水蛭、穿山甲破血逐瘀，促进血液循环。山楂消瘀散结，有降低血脂作用。诸药合用，可降低血脂、血黏度，阻止和减缓动脉粥样硬化病变发展，促进肢体侧支循环建立，改善肢体血液循环。

3. 外治疗法

（1）熏洗疗法。闭塞性动脉硬化症由于肢体缺血、瘀血，而有疼痛、皮色改变等症状；经脉淤滞，郁而化热，可有坏疽、溃疡继发感染等严重病情变化。在应用内治药物的同时，配合应用熏洗疗法，更好地发挥传统中医药的作用，取得了满意的疗效。熏洗疗法可增加患肢血流量，改善肢体血液循环；还可以清洁创口，抑制细菌，促进创口愈合，消肿止痛等，适用于闭塞性动脉硬化症的各个阶段。具体用法有：

①活血通络法。适用于闭塞性动脉硬化症Ⅰ、Ⅱ期患者，有肢体疼痛、皮色紫绀、皮肤瘀斑等表现，应用活血消肿洗药、活血止痛散等煎汤乘热熏洗患肢，每日1~2次，具有活血通脉、消肿散结的作用。

②温经活血法。适用于闭塞性动脉硬化症Ⅰ、Ⅱ期患者，有肢体发凉、怕冷、遇寒症状加重，皮肤冰凉、苍白等表现，应用回阳止痛洗药或活血止痛散煎汤乘热熏洗患肢，每日1~2次。具有温通血脉、回阳散寒的作用。

③解毒消肿法。适用于闭塞性动脉硬化症Ⅲ期患者，因肢体坏疽、继发感染，有局部红肿热痛，脓液多及有坏死组织，炎症明显等表现。应用解毒洗药煎汤乘热熏洗患处及创面，每日1~2次，熏洗后用大黄油纱布换药。具有抗菌消炎、解毒消肿和清洁创口的作用。

④生肌敛口法。适用于闭塞性动脉硬化症肢体溃疡的后期，创面干净，脓液稀少或慢性溃疡久不愈合者。应用溃疡洗药煎汤乘热熏洗患处或创面，熏洗后创面撒上少许生肌散，或用生肌玉红膏油纱布，或长皮膏涂敷创面换药。具有活血生肌、促进创口愈合的作用。

因闭塞性动脉硬化症患者肢体处于缺血状态，在煎汤熏洗时要注意药液的温度，以患者感到舒适为宜，避免烫伤患肢，加重病情。若肢体坏疽呈干性时，或肢体坏疽处于发展阶段，而未局限稳定者，禁止应用熏洗疗法。若应用熏洗药物治疗后，患肢发生皮肤瘙痒、红色丘疹或肢体疼痛加重者，需立刻停止用药，并给予相应的处理。

（2）穴位注射疗法。穴位注射疗法是将药物注入穴位、压痛点及反应点而发挥治疗作用的一种治疗方法，也是治疗闭塞性动脉硬化症的常用辅助治疗方法。适用于病程的各个阶段。常用方法如下：

①早期患者。应用丹参注射液4 mL，川芎嗪注射液40 mg，当归注射液4 mL，654 Ⅱ注射液10 mg等，每次选一种药物。可以扩张周围血管，改善肢体血液循环和微循环。

②因缺血性神经炎而有患肢麻木疼痛者，应用维生素B1 100 mg、维生素B12 250 μg，穴位注射，可改善症状。

③严重肢体缺血坏疽，患肢剧烈疼痛时，应用0.5%普鲁卡因10 mL，加入地塞米松5 mg，654 Ⅱ注射液10 mg；穴位注射，有良好的止痛效果。

④疾病恢复期，患肢慢性溃疡久不愈合者，应用维生素B1 100 mg，加入

654 Ⅱ注射液 10 mg；穴位注射，具有调整元气、强壮身体、促进创口愈合的作用。

穴位注射常选四肢腕、踝关节以上和其他肌肉较丰满部位的穴位。上肢有：曲池、尺泽、手三里、内关、外关等；下肢有足三里、三阴交、阳陵泉、阴陵泉、丰隆等。一般取患肢或两侧肢体 2 个穴位交替轮流注射，每日 1 次，15 ~ 30 次为 1 疗程，一个疗程结束后，休息 7 d，再根据病情考虑是否继续治疗。穴位注射时要取穴准确，严格消毒，如有患肢明显肿胀，或穴位附近有炎症时，不宜在患肢进行穴位注射。

4. 其他疗法

（1）饮食疗法。人体活动所需的热量是通过饮食提供的，摄入的热量过高，不能充分消耗掉，就会以脂肪的形式储存在体内，使得血脂过高，脂质向动脉内膜下沉积和浸润，引起动脉粥样硬化，进一步发展形成闭塞性动脉硬化症。因此，饮食疗法就是合理安排饮食，既富于营养，又不致血脂增高，有利于防止闭塞性动脉硬化症的发生和发展。

①坚持低盐低脂饮食。胆固醇和甘油三酯增高是血脂增高的主要表现。坚持低脂饮食，是降低血脂、预防动脉粥样硬化的基本措施。应避免经常食用过多的动物性脂肪及胆固醇较高的食物，如肥肉，动物的肝、脑、肾等脏器，蛋黄、鱼子、奶油之类。坚持低盐饮食，可预防高血压的发生，尤其是老年人，心血管调节功能较差，加上血管壁硬化，在持续高血压的作用下，易致血管壁损伤而发生闭塞性动脉硬化症。

②饮食宜清淡而富于营养。平时应养成饮食清淡的习惯，多食富含维生素 C 的食物（如新鲜蔬菜、水果等）；多食富含植物蛋白的食物（如豆类及其制品）；在可能条件下，以食植物油为宜（如豆油、菜油、玉米油、茶油等）。如患有糖尿病，应控制饮食中的糖类，尽量多食粗粮、蔬菜、瘦肉类。应戒除暴饮暴食以及嗜食辛辣油腻炙博之品等不良习惯，则有利于防止闭塞性动脉硬化症的发生和发展，防止病情加重。

（2）肢体的卫生和防护。闭塞性动脉硬化症患者肢体处于缺血状态，极易受到伤害而发生组织坏死的结果。常见的伤害原因主要有：①物理性伤害：剪指甲、穿窄鞋、被人踩伤、受寒冻、热水烫伤等；②化学性伤害：用有刺激性、腐蚀性的药液、药膏涂抹或外敷等；③生物性伤害：脚癣合并细菌感染等；④医源性伤害：拔甲术、局部封闭、针刺等。

闭塞性动脉硬化症患者对于患肢的防护应高度重视，否则将导致严重后果。常用的防护措施有：①保持卫生、防寒防冻，可用温水洗脚，洗后用软毛巾拭干。禁用冷水和热水洗脚。应穿软暖合适的鞋袜，防止手足受寒冻伤害。

②防止微小的外伤，如鞋袜过紧磨擦伤，剪指甲时过度修剪造成的损伤，以及其他外伤等。③保持皮肤润泽，当患肢出现营养障碍表现，皮肤干燥、皲裂、脱屑等时，应每日用温水浸泡患足30 min，马上擦干，外涂甘油、护肤脂或凡士林等。④皮肤瘀斑的处理，较小而表浅的瘀斑，经中西医结合治疗后可以自行消散吸收。有些患者，肢端瘀斑较大并深入，逐渐发生皮肤坏死，出现皮下积液或积脓。应严格消毒，剪除坏死皮肤，引流出脓液，用大黄油纱布或玉红膏油纱布换药，多能顺利愈合。若范围过大者，处理不当常导致溃疡、坏疽。⑤嵌甲的处理，闭塞性动脉硬化症患者因肢体缺血、营养障碍，趾甲增厚变形，多呈嵌甲样生长，容易发生甲沟炎或甲下脓肿。当甲内一侧积脓或甲下积脓时，可剪去部分趾甲或全部拔甲，使脓液彻底引流，以免感染扩展加重，引起趾骨骨髓炎。但应在肢体血液循环改善情况下施行拔甲，否则拔甲可能引起足趾坏疽。⑥足癣的处理，如并发足癣时，可用硝矾洗药开水冲后，待温浸洗患足，每日1次，洗后应用治疗足癣的药膏外涂，争取尽量彻底治疗。

5. 康复锻炼

闭塞性动脉硬化症是中老年性疾病，病程较长，在施行中西医结合治疗的同时进行适当的肢体功能锻炼有助于疾病的康复。常用方法有：

（1）步行锻炼。适用于早期患者或恢复期，每天坚持步行锻炼，步行的速度和距离，应以不引起肢体疼痛为标准，一般经过数月的步行锻炼，许多患者间歇性跛行得到明显改善。

（2）伯尔格运动。适用于基本不能行走的患者，可在床上锻炼。先让患肢抬高2～3 min，后下垂于床沿3～5 min，再半卧2～3 min，如此重复练习5～10次，每日3次，可以防止肌肉萎缩，有利于肢体功能恢复。

（3）其他锻炼。根据患者的体质、所处环境和爱好来选择，如气功、体操、散步、打太极拳等。但康复锻炼要循序渐进，逐渐增加运动量和延长活动时间，不宜勉强剧烈活动。

（三）中西医结合治疗

中西医结合治疗闭塞性动脉硬化症有其优越性，可以缩短疗程，提高疗效。在中医辨证论治的基础上配合现代医学治疗方法可获得满意疗效。

1. 中成药

活血化瘀、通络止痛的有活血通脉片、四虫片、通脉安、舒脉康、大黄磨虫丸、脉血康等。清热解毒、活血散结的有牛黄清心丸、西黄丸、安宫牛黄丸等。

2. 药物静脉滴注疗法

药物静脉滴注疗法临床应用广泛，药物种类很多，治疗闭塞性动脉硬化症常用以下几种药物：

（1）丹参注射液。20～30 mL，加入5%葡萄糖溶液（或低分子右旋糖酐，或0.9%生理盐水）500 mL内，静脉滴注，每日1次，15次为1疗程。

（2）川芎嗪注射液。400～800 mg，加入5%葡萄糖溶液或0.9%生理盐水500 mL内，静脉滴注，每日1次，15次为1疗程。

（3）脉络宁注射液。20～40 mL，加入5%葡萄糖溶液或0.9%生理盐水500 mL内，静脉滴注，每日1次，15次为1疗程。

（4）前列腺素E1。100～300 μg，加入0.9%生理盐水500 mL内，缓慢静脉滴注，每日1次，15次为1疗程。

（5）蝮蛇抗栓酶。0.75～1.0 U，加入0.9%生理盐水500 mL内，静脉滴注，每日1次，15次为1疗程。

以上药物可选1～2种，配合治疗，疗程间隔7 d，可连续应用2～3疗程。若有药物过敏者禁止应用。

3. 药物动脉注射疗法

药物动脉注射疗法是从患肢股动脉或肱动脉注射药物，可以增加肢体血液内的药物浓度，更能发挥药物的治疗作用，促进侧支血管形成，有效地改善肢体血液循环，根据病情可选用不同的药物治疗。

（1）川芎嗪注射液。40 mg，加入5%葡萄糖溶液20 mL内，患肢股动脉注射，隔日1次，15～30次为1疗程。可以扩张血管，改善肢体血液循环。

（2）妥拉苏林注射液。25 mg，加入0.5%～1.0%普鲁卡因20 mL内，患肢股动脉或肱动脉注射，每日或隔日1次，30次为1疗程。可以扩张血管，并有缓解疼痛的作用。

（3）前列腺素E1。40 μg，加2%利多卡因50 mL，加入0.9%生理盐水50 mL内，患肢股动脉注射，每日1次，15～30次为1疗程。能抑制血小板聚集，抑制动脉粥样斑块形成，并扩张血管，改善肢体血液循环和微循环。

（4）硫酸镁注射液。25%硫酸镁10 mL，维生素C 250 mg，加入0.5%普鲁卡因20 mL内，患肢股动脉注射，每日或隔日1次，15次为1疗程。可扩张血管，缓解疼痛，促进创口愈合。

（5）地塞米松注射液。5～10 mg，加654 Ⅱ10 mL，加入0.5%普鲁卡因20 mL内，患肢股动脉或肱动脉注射，每日或隔日1次，连用7次。可以解除血管痉挛，促进炎症消散，缓解肢体剧烈疼痛，抗过敏等，如有感染应配合抗生素使用。

（6）尿激酶。10万～30万U/次，加入0.9%生理盐水40 mL内，患肢股动脉或肱动脉注射，每日1次，15次为1疗程。可用于并发急性动脉血栓形成或急性动脉栓塞者。

此外，还可以宜用罂粟碱、肝素等药物进行患肢动脉注射。郭世合(1989)报道应用通栓灵（肝素、普鲁卡因、氟美松）患肢股动脉注射，治疗Ⅲ期闭塞性动脉硬化症患者，取得满意效果。

4. 围手术期治疗

闭塞性动脉硬化症的手术方式主要有两类：一类是以截肢为代表的致残性手术；一类是动脉重建性手术。术前均应得到患者的同意和充分配合，及时准确完成术前检查，包括血型、出凝血时间、凝血酶原时间、血脂、血糖、肝、肾、心、肺等功能的测定。术前治疗包括：①支持疗法。尽量纠正贫血、脱水和电解质紊乱，纠正低蛋白血症，以改善患者全身情况。②控制并发病。心脏病是手术的主要危险因素和死亡原因。尤其是大、中血管手术的时间长和创伤大，要求心脏有较好的承受能力，一般2周内有心肌梗塞是手术的禁忌证。有时为了挽救患者的肢体和生命，在严密监测和应用改善心脏功能的药物下，也可施行急症手术，但死亡率较高。高血压也应积极控制，一般收缩压 < 21.3 kPa 则比较安全。糖尿病是手术的另一危险因素，术前应控制血糖在 8 ~ 11 mmol/L，则比较安全，不致引起低血糖，也很少出现酸中毒，但在大、中血管手术前，应将口服降糖药改为胰岛素。其他并发病也应有效地控制，增加手术的安全性。术后治疗包括：①抗凝治疗，防止血栓形成。术后血管局部血栓形成是血管重建术失败的主要原因之一，截肢创面也不易愈合。术后应用肝素 50 mg，皮下注射，每日 2 ~ 3 次，5 天后改为口服抗凝剂，治疗 3 ~ 6 个月，一般能收到较好的效果。同时亦应配合活血化瘀中医疗法，防止血栓形成。②预防感染。在大、中血管手术前 1 日，应使用抗生素预防感染。手术后则应使用有效、足量抗生素，直至拆线，切口愈合为止。术后切口感染常导致血管手术失败，甚至丧失肢体，因此抗生素的使用应积极稳妥。③其他治疗。针对患者全身情况进行中西医结合治疗，以巩固疗效，改善患肢血液循环。在辨证论治内服中药的同时补充能量及大量维生素，以及继续对并发病进行治疗，都是极其重要的，有助于疾病的恢复。

五、转归与预后

闭塞性动脉硬化症多为老年患者，治疗比较困难，预后较差，截肢率及死亡率均较高，尤其合并心、脑血管疾病及糖尿病的患者，预后更差。本病的预后及转归与肢体动脉闭塞的部位、病变的范围、侧支循环建立的情况、合并症的轻重及早期正确治疗等情况密切相关。若在疾病的早期就得到正确的中西医结合治疗，肢体侧支循环建立，血液循环改善，合并症得到有效的治疗，预后较好。反之，肢体动脉闭塞部位高、病变范围广、合并症严重，加之没有得到及时正确的中西医结合治疗，本病预后极差，至晚期治疗难度很大。因此，临床上以预防为主，早期进行系统合理的中西医结合治疗。另外，终身戒烟、防冻保暖、防外伤、饮食清淡等也是提高本病治愈率不可缺少的有效措施。

第三节　多发性大动脉炎

一、概述

多发性大动脉炎（Polyarteritis）又称为高安病（Takayasu's Disease）、无脉病、主动脉弓综合征等，是一种较常见的原发性免疫性血管炎，多发生于青少年女性，男女之比是 1∶8，发病年龄以 20～30 岁居多。根据初洁秋的调查结果统计，在风湿病中，多发性大动脉炎患病率为 0.13%。本病特点是主动脉及其主要分支的多发性、非化脓性炎症性疾病，病变常累及数处血管，使受累血管发生狭窄或闭塞，是临床上常见的慢性闭塞性动脉疾病。

（一）现代医学对多发性大动脉炎的认识

1856 年 Savory 和 Kussmaul 首先描述了此病的临床表现。1908 年日本学者高安报道了 1 例 21 岁女性患者，眼底有独特的毛细血管充血，视乳头周围花环状动静脉吻合，以及因白内障导致失明的眼部病变，从而命名为高安病。此后，许多国家的学者陆续发表同样病变的报道。随着临床和病理研究的深入，逐步证实本病是由于非特异性炎症造成病变血管壁增厚或瘢痕收缩，引起动脉节段性狭窄、闭塞或狭窄前后动脉瘤样扩张，导致血流障碍，使病变部位的组织器官缺血而发生一系列综合征。病变主要累及主动脉弓及其主要分支，亦可累及胸、腹主动脉及其分支。

（二）中医学对多发性大动脉炎的认识

在历代中医文献中尚未见到有关多发性大动脉炎的记载，根据本病的临床表现，属祖国传统医学“脉痹”、“血痹”、“眩晕”等范畴。当肢体动脉狭窄和闭塞，缺血严重而发生肢端坏疽者，又称为“脱疽”。《黄帝内经》谓“脉涩曰痹”。《医学心悟》曰：“伏脉不出者，寒气闭塞也。”

二、病因和发病机理

（一）现代医学的病因病理

1. 病因

多发性大动脉炎的发病原因至今尚不明确，可能与以下因素有关。

（1）感染。最多见的致病菌有结核杆菌与链球菌。感染可以引起血管壁的变态反应或自身免疫反应性病变，特别是结核杆菌感染不容忽视。有报道说本病患者可同时有肺部或肺外结核灶，特别是动脉周围及主动脉旁有结核病灶，48%患者有结核病史，86%患者结核菌素试验呈强阳性；病理上有类似结核损害的郎罕氏巨细胞肉芽肿。亦有学者认为本病与风湿有关。

（2）雌性激素。多发性大动脉炎患者以青年女性多见，这一时期正是各类激素产生的旺盛时期，可能与雌激素排泄呈持续高水平，而无正常的双期节律有关。实验研究证明，一些雌激素明显降低动脉壁糖原分解的活动力，使动脉壁受损。这可能与雌激素引起动脉平滑肌的萎缩有关，而成为致病的一个因素。

（3）遗传因素。日本等国家的学者曾先后报道，有姐妹、母女等近亲相继发病，且与 HLA－Bw40 有关，或与 HLA－Bw52 相关。因此，认为多发性大动脉炎有先天遗传因素。

（4）自身免疫反应。在多发性大动脉炎的活动期与早期，患者常有四肢关节、肌肉疼痛，全身乏力，低热等风湿病表现，红细胞沉降率增快，血液中丙种球蛋白值和抗主动脉抗体效价增高，61%的患者有抗主动脉抗体，滴度在 1：10 以上，IgA、IgM、IgG、抗“O”滴度升高，应用肾上腺皮质激素治疗有效。所以，目前多认为本病是一种自身免疫性疾病。

2. 发病机理与病理

多发性大动脉炎的发病机理可能是由于感染、药物等因素作用于机体后，引起免疫反应，自身免疫机能失调，使大动脉壁具有抗原性，而机体的免疫活性细胞对它并不能识别，与该抗原接触后产生抗主动脉抗体，并作用于大动脉壁，发生抗原抗体反应，形成免疫复合物，沉积于大动脉壁，发生非特异性炎症，造成免疫病理损伤，进而导致大动脉狭窄和闭塞。

多发性大动脉炎病变主要发生在升主动脉、主动脉弓、无名动脉、锁骨下动脉和颈总动脉，其次发生于胸、腹主动脉、肾动脉、冠状动脉、髂动脉和肠系膜动脉、腋动脉等含弹性纤维的大、中动脉。发病后同时或先后累及数处血管，受累的部位大多局限在动脉的起始部，有时全部主动脉均可受累，主动脉瓣受累占 1/3。病变血管常呈节段性分布，动脉壁呈弥漫性或不规则增厚、僵硬、狭窄和钙化。血管呈灰白色，与周围组织黏连，管腔狭窄或闭塞、血栓。少数病变血管壁破坏广泛，结缔组织修复不足，引起动脉扩张，甚至动脉瘤形成。有极少数患者因主动脉明显扩张而导致主动脉瓣关闭不全。

组织学改变是以动脉中、外层损害为主的全层动脉炎。早期是动脉周围炎和动脉外膜炎，呈肉芽肿性炎症，并有淋巴细胞、浆细胞及网状细胞浸润。随着病变的进展，炎症向血管中层及内膜发展，动脉中层弹力纤维及平滑肌断裂、破碎和坏死，内膜增生、水肿。增厚的内膜和纤维化的中外膜缩窄，以及肉芽肿的形成，引起血管腔狭窄，到后期则全层血管壁均被破坏，管腔内有血栓形成，以致全部闭塞。在晚期，细胞浸润消失，血管壁的肌性组织和弹性纤维由于广泛纤维化，弹力被破坏，呈现动脉壁全层纤维化、伴钙化与硬化。

（二）中医病因病机

多发性大动脉炎属中医"脉痹"、"血痹"范畴。中医认为该病多因先天不足，后天失调，以致气血亏损，复感寒湿之邪侵袭，使脉道受损，经络阻塞，气血运行不畅，气滞血瘀而成；或因饮食失节，损伤脾胃，运化失司，痰湿内生，阻滞经络，痰瘀互结，脉道受阻而成；或脾肾阳虚，不得温煦，寒凝脉涩；或肝肾阴虚，筋脉失养，脉涩为痹，而致无脉。

三、临床诊断

（一）诊断要点

1. 病史

多发性大动脉炎好发于青少年女性，发病高峰在20～30岁，呈慢性进行性改变，病程可长达20余年。发病初期有低热、胃纳减退、疲劳乏力、游走性关节疼痛、血沉增快等全身症状，常被误诊为风湿症；有的患者伴有高血压，则以高血压病来就诊，逐渐出现肢体缺血表现，而引起患者的重视，但极少发生肢体溃疡或坏疽。

2. 临床表现

多发性大动脉炎的临床症状和体征取决于病变类型、病情和重要脏器的受损程度。

（1）病变类型特点：根据病变累及动脉的部位不同，可将其分为五种类型。

①头臂动脉型（第Ⅰ型）。本型患者的血管病变主要累及颈总动脉、锁骨下动脉及无名动脉等主动脉弓的大分支，可以是单独一个分支发生病变，也可同时累及多个分支。有时病变可累及颈内动脉或椎动脉。当颈总动脉、无名动脉及椎动脉发生狭窄或闭塞时，导致明显的脑部缺血症状，严重者并发脑栓塞或脑出血等症。脑循环障碍的表现为眩晕、头痛、耳鸣重听、晕厥、视力障碍，当起立或行走时会出现视物模糊或视力丧失，也可有羞明、复视、黑点、白内障等症状出现。严重者会出现记忆力减退、失眠、多梦、精神障碍、偏瘫、失语、鼻中隔穿孔、牙齿和头发脱落、眼球萎缩、失明等。当无名动脉或锁骨下动脉狭窄或闭塞时，则会出现上肢供血不足的症状，手指发凉、怕冷、

麻木、苍白，疲乏无力，肌肉萎缩。体检时可发现患肢动脉搏动减弱或消失，血压测不出或血压低，表现为无脉症。在颈部两侧、锁骨上窝可触及震颤，听诊时可闻及血管杂音，性质为收缩期吹风样或连续性血管杂音，向头部方向传导，响度有时达到Ⅲ～Ⅳ级，严重狭窄而血流减少时杂音强度可减弱。如果锁骨下动脉近端阻塞，椎动脉则成为重要的侧支循环，当患肢活动时，对侧椎动脉血液通过基底动脉环流经患侧椎动脉，向患肢供血，从而导致脑部暂时性缺血，即成为锁骨下动脉窃血综合征。因为有丰富的侧支循环建立，肢端很少发生坏疽。

②胸腹主动脉型（第Ⅱ型）。本型患者的血管病变主要累及胸主动脉或/和腹主动脉，大多导致降主动脉的狭窄或闭塞。由于心脏的外周血管阻力明显增加，下肢的血流量明显减少，因此临床上主要表现为上肢高血压及下肢供血不足，出现头痛、头胀、头昏、心悸气短，下肢发凉、怕冷、酸麻无力，间歇性跛行，患肢皮肤温度降低，动脉搏动减弱或消失，血压降低或测不出。严重者可发生心功能不全。在胸骨左侧、剑突下、腹部正中、腹股沟区或背部肩胛区等部位，可闻及收缩期血管杂音，并向下传导。患者心脏可代偿性扩大，左心室壁明显增厚。上肢血压明显增高，降压药物难以奏效，下肢缺血，但无坏疽发生。

③肾动脉型（第Ⅲ型）。本型患者的血管病变主要侵犯肾动脉，狭窄部位多在单侧或双侧肾动脉起始部，当肾动脉狭窄至1/2以上时则发生高血压。临床表现为四肢血压都明显增高，且为顽固性高血压，舒张压较收缩压增高更明显，脉压差小；视力障碍，头痛、眩晕、心悸气短，严重者发生高血压心脏病，左心衰竭，脑出血，肾功能衰竭等。在患者脐部上方的两侧、脊柱两侧腰背部，可闻及收缩期血管杂音。眼科检查呈高血压性眼底改变，宇田氏分期：第Ⅰ期视网膜血管扩张期；第Ⅱ期视网膜小血管瘤期；第Ⅲ期视网膜血管吻合期；第Ⅳ期合并症期，瞳孔散大，虹膜萎缩，视网膜剥离，白内障等。

④混合型（第Ⅳ型）。该型患者的血管病变范围较广：具有第Ⅰ、Ⅱ、Ⅲ型的临床症状和体征。大多数患者先有局限性病变，以某种类型为主，到病变后期发展为混合型。其中肾动脉受累者最多，可伴有高血压表现。少数患者冠状动脉受累，发生心绞痛或心肌梗塞，升主动脉受累后扩张或病变累及主动脉瓣，则引起主动脉瓣关闭不全，听诊区有舒张期吹风样杂音，左心室扩大，收缩期血压高，脉压差大，心功能不全。

⑤肺动脉型（第Ⅴ型）。此型患者的血管病变主要累及肺动脉，因为动脉周围有丰富的侧支循环，所以缺血症状不明显，很少出现呼吸道症状，病变严重者可在活动后发生气短，阵发性干咳，间断性咯血。肺动脉瓣关闭不全或肺

动脉闭塞引起肺动脉高压或肺水肿者很罕见。本型多与胸腹主动脉型混合存在。

在多发性大动脉炎的上述五种类型中，对机体危害最大的是脑缺血、顽固性高血压，两者是导致病情恶化和死亡的重要原因。

（2）临床各期特点。根据病变发生发展的过程，临床上可将多发性大动脉炎分为三期。

①急性期（活动期）。在本病的早期或慢性炎症期的复发活动期，主要表现为全身症状，有发热，疲乏无力，体重减轻，肌肉酸痛，病变血管疼痛，结节性红斑，关节疼痛或非畸性关节炎。实验室检查有白细胞数增高，血沉快，CRP 阳性，抗“O”值与抗主动脉抗体效价增高，可持续数周至数月。在病变初期尚未出现动脉狭窄与缺血表现时，容易误诊为其他疾病，有时可长达 10 余年。当病变发展导致动脉狭窄或闭塞，组织器官缺血症状、体征与活动期症状同时存在，这时往往表示病情进入慢性炎症期的复发活动期。

②迁延期。当急性期表现消失后，病变累及的动脉壁仍有抗原抗体反应性炎症在继续进行，呈长期慢性炎症反应，实验室检查中阳性所见也可以恢复正常。病程中活动期与缓解期交替存在，时有反复。此期主要表现为缺血症状和体征，其严重程度取决于受累血管部位、病变程度和侧支循环建立的情况等。

③稳定期（瘢痕期）。病变活动相消失，受累动脉壁瘢痕纤维化，导致管腔狭窄或闭塞。临床特点根据受累动脉部位不同及狭窄或闭塞程度而有较大差异，主要表现为缺血征，轻者可正常生存，重者可发生心、脑、肾等重要脏器功能衰竭而死亡。

3. 辅助检查

（1）实验室检查。

①血液检查。病变早期或活动期血常规可有红细胞沉降率增快、白细胞数轻度增高，球蛋白升高，抗“O”增高，抗主动脉抗体滴度升高，CRP 增高；少数病例出现抗核抗体阳性，类风湿因子阳性，IgA、IgM 和循环免疫复合物（CIC）增高，补体 C3 下降。稳定期患者有轻度贫血、血浆白蛋白减少、抗主动脉抗体阴性、IgG 升高等。血小板计数、出凝血时间及凝血酶原时间均正常。

②尿液检查。少数患者尿蛋白阳性，或有管型。肾动脉病变严重时可有肾功能减退，尿液检查可有异常发现。

（2）心电图。当高血压持久或病变累及主动脉瓣、冠状动脉时，心电图可显示心室肥大、ST－T 改变、心肌损害、心律失常或心肌梗塞等。

（3）超声心动图。可见心瓣膜损害，心肌肥厚，心脏扩大，主动脉弓及其分支动脉管径狭窄或闭塞。

（4）超声血管检测。各种类型的超声波血管检测仪可测定动脉直径、搏动强度，血流量和血流速度，以及动脉管壁增厚、管腔狭窄的部位和程度等项目，多有异常发现。

（5）眼底检查。颈动脉受累者眼部缺血，可发现视网膜供血不足、变性或萎缩病变。

（6）脑血流检测。颈动脉病变者脑血流测定显示脑部血流量减少、血流速度改变。

（7）肾脏检查。肾动脉型患者做同位素肾图检查，呈现病变侧肾脏有缺血性改变；静脉肾盂造影适用于肾动脉狭窄者，表现为患侧肾脏不完全显影或显影迟缓，肾脏体积缩小等；肾脏 B 超检查，可见肾脏大小、形态的改变。

（8）X 线检查。

①胸腹部平片。胸腹主动脉狭窄患者可见主动脉结突出，动脉壁不规则，狭窄动脉段近端可见动脉扩张或动脉瘤形成，心脏扩大。偶可见到主动脉壁钙化。

②动脉造影。动脉造影检查可以详细了解多发性大动脉炎的病变部位、范围、程度和类型，但有一定的危险性及并发症，不能作为常规诊断方法，适用于有手术指征的患者术前准备。在本病的初期，动脉造影显示血管壁不光滑、呈不规则形，但血管通畅度尚好。在病变后期，则见血管腔狭窄、闭塞或有钙化影。主动脉分支的病变常局限在分支血管的起始部。在病变动脉的附近，有丰富的侧支血管。

（二）诊断标准

（中国中西医结合学会周围血管疾病专业委员会 1995 年制定）

①单侧或双侧肢体以出现缺血症状发凉、怕冷、无力为主，伴动脉搏动减弱或消失，血压降低或测不出，或两侧肢体脉压差 >2.5 kPa（15 ~ 20 mmHg），或上肢血压高于下肢血压。

②头部缺血症状。眩晕（特别是仰头时），昏厥发作，视力障碍，颈部血管痛，伴有颈动脉搏动减弱或消失，颈部闻及动脉血管杂音。

③顽固性高血压症状。头痛、眩晕、胸闷、气短等，并在腹部脐周或腰部肾区闻及Ⅱ级以上的血管杂音。

④在颈部、锁骨上区、背部、腹部闻及动脉血管杂音（女性腹部勿加压即可闻及），伴相应缺血征。

⑤全身症状。急性期（早期）或再发活动期，有全身发热、关节或肌肉疼痛、倦怠、皮肤结节性红斑、血沉快、抗“O”增高，原有缺血症状、体征

加重。

⑥具有典型高安眼底改变。

⑦动脉造影、超声多普勒、ECT 等检查证明，受累的头臂动脉和下肢动脉显示狭窄或闭塞，降主动脉、腹主动脉呈缩窄表现。

（三）鉴别诊断

多发性大动脉炎目前尚无特异的实验室诊断方法，许多疾病的临床表现与该病相似，故在诊断时需与这些疾病相鉴别。

1. 先天性胸主动脉缩窄症

本病多见于男性儿童或少年，为先天性发育异常。胸主动脉的狭窄部位较高，病变在动脉导管韧带附近，常呈局限性环形狭窄。临床表现为双侧上肢高血压和下肢血压降低。血管杂音的部位在胸骨左缘上方；胸部 X 线平片可见第 3 ~ 8 肋骨下缘有扩张的肋间动脉形成的压迫。而多发性大动脉炎胸主动脉的病变位置较低，且呈长段狭窄，常为多发性病变。

2. 血栓闭塞性脉管炎

绝大多数为青壮年男性患者，病变累及肢体中、小动脉，常有游走性血栓性浅静脉炎病史。肢端营养障碍明显，临床表现为肢体发凉、怕冷、疼痛、间歇性跛行，易发生溃疡或坏疽。大、中动脉听诊区无血管杂音。一般极少累及心、脑、肾等重要脏器。

3. 闭塞性动脉硬化症

多发生于 45 岁以上的中老年人，男性多于女性。为动脉粥样硬化导致的血管慢性狭窄或闭塞，病变主要累及腹主动脉和肢体动脉，少数引起锁骨下动脉闭塞。临床主要表现为患肢发凉、怕冷、麻木、疼痛、间歇性跛行，肢端发生溃疡、坏死等缺血症状，常伴有高脂血症、高血压病、冠心病、脑血管疾病和糖尿病等。

4. 胸廓出口综合征

本病是由于胸廓出口处解剖结构的异常（如颈椎、第 1 肋骨畸形）或斜角肌的炎症和劳损，以及局部淋巴结肿大等原因，压迫锁骨下动脉、静脉及臂丛神经，而引起患侧上肢发凉、无力、桡动脉搏动减弱等临床表现，与多发性大动脉炎的头臂动脉型相似。但胸廓出口综合征的患者同时有明显的臂丛神经受压的表现，臂部及手部放射性疼痛，手部感觉异常等。还可因锁骨下静脉受压而出现颈部和上肢静脉怒张。体检时常见锁骨上区饱满，有压痛。桡动脉搏动的强弱可随头颈部和上肢的转动而改变。X 线平片有时可见颈肋等畸形。

5. 结缔组织疾病

多发性大动脉炎的早期有乏力、发热、关节肌肉酸痛等临床症状，与结缔组织疾病相似。所以，需与类风湿性关节炎、多发性肌炎、系统性红斑狼疮、结节性动脉周围炎或风湿热等疾病鉴别，应做必要的实验室检查或组织活检，以有助于诊断。上述疾病虽可能引起肢体小血管的闭塞，但均不会发生大动脉的病变。

（四）临床疗效判定标准

（中国中西医结合学会周围血管疾病专业委员会1995年制定）

（1）临床治愈（完全缓解）。活动期表现消失，缺血症状与体征明显改善或消失，血沉、抗“O”、CRP等实验室检查恢复正常，可恢复全日工作。

（2）显效。活动期表现消失，缺血症状与体征部分改善或消失，实验室检查（血沉、抗“O”、CRP）恢复正常，能参加部分工作。

（3）有效。活动期表现减轻，缺血症状和体征部分改善，尚不稳定，实验室检查结果有好转。

（4）无效。症状和体征无改善或病情进展。

四、治疗

多发性大动脉炎由于病因不明确，侵犯部位广泛，目前国内外尚无特效治疗方法，属难治疾病之一。主要是针对临床表现，采用药物和手术等方法对症治疗，控制病情活动，改善组织缺血状态、防治并发症，减少重要脏器的损害，争取良好的预后。

（一）现代医学治疗

1. 药物治疗

在多发性大动脉炎病变过程中的不同时期，根据病情选用适宜的药物，抑制病情进展，改善组织缺血，消除临床症状与体征。

（1）活动期。本病的病变活动常与感染引起或加重的自身免疫反应有关，所以抗感染与抑制自身免疫反应同等重要。选用有效的抗生素和抗结核药物抑制感染，同时应用药物抑制自身免疫反应；并且应用溶栓、抗凝药物消除血栓，改善血液循环，促进侧支循环形成。常用药物如下：

①强的松20～30 mg/d，口服，显效后开始递减用量，至5～10 mg/d维持量，服用3～12个月。减量或停药后症状易复发。

②地塞米松0.75 mg，每日3次，口服，病情稳定后逐渐停药。

③肠溶阿司匹林0.6～0.9g，每日3次，口服。

④消炎痛25～50 mg，每日3次，口服。

⑤潘生丁50～100 mg，每日3次，口服。

⑥妥拉苏林25～25 mg，每日3次，口服。

⑦烟酸 50～100 mg，每日 3 次，口服。

⑧盐酸苯苄胺 10 mg，每日 3 次，口服。

⑨尿激酶 20 万～30 万 U，加入 5% 葡萄糖注射液 250～500 mL，每日 1 次，静脉滴注，可连续用 5～7 d。

对伴有并发症者，应积极治疗并发症，包括强心、利尿、降压等，可预防重要脏器的损害，对改善预后有重要意义。

（2）迁延期。本期治疗以控制病情发展和改善血液循环为主，可坚持服用肠溶阿司匹林、维生素 C、维生素 E 等药物，降压治疗依然十分重要。静滴药物参考稳定期和活动期用药。

（3）稳定期。本期治疗是以改善血液循环、预防病情复发为主要目的。在迁延期的治疗基础上，可选用下列药物：

①蝮蛇抗栓酶。0.75～1.0 U，加入 5% 葡萄糖注射液 250～500 mL 中，每日 1 次，静脉滴注，10～15 次为 1 疗程，可应用 3～4 个疗程。皮肤过敏试验阳性者忌用。

②维脑路通。400 mg，加入 5% 葡萄糖注射液或生理盐水 500 mL 中，每日 1 次，静脉滴注，10～15 次为 1 疗程。

③糜蛋白酶。每次 5 mg，每日 1～2 次，肌肉注射。

④胰蛋白酶。每次 5～10 mg，每日 1～2 次，肌肉注射。

2. 手术治疗

药物治疗可使大多数患者的病情得到缓解，但有些病情较严重的患者药物治疗难以奏效，则需施行手术治疗，以改善头部和肢体的血液循环，以及纠正继发性高血压。一般在病情稳定后半年至 1 年施行手术，临床检查体温、血沉、白细胞计数、IgG 均正常，重要脏器功能尚未消失。手术指征是：①严重的脑或肢体缺血影响功能；②严重的高血压经药物治疗无效者。手术治疗的原则是血行重建，改善远端血液供应。术前必须做动脉造影检查，以确定病变的部位、程度、类型及范围，为手术方式的选择和手术方案的制订提供依据。常用手术方法如下：

（1）经皮腔内血管成形术（PTA）。适用于头臂动脉、主动脉、肾动脉、髂动脉局限性短段狭窄或闭塞者。PTA 是采用 Seldinger 法经皮穿刺动脉插管，将气囊导管置于动脉狭窄或闭塞部位，通过充气球囊扩张，导致血管内膜和中层的撕裂，中层肌纤维过分拉长，以至狭窄的血管可再扩张。该手术具有操作简单，损伤轻，并发症少，可重复进行等优点，能迅速缓解组织器官缺血，改善临床症状和体征。但对多部位发病，病变广泛，狭窄或闭塞段较长者，不适合施行该手术。主要并发症是穿刺部位出血、假性动脉瘤、远端动脉血栓形成、血管壁穿破等，需要外科手术处理的约占1.5%。

（2）动脉旁路移植术。由于多发性大动脉炎的病变血管在后期均已僵硬、萎缩，病变范围较广，与周围组织粘连广泛，病变血管切除后行血管重建术往往十分困难。因此，动脉旁路移植术是主要的血行重建手术。该类手术是在病变血管的近、远端用人造血管或自体静脉做桥式吻合，重建血流，并可保留已经建立的侧支循环，疗效满意，是多发性大动脉炎首选的血行重建手术方法。

①锁骨下动脉—颈总动脉旁路移植术。适用于颈总动脉或锁骨下动脉起始部狭窄或闭塞者。以桥血管直接连接锁骨下动脉和同侧颈总动脉，术后可明显改善脑部或上肢的血液循环，手术操作安全，并发症少。

②腋动脉—腋动脉旁路移植术。适用于一侧上肢无脉症，患肢有明显缺血表现者。以桥血管经胸前皮下隧道，连接健侧腋动脉和患侧腋动脉，通过健侧腋动脉向患肢供应血液。术后可明显改善患肢的血液循环，缓解缺血表现。手术操作简便，无严重并发症。

③降主动脉—腹主动脉旁路移植术。适用于胸、腹主动脉狭窄或闭塞，有明显上肢高血压及下肢缺血表现者。通过血管桥连接主动脉狭窄或闭塞段近、远端血管，增加下肢血液流量。手术后可使上肢血压恢复到正常范围，下肢末梢动脉搏动增强，肢体缺血状态改善，临床症状、体征减轻或消除。术后吻合口漏和假性动脉瘤是其严重的并发症，可导致患者死亡。手术操作时应注意吻合口部位的选择。

④升主动脉—颈总动脉或锁骨下动脉旁路移植术。适用于主动脉弓的分支多发性血管病变者。以分叉型人造血管连接主动脉及锁骨下动脉，以改善脑和上肢的血液供应。手术后极少数患者发生脑血管出血。

⑤同侧腋动脉—股动脉旁路移植术。适用于腹主动脉病变广泛累及双侧髂总动脉者。以桥血管经胸腹部皮下隧道连接同侧腋动脉和股动脉，通过腋动脉向下肢供应血液，改善患肢缺血状态。由于桥血管较长，并且易受到挤压，术后容易发生血栓形成，常需抗凝治疗。

（3）颈总动脉—锁骨下动脉吻合术。对于病变局限于左侧颈总动脉或锁骨下动脉起始部的患者，应用颈总动脉与锁骨下动脉侧侧吻合手术，以改善脑或上肢的血液循环。该手术操作简便，并发症少，疗效佳。

（4）动脉血栓内膜剥除术加自体大隐静脉片增补术。颈总动脉或颈内动脉起始处节段性狭窄或闭塞的患者，可以选用该术。为了提高术后血管的通畅率，需加用自体大隐静脉片增补，以增宽动脉的管径。由于病变动脉壁结构被破坏，管壁薄弱，手术操作较困难，术后发生再狭窄的机会较多。

另外，肾性高血压患者需施行肾血管重建术、自体肾移植术或肾切除术等进行治疗。

（二）中医治疗

1. 辨证论治及其研究

在多发性大动脉炎病变过程中，随着病情的变化，临床上出现不同的证候，采用辨证论治的方法可以切中病情，提高疗效。

（1）辨证论治。

①阴虚内热型。

主证：肢体酸痛，乏力，关节疼痛，低热或午后潮热，盗汗。舌质红，苔薄白，脉细数。

主证分析：肝肾阴虚则生内热，故盗汗，低热或午后潮热；外邪乘虚而入，阻遏脉络，气血凝滞，故肢体酸痛乏力，关节疼痛。舌质红，苔薄白，脉细数为阴虚内热之象。此型多属多发性大动脉炎急性活动期。

治法：养阴清热，活血通络。

方药：养阴活血汤。

生地、玄参、石斛、赤芍各 30 g，鸡血藤 20 g，当归、青蒿、白薇、丹皮各 12 g，牛膝 18 g，川芎、黄芩各 10 g，甘草 6 g。

②脾肾阳虚型。

主证：肢体发凉、怕冷、麻木、乏力，腰膝酸软，面色苍白，纳呆气短。舌质淡，苔白，脉沉细。

主证分析：脾肾阳虚，不温四末，故肢体发凉、怕冷；寒凝经脉，气血不行，肢体失养，则麻木、乏力；腰为肾府，肾虚则腰膝酸软；元阳不足，血脉失于温煦，故面色㿠白；脾阳亏虚则纳呆，肾不纳气则气短。舌质淡，苔白，脉沉细为脾肾阳虚之象。此型属多发性大动脉炎迁延期或稳定期。

治法：温肾健脾，散寒活血。

方药：阳和汤加味。

熟地、黄芪、鸡血藤各 30 g，党参、当归、干姜、赤芍、怀牛膝各 15 g，肉桂、白芥子、熟附子、炙甘草、鹿角霜（冲）各 10 g，地龙 12 g，麻黄 6 g。

③气血两虚型。

主证：面色少华，眩晕，心悸气短，倦怠乏力，肢体发凉、麻木，活动后加重。舌质淡，苔薄白，脉沉弱或无。

主证分析：久病气血亏虚，血脉不荣，故面色少华，倦怠乏力；心失所养则心悸气短；清窍不荣，脑髓失充，故眩晕；四肢失其所养则肢体发凉、麻木；动则气耗，故诸证加重。舌质淡、苔薄白、脉沉弱或无脉为气血亏虚之象。此型属多发性大动脉炎迁延期或稳定期。

治法：补气养血，活血通络。

方药：顾步汤加减。

黄芪、党参、鸡血藤、石斛各 30 g，当归、丹参、赤芍、牛膝、白术各 15 g，甘草 10 g。

气血虚弱，淤阻血脉，发生脑血栓致偏瘫者，应补气活血通络，内服补阳还五汤加味。阴虚内热者可加白薇 12 g，银柴胡 15 g，牡丹皮 18 g，地骨皮 20 g，生地 30 g；关节疼痛，血沉快，可加秦艽 15 g，威灵仙 12 g，络石藤 20 g，桑寄生 30 g；肾阳虚可加巴戟天 15 g，仙灵脾 15 g，狗脊 15 g；眩晕、头痛重者，可加川芎 18 g，白菊花 10 g，钩藤 10 g，白芷 12 g；高血压者，应平肝潜阳，加生磁石 30 g，石决明 30 g，夏枯草 12 g，草决明 18 g。

（2）辨证论治的研究。自 20 世纪 70 年代，关于多发性大动脉炎的辨证论治报道逐渐增多，由于其临床证候比较复杂，对此病的病因病机认识不尽相同，所以在辨证论治的研究方面各抒已见，尚未统一。初洁秋根据多发性大动脉炎三个病理时期的临床表现，将其分为毒热阻络型，气血虚弱、血瘀阻络型，气滞血瘀型，肝肾阴虚、肝阳亢型进行辨证施治。翁维良等报道中医辨证治疗无脉病分为阳虚气虚、阴虚内热和气滞血瘀 3 型。王书桂认为本病发生是由正气虚弱，风寒邪闭阻血脉所致，其辨证施治分为热毒阻络、阴虚内热、脾肾阳虚、气血两虚、肝肾阴虚肝阳上亢和气滞血瘀 6 型。韩志河认为本病与七情内伤、风邪外袭、饮食不节和损伤等因素有关，分为气滞血瘀、热毒、痰湿和气阴两虚 4 型论治。张锡君则将多发性大动脉炎（无脉症）归纳为气血亏虚和气滞血瘀两大类，根据情志不遂、肝气郁结，阳虚寒凝、气机郁伏，气血亏虚、营血痹阻等病机进行辨证论治，取得一定的疗效。王景春等将本病分为阴虚内热、血脉淤滞、气血两虚 3 型进行治疗。赵晓刚等综合临床表现将其分为湿毒阻络、心脾两虚瘀血阻络、脾肾阳虚寒凝血瘀和肝肾阴虚风痰阻络 4 个证型辨证论治。孔海云等在治疗多发性大动脉炎时，探讨了本病的临床病变分型与中医辨证论治的关系，中医辨证分为心气亏虚、血脉淤阻，肝脾两虚、血脉淤阻，肾气亏虚、瘀血内阻，肺肾亏虚、痰瘀互结和五脏亏耗、阴阳衰竭 5 型进行治疗。吕培文和杨能华等在对多发性大动脉炎的治疗中应用益气活血法，认为能明显改善血液流变学和血液动力学状况，并能调节机体免疫功能的作用。综合文献资料统计，临床总有效率为 80% ~96%。在多发性大动脉炎的临床治疗研究中，既注意对辨证论治规律进行探讨，同时也注重病变过程中各期的病理学特征，辨证与辨病相结合。急性活动期以清热解毒、养阴活血为主要治则，能够消除血管炎症，控制病情进展；迁延期则以益气养血、活血化瘀为主要治则，可以提高抗病能力，促进病情稳定，改善组织缺血状态；稳定期则以活血化瘀、软坚散结为主要治则，能够改善血液流变性质，扩张血管，促进侧支循环建立，增加组织血液供应，改善临床症状和体征。在此基础上也注意到因病变类型不同而导致内脏器官受累后所引起的临床特征，针对这些临床特征进行辨证施治，可以明显地提高疗效。另外，在对多发性大动脉炎所引起并发症的辨证论治方面，也进行了探讨。

2. 专方治疗研究

多发性大动脉炎由于病因不明确，临床表现复杂多变，而给临床治疗造成许多困难。目前临床常用方剂有黄芪桂枝五物汤、当归四逆汤、真武汤、阳和汤、桃红四物汤和顾步汤等。但专方治疗多以个案治验报道为主，缺乏系统、全面、科学的临床治疗机理研究和药理研究，同时广泛、多发性病变和复杂的临床证候，也给专方治疗研究带来许多不便之处。所以，专方治疗多发性大动脉炎尚需进一步深入研究探讨，从而总结其治疗规律，明确治疗机理和药效原理，寻找对治疗本病有特效的专方、验方，提高临床疗效，控制病情复发。近年，哈尔滨医科大学和江苏省中医药研究所对“脉炎消注射液”和“脉络宁注射液”进行了系统观察和药理研究。

（1）脉炎消注射液。

组成：由丹参、白花蛇舌草等6种中药提取制成。60～80 mL，加入5%葡萄糖注射液300～400 mL中，每日1次，静脉滴注，15次为1疗程，间隔5～7 d，进行下一疗程，可连续应用2～4个疗程。

疗效：治疗多发性大动脉炎151例，临床治愈51例，显效69例，有效27例，总有效率为97.34%，优于国内同类药物的疗效。

药理：具有扩张血管，促进血液循环，增加血流量，改善脏器缺血状态；调节机体免疫功能，抑制自身免疫性炎症，清除免疫复合物；增强纤维蛋白原溶解，抑制血小板聚集，延长凝血酶时间和血浆复钙时间，抑制内源性凝血系统，改善血液流变学状态，抗血栓形成；改善微循环，调节血管神经营养障碍；抑菌抗炎等作用。有清热解毒、活血化瘀之功效。

（2）脉络宁注射液。

组成：由玄参、牛膝等中药提纯制成。10～20 mL，加入10%葡萄糖注射液250 mL中，每日1次，静脉滴注，14次为1疗程，间隔7 d，再用下一疗程，可用3～5个疗程。

疗效：治疗多发性大动脉炎36例，显效率为80.56%，好转率为11.11%，临床总有效率为91.67%，优于对照组。

药理：具有扩张血管，增加肢体血液流量，改善血液循环；降低血小板聚集性，延长凝血酶原时间，提高纤溶活性，降低纤维蛋白原含量，降低血液黏度，预防血栓形成；改善微循环，调节免疫功能的作用。有补益肝肾、养阴清热、活血化瘀之功效。

3. 特效单味中药

(1) 雷公藤片。

药理：主要成分是雷公藤醋酸乙酯，具有调节机体免疫机制，抑制自身免疫反应和显著的抗炎作用，并能消除血管壁赘生物，减轻血管狭窄，促进血液循环。

疗效观察：雷公藤片2片，每日3次，口服。可连续服用3~4个月。治疗多发性大动脉炎94例，肢体发凉、麻木、酸痛，头痛，眩晕，倦怠乏力等临床症状改善率在90%以上。血压均有不同程度的改善，白细胞计数降至正常，血沉、抗“O”值均明显下降，肢体及脑部血流检测大多数有所改善。临床显效率为54.25%，总有效率91.48%。

(2) 葛根素注射液。

药理：主要成分是二羟基葡萄糖异黄酮，具有扩张血管，增加肢体血流量，改善末梢微循环障碍的作用。

疗效观察：葛根素注射液200~400 mg，加入5%葡萄糖注射液500 mL中，每日1次，静脉滴注，15~20次为1疗程，可连用2~3个疗程。治疗多发性大动脉炎8例，头痛、眩晕，肢体发凉、麻木、疼痛等临床症状的缓解率在73.3%~95%之间，肢体血流量明显增加，血液黏度和纤维蛋白原显著降低。临床总有效率为85%。

(3) 丹参注射液。

药理：主要成分是丹参酮、丹参素等，具有扩张周围血管和心脑血管的作用，能解除血管痉挛，增加动脉血流量，改善血液循环和微循环，并且能够降低全血黏度，改善红细胞的流速，减少红细胞的聚集性，增强纤维蛋白溶解作用，抑制血小板聚集，防止血栓形成，保护动脉内膜，并有抗炎作用。

疗效观察：丹参注射液10~20 mL，加入生理盐水或5%葡萄糖注射液500 mL中，每日1次，静脉滴注，15次为1疗程，间隔7 d进行下一疗程，可连用3~4个疗程。在多发性大动脉炎临床治疗报道中，采用中药配合丹参注射液静脉滴注方法，均取得较满意的临床疗效，是治疗本病的临床常用药物。

(4) 川芎嗪注射液。

药理：主要成分是在川芎生物碱中提取的四甲基吡嗪，能够解除血管平滑肌痉挛，扩张周围血管，增加动脉血流量，改善血液循环，并能降低血压。抑制血小板聚集，并对凝集的血小板有解聚作用，减少血栓素A2的生成，还有降低纤维蛋白原和血液黏度，抗血栓形成等作用。

疗效观察：川芎嗪注射液 400 ~ 800 mg，加入 5% 葡萄糖注射液 500 mL 中，每日 1 次，静脉滴注，10 ~ 15 次为 1 疗程，间隔 5 ~ 7 d 进行下一疗程，可连用 3 ~ 4 个疗程。该药是治疗多发性大动脉炎等肢体慢性缺血性疾病的常用药物，能够有效地改善肢体缺血症状，缓解病情，安全可靠，疗效佳。

4. 外治疗法

（1）针刺疗法。具有调整气血、通畅经络、调整血管神经功能、促进肢体血液循环的作用。

取穴：上肢取曲池、内关、合谷、太渊、尺泽；下肢取足三里、三阴交、血海、阳陵泉、太冲。

方法：得气后，强刺激，留针 30 min，每日或隔日 1 次，20 ~ 30 次为 1 疗程。

有报道应用耳针疗法治疗多发性大动脉炎（无脉病）40 余例，取得良好的疗效。取心、交感、肾上腺、皮质下、肾、相应部位穴位针刺治疗。

（2）穴位注射疗法。

取穴：曲池、足三里。

药物：维生素 B1 100 mg，维生素 B12 250 mg，654 Ⅱ 10 mg。

方法：根据病情选用以上药物，取患肢穴位注射，每日 1 次，15 ~ 30 次为 1 疗程。

（3）熏洗疗法。能够促进肢体血液循环，改善组织缺血状况，消除肢体发凉、怕冷、麻木、疼痛等临床症状。在多发性大动脉炎的急性活动期应慎用。

①活血止痛散。

药物：透骨草、延胡索、当归、姜黄、川椒、海桐皮、威灵仙、川牛膝、乳香、没药、羌活、白芷、五加皮、苏木、红花、土茯苓各 10 g。

方法：将以上药物装入纱布袋内，加水煎煮后，乘热熏洗患肢，每日 1 ~ 2 次，每次 60 min。适用于多发性大动脉炎迁延期和稳定期瘀血较重，肢体麻木、疼痛者。具有活血散瘀、通络止痛的作用。

②回阳止痛洗药。

药物：透骨草 30 g，当归、赤芍、川椒、苏木各 15 g，生南星、生半夏、生草乌、川牛膝、白芷、海桐皮各 10 g。

方法：同活血止痛散。适用于多发性大动脉炎迁延期和稳定期属脾肾阳虚型的患者。具有温阳通络、活血止痛的作用。

5. 康复锻炼

(1) 防寒保暖。受寒受冻可以加重病情，保暖能够缓解血管痉挛，改善肢体血液循环。

(2) 劳逸结合。急性期患者宜适当休息，避免劳累；稳定期患者应适当运动，增强体质，提高抗病能力，预防病情复发。

(3) 情志调理。情绪激动、精神紧张、恐惧等因素，均可使阴阳脏腑功能紊乱，营卫气血运行失调，经络淤滞，加重血管痉挛，影响肢体血液循环。同时，对机体的免疫功能也有不利的影响。所以，加强心理治疗与护理，保持良好的精神状况，对疾病的康复有重要意义。

(4) 预防外伤。多发性大动脉炎肢体缺血，外伤后继发感染，发生溃疡或坏疽，使病情加重。

(5) 防治感染。结核杆菌或链球菌感染与本病的发生有密切关系，应预防和积极治疗这类感染，以防止发生本病或预防复发。

(三) 中西医结合治疗

多发性大动脉炎是一种病变广泛、极易复发的慢性炎症性血管疾病，病情复杂，多系统损害，危害严重，治疗困难，疗效难以巩固。及时有效地控制病变发展，提高和巩固临床疗效，缓解组织器官缺血状态，预防病情复发是临床治疗的关键，值得深入研究和探讨。中西医结合治疗多发性大动脉炎能够取长补短，发挥各种治疗方法的优势。中医辨证论治能够平衡阴阳，整体调节，协调阴阳脏腑、卫气营血的功能，对复杂多变的证候施行总体调治；同时根据多发性大动脉炎病变过程中各期的病理学特点和不同的病变类型，有针对性地应用现代医学有效的治疗方法，缓解病情，减轻脏器组织的损害，降低复发率和病残率，争取较好的转归和预后。目前，国内对多发性大动脉炎的临床治疗常应用中医辨证论治配合中成药和西药，或结合手术治疗方法。

1. 口服药物

(1) 四虫片。每次 5 ~ 10 片，每日 3 次，口服，可长期服用。具有活血化瘀、解痉止痛功效。

(2) 通脉安。每次 5 ~ 10 片，每日 3 次，口服，可长期服用。具有活血通络、祛瘀止痛功效。

(3) 活血通脉片。每次 5 ~ 10 片，每日 3 次，口服，可长期服用。具有活血祛瘀通脉功效。

(4) 毛冬青片。每次 6 片，每日 3 次，口服，可长期服用。具有清热活血功效。

(5) 复方丹参片。每次 2 ~ 4 片，每日 3 次，口服，可以长期服用。具有养血活血、行气止痛功效。

（6）龙胆泻肝丸。每次6 g，每日3次，口服。急性活动期服用。具有清利肝胆湿热之功效。

（7）银杏叶片。每次2～3片，每日3次，口服。适用于多发性大动脉炎脑缺血患者。具有扩张血管、降低血黏度、抗血小板聚集、改善微循环等作用。

（8）瑞香素。每次300～600 mg，每日3次，口服，2个月为1疗程。具有温通散寒、活血化瘀之功效。适用于脾肾阳虚型患者。

（9）西黄丸。每次3 g，每日2次，口服。多发性大动脉炎急性活动期服用。具有清热解毒、活血散结、消肿止痛之功效。

（10）根据病情需要应用肠溶阿司匹林、消炎痛、雷公藤片等药物配合治疗，急性活动期可短期内小剂量口服肾上腺皮质激素。

2. 静脉滴注疗法

（1）消栓灵注射液。0.84～1.12 U，每日1次，静脉滴注，10～15次为1疗程。对降低纤维蛋白原，改善血液流变性质，促进血液循环有一定作用。

（2）低分子右旋糖酐。500 mL，每日1次，静脉滴注，10～15次为1疗程。有降低血小板黏附和聚集、预防血栓形成等作用。

（3）654 Ⅱ。10～20 mg，每日1次，静脉滴注，10～15次为1疗程。能够改善微循环和组织血液循环，增加血液供应，促进组织代谢。

（4）清开灵注射液。40～60 mL，每日1次，静脉滴注，10～15次为1疗程。具有清热解毒、活血醒脑之功效。适用于多发性大动脉炎急性活动期或有脑缺血表现者。

（5）刺五加注射液。40～60 mL，每日1次，静脉滴注，10次为1疗程。适用于多发性大动脉炎伴脑部缺血者，能改善组织代谢，缓解脑缺血症状。

根据病情需要选择以上药物中的1～2种，加入生理盐水或5%葡萄糖注射液500 mL中，静脉滴注，也可以选用在中医治疗和现代医学治疗中列述的静滴药物进行治疗。

3. 其他

（1）超声疗法。应用74－Ⅱ型超声治疗仪，800 kHz/s，0.75～1.25 W/cm^2，脉冲超声，经水槽及耦合剂在狭窄动脉相应体表的投影部位做点、线或面定位照射。每次15～20 min，每日1次，治疗1～3个月。

（2）高压氧疗法。应用大型医用高压氧舱，以压缩空气加压至0.2 MPa（2ATA）后戴面罩吸纯氧2次，每次30 min，中间休息10 min，每日1次，10次为1疗程，可以治疗2～3个疗程。

(3) 应用有效的抗生素和抗痨药物，及时治疗感染和结核病变；适时应用降压、强心药物，控制高血压和心功能衰竭；积极防治肾功能衰竭，严重的脑血管病变和眼部病变，亦是中西医结合治疗的重点。经手术治疗的患者，局部缺血状况得到改善，但术后应坚持服药治疗，以巩固疗效，预防病情复发。

五、转归与预后

多发性大动脉炎是慢性复发性病变，发展缓慢，呈进行性加重。早期因无明显缺血表现而易误诊。本病的转归和预后取决于早期明确诊断与正确合理的治疗，以及病变类型、病变轻重、侧支循环代偿情况和重要内脏器官组织损害程度。持续的顽固性高血压可导致左心室扩大、心功能衰竭和肾功能衰竭，从而使病情恶化，严重的脑血管病变可发生昏迷、偏瘫甚至死亡。国内文献报道的多发性大动脉炎死亡率为 10.2%，死亡原因有心功能衰竭、肾功能衰竭和脑血管意外。严重的视网膜病变和白内障常致患者失明，给患者工作、生活造成极大的困难。绝大多数患者经过及早诊断，及时正确的治疗，病情得到稳定，症状、体征改善，甚至可以临床治愈。多发性大动脉炎患者一般不发生肢体坏疽，如无严重的脏器组织病变，预后良好。在疾病晚期，而且合并严重高血压、严重视网膜病变和脑血管病变等不利因素，或有心、肾功能不全者，预后较差。所以，早期诊断、早期施行正确合理的中西医结合治疗，并坚持长期用药，定期复查，巩固疗效，预防和减少疾病复发，是关系疾病转归和预后的重点问题，应充分注意并加强对患者的教育，提高自我保健意识。

第四节　深静脉血栓形成

一、概述

深静脉血栓形成（Deep Vein Thrombosis，简称 DVT）是较常见的周围血管疾病，多发于下肢及盆腔深静脉。近年来，本病发病率逐年增加。据报告，美国每年有 25 万～50 万人患深静脉血栓性疾病，尸检中发现有下肢深静脉血栓形成者占 72%。国内深静脉血栓形成的患者也逐年增多。

（一）现代医学对深静脉血栓形成的认识

自 19 世纪中期（1846—1856），魏尔啸（Virchow）首先提出静脉血栓形成的三大因素（血液高凝、血流滞缓及血管壁损伤）以来，学界就开始了对深静脉血栓形成病因的探讨。经近百年来临床及多种先进的检测手段验证，魏尔啸的理论得到普遍认可，并认为深静脉血栓形成是在某种情况下，血液于静脉腔内凝结并阻塞静脉腔，导致静脉回流障碍，血栓远端静脉高压，从而引起肢体肿胀、疼痛及浅静脉扩张或曲张等临床症状。深静脉血栓形成好发于下肢，常见的有髂—股静脉血栓形成、小腿深静脉血栓形成和小腿肌肉静脉丛血栓形成。血栓形成后，由于自身纤溶功能和血流的冲刷，血栓可能自溶，或建立侧支循环代偿静脉血液回流，但大部分血栓都可能蔓延扩展，若血栓阻塞主干深静脉，则明显影响静脉回流，严重者还可使动脉供血障碍，并可使静脉瓣膜受损，遗留永久性的下肢深静脉功能不全，影响生命质量。

（二）中医学对深静脉血栓形成的认识

深静脉血栓形成属于中医学的"脉痹"、"瘀血"、"瘀血流注"、"肿胀"等范畴。中医学对深静脉血栓形成认识久远，如唐代孙思邈著《千金备急要方》记载："气血淤滞则痛，脉道阻塞则肿，久淤而生热。"明代王肯堂著《证治准绳》也指出妇女产后"腰间肿两腿尤甚，此瘀血滞于经络……"瘀血"流注四肢或注股内，痛如锥刺或两股肿痛"，这与产后发生的髂—股静脉血栓形成非常相似。以上记载说明中医学早已认识到了深静脉血栓形成的发病原因及其临床表现。明代张介宾著《景岳全书》不但记载了深静脉血栓形成的病机，"产后瘀血流注……气凝血聚为患也"，而且提出血瘀应"行气和血"的治疗方法。清代唐容川著《血证论》对深静脉血栓形成有了更详细的描述，如"瘀血流注，四肢疼痛肿胀，宜化去瘀血，消利肿胀"。又曰："有瘀血肿痛者，宜消瘀血"，"瘀血消散，则痛肿自除"。这说明中医学对深静脉血栓形成有相当的认识，不但详细地记载了深静脉血栓形成的临床表现，而且提出了重要的治疗方法，这对后世临床治疗和研究深静脉血栓形成都是相当重要的。

二、病因和发病机理

（一）现代医学的病因病理

1. 病因

关于深静脉血栓形成的病因，除了魏尔啸提出的三大病因被公认之外，有许多学者还提出了一些可能与本病有关的因素。

（1）静脉血流滞缓。血液在正常流向和正常流速时，血液中的有形成分红细胞、白细胞及血小板，在血流的中轴流动，被一层血浆带与血管壁隔开，不易形成血栓。当在某些情况下，导致血液流速缓慢或产生涡流时，首先是白细胞，其次是血小板在血流的周围层聚集。血小板靠近血管壁后，增加了与血管内膜接触的机会。无论什么情况，只要血小板与血管内膜接触的机会增多，血小板就有可能沉积黏附在血管内膜上，构成血栓形成的核心。血流缓慢可激活凝血酶和其他凝血因子，在局部容易达到凝血过程中所必需的浓度；还有人指出，当血流速度减慢后，可使血液中的细胞成分停驻于血管壁，最后形成血栓。

通常导致血流缓慢的因素有久病卧床、外伤或骨折、较大的手术中和术后、长途乘车久坐不动，或长久的下蹲位等。以上因素均可导致血流滞缓，如下肢骨折后，石膏或其他固定方式使患肢制动，活动受限，小腿的肌肉不能正常发挥唧筒作用，导致血流缓慢和淤滞，因而下肢深静脉血栓形成有较高的发病率。较大的手术与血液缓慢有密切的关系，手术中由于长时间的仰卧和麻醉，周围肌肉松弛、静脉舒张；术后长时间卧床、半坐位或侧卧位，都可使下肢深静脉血流减慢，而为血栓形成创造条件。除以上诱发因素外，由于人体在解剖和生理上的特殊性，也可使血流减缓。如左髂静脉在解剖上受右髂动脉骑跨，其远侧的静脉血回流相对的较右侧缓慢。深静脉血栓经常发生于手术后、骨折、产后等，其中血流缓慢是一个重要的因素，临床所见的患者亦大部分发生在左下肢。此外，静脉的瓣膜袋、腓肠肌静脉窦，也是造成血流缓慢的因素。

（2）静脉壁损伤。静脉内膜为一层扁平的内皮细胞，内皮细胞表面有一层含有糖蛋白、肝素等成分的覆盖物，具有良好的抗凝作用，并能防止血小板的黏附；内皮细胞本身还具有合成抗凝物质，与某些重要的抑制血栓形成的物质相结合，产生具有较强的抗血小板黏附和扩张血管的前列腺素的作用；还有学者报道内皮细胞表面存有蛋白 C，而蛋白 C 具有间接的抗凝作用。当静脉壁受到任何因素损伤（常见的有机械性损伤、感染性及化学性损伤等）时，都会使静脉内膜下基底膜和结缔组织中的胶原裸露，血小板随后黏附其上，发生聚集。

（3）血液高凝。血液组成成分改变，血液处于高凝状态，是静脉血栓形成的重要因素。通常造成血液成分改变，使血液凝固性增高的因素很多。如创伤、手术后、大面积烧伤、妊娠及产后等，均可使血小板增高，黏附性增强。据文献报道，在术后数日内血液中血小板可较正常高 2～3 倍。血小板增高，释放出的凝血因子 V、Ⅲ在血液中的含量也增高，并可激活凝血因子Ⅻ、Ⅺ，这些凝血因子参与血液循环，使血液成分改变，血液呈高凝状态，从而为血栓形成创造了条件。创伤及大面积烧伤，由于严重的失血、脱水，造成血液浓缩，血细胞相对增多，也可增高血液的凝固度。长期服用避孕药，亦可使血液中凝固因子增加和抗凝血酶Ⅲ活性降低，从而诱发血栓形成。各种恶性肿瘤，在崩解产物中含有组织凝血因子，也可导致血液呈高凝状态。除此，近年来发现了能被凝血酶激活的蛋白 C，具有强烈的抗凝作用，既能使第Ⅳ、V 等因子灭能，又可增加血液中的溶栓能力。若血液中缺少蛋白 C，便有静脉血栓形成的可能。

以上是根据魏尔啸对血栓形成提出的三大病因所述。长期以来，根据文献报道及临床观察，认为以上三种因素往往同时存在，互相作用，任何单一的因素都不足以致病，不过在不同的情况下，其中某一因素可能起着主导作用。血液成分改变，血液高凝状态，因为血液的黏滞，可使血液流速减慢；血流减慢，血小板聚集，血细胞纤维蛋白沉积，各种凝血因子的增高，又可加重血液的凝固度。如下肢骨折的患者，既有血管壁的损伤，又涉及卧床制动、损伤后的应激现象、血液成分的改变等，三大因素同时存在，因而患病率较高。又如产后患者，由于血液中血小板和凝血因子增高，促凝血成分增多，加之产后活动减少，血流缓慢，因此临床上产后并发下肢深静脉血栓形成的发病率亦很高。

（4）其他。通过临床观察和长期的研究探讨，人们还发现有一些其他因素与血栓形成有密切关系，如年龄、肥胖及抗活化蛋白 C 等。下肢深静脉血栓形成的患者多为中年以上，老年人的发病率特别高，而儿童则几乎不发生本病，因此认为本病的发生可能与年龄有关，老年人血液高凝可能是生理性的。据文献报道，中老年人体内有多种凝血因子（包括Ⅴ、Ⅶ、Ⅷ纤维蛋白原等）含量明显升高，而生理性抗凝物质（抗凝血酶 - Ⅲ、巨球蛋白）在老年前期即开始下降。近年还有文献报告，一种由抗凝血因子（Factor V、FV）缺陷导致的蛋白 C（PC）抗凝途径中抗活化蛋白 C（APCR）现象，是引起静脉血栓形成的主要原因。但这一论点目前仍在探讨中。

2. 发病机理与病理

静脉血栓形成是一个较复杂的过程。在静脉血栓形成过程中，先是血小板黏附、聚集在血管内膜局部，释放某些活性物质，同时又使血小板进一步聚集。随着病情的进展，血小板堆积逐渐增多，形成许多珊瑚状血小板小梁，使血流减慢，被激活的凝血因子逐渐增多，纤维蛋白形成及沉积亦随之增多，最终形成血栓。由于血栓自身、静脉壁及血浆内含有纤维蛋白溶酶具有自溶作用，加之血流的冲刷，局限的血栓可能迅速溶解，但大部分血栓继续蔓延扩展。血栓的发展延伸，开始顺静脉血流的方向，血液成层的血凝块不断地堆积，血栓纵向地并向四周扩展，体积逐渐增大。血栓形成早期，只有起始处附着于血管壁，几乎是漂浮状态，很容易脱落。继之血栓收缩，挤出血清，血栓变为相对干燥、坚实的结构。开始血栓仅是通过纤维蛋白附着于血管壁上，但内膜的内皮纤维细胞迅速入侵，使血栓固定、机化。因为由血栓挤出的血清中有激活的凝血因子及凝血酶，所以在一定的条件下，很容易有新鲜的血凝块沉积于正在机化甚至已经机化的血栓上，使血栓不断地扩展延伸，最终堵塞静脉管腔。血栓也可逆行扩展，导致全下肢主干深静脉血栓形成。血栓的蔓延、滋长，可以在任何时期终止，也可不断地顺行和逆行发展。

血栓形成后，向近侧扩展和远侧繁衍的继发血栓，逐渐与血管壁粘连，激发静脉壁和静脉周围的炎症，然后停止繁衍、扩展，并发生纤维形成性机化。新生的肉芽组织由血管壁向血栓内长入，将纤维蛋白和组织碎片等血栓成分逐渐溶解、吸收，最终被机化的结缔组织取而代之。这一过程，称为血栓机化。一般在血栓形成后1~2 d即开始机化，3~4 d就可较牢固地黏附于血管壁上。较大的血栓，一般需要2周以后方可完全机化。机化的血栓与血管壁紧密地融合，此时不再有脱藻的危险。堵塞静脉的血栓，有较强的再管化能力。在血栓机化过程中，血栓发生收缩，使血栓与血管壁之间出现空隙，或血栓本身自溶出现裂隙，这些裂隙被长入的内皮细胞逐渐覆盖，形成两端与血管相沟通的一个或数个小管腔，从而使部分血流得以重新回流，即再管化。静脉血栓形成后大约5~12周可发生广泛性再管化。在机化和再管化过程中，静脉瓣膜遭受破坏而丧失正常功能，导致血液逆流。

近年来，由于静脉血栓形成实验研究的进展，对静脉血栓形成的发病机理有了进一步的认识。上海张柏根等通过对新西兰兔颈静脉血栓形成的动物模型，经电镜观察及内皮细胞抗凝和纤溶活性的测定发现：静脉血栓形成后，早期造成局部低氧环境，内皮细胞变性，然后有白细胞侵入，随后内皮细胞坏死、脱落，血小板黏附、聚集及附壁血栓形成。在PPGF等因子的刺激下，内皮细胞开始修复和再生，因此，当静脉血栓形成后，内膜层经历了变性、坏死和修复3个病理阶段。内皮细胞脱落后裸露的内膜下层，被邻近血栓边缘的内皮细胞增生、移行而覆盖。中层则表现为成纤维细胞增殖、胶原组织增生，并导致静脉壁增厚、狭窄。内皮细胞受损的同时，PGI及纤溶酶原活化剂（t-PA）分泌量减少，纤溶酶原活化剂抑制物（PAI）相对增多，纤溶抑制占优势状态促进血栓扩展，并且发现了在静脉血栓形成后不同时间内，内皮细胞形态改变与其功能改变间的关系。血栓形成后1~3 d，内皮细胞先变性然后部分坏死，细胞的纤溶活性功能损害，局灶性的附壁血栓形成，并在内膜层有炎性白细胞侵入；血栓形成后5~7 d，内皮细胞坏死严重，抗凝和纤溶性功能损害更为显著，局灶性附壁血栓向周围内膜层扩展；血栓形成后14 d，血栓机化层逐渐内皮化，细胞的抗凝和纤溶活性系统得到改善，静脉血栓停止繁衍、滋长。

（二）中医病因病机

下肢深静脉血栓形成，中医学认为是由创伤、手术、妊娠、分娩、恶性肿瘤及因其他疾病长期卧床等因素，或长途乘车，以致久坐久卧伤气，“气为血帅”，气伤则血行不畅，气不畅则血行缓慢，以致瘀血阻于脉中；或因饮食不节，素食膏粱厚味，湿热内生，流注入血脉，湿热与瘀血互结，阻于络道所致。脉络滞塞不通，不通则痛；营血回流受阻，水津外溢，聚而为湿，停滞于肌肤则肿。血瘀脉中，瘀久化热，故患肢温度升高。总之，络脉血凝湿阻是本病的主要病机。

三、临床诊断

（一）诊断要点

1. 病史

深静脉血栓形成多发生于下肢，在上肢可累及腋静脉—锁骨下静脉。下腔静脉血栓形成，多由一侧髂—股静脉血栓形成上行而致。下肢深静脉血栓形成，多发生于创伤、骨折、手术后、分娩等长期卧床的患者。发病时以左下肢为多见，以患肢粗肿、胀痛及浅静脉曲张或扩张为主症。在血栓机化和再通的过程中，深静脉瓣膜遭受损伤而丧失正常功能，导致血液倒流。因此，多遗留下肢深静脉瓣膜功能不全的症状。在深静脉血栓形成的早期，血栓易脱落，导致肺栓塞而危及生命。

2. 临床表现

深静脉血栓形成的临床表现，主要是患肢血液回流障碍引起的一系列临床症状和特征，血液回流障碍的程度与血栓发生的部位、范围有密切关系。不同部位的深静脉血栓形成，临床表现也各有不同，现分述如下。

（1）小腿肌肉静脉丛血栓形成。小腿肌肉静脉丛血栓形成是血栓局限于小腿屈肌静脉窦内。通常小腿肌肉静脉窦的血液向心回流，主要依靠小腿肌肉的“泵”的作用。因此，手术后、产后、骨折后长期卧床的患者及长途乘车者，小腿肌肉活动明显减少，血流速度减慢，肌肉静脉窦血液淤滞，很易形成血栓。另外，小腿直接钝性外伤也是造成本病的常见原因之一。因为小腿肌肉静脉丛血栓形成不影响小腿血液回流，所以临床表现较隐匿，往往被忽视。患者只是感觉小腿后肌群有饱胀感，小腿肌群中可有深压痛，Homans 氏征阳性。若病情进展，可累及小腿主干静脉。

（2）小腿深静脉血栓形成。小腿深静脉血栓形成是指局限在小腿部位的深静脉主干血栓形成，包括腘静脉、胫静脉和腓静脉。其中一部分患者是由小腿肌肉静脉丛血栓蔓延而致；一部分患者是突然发病。其临床特点是：突然小腿如物敲击，出现剧痛，行走时症状加重，患肢足部不能着地平踏。踝部明显浮肿，踝周正常凹陷消失。若腘静脉血栓形成，则小腿肿胀明显，腘窝可有压痛。胫、腓静脉血栓形成，肿胀仅局限于踝关节周围。

以上两型又称为下肢深静脉血栓形成的周围型。

（3）髂—股静脉血栓形成（中央型）。髂—股静脉血栓形成是髂总静脉、髂外静脉、髂内静脉及股总静脉血栓形成的总称。血栓起源于髂—股静脉，因髂—股静脉为下肢静脉回流唯一的主干通路，所以此类型静脉血栓形成发病急、症状重，患者多表现先有腹股沟区明显胀痛和下肢广泛性疼痛，随后于腹股沟以下迅速出现肢体广泛性粗肿，浅静脉怒张和毛细血管扩张；可伴有发热，体温多在38.5℃以下。患肢肤色稍暗红，皮温略高，股三角区及沿股静脉走行区明显压痛，股内侧可触及长条状肿物。小腿腓肠肌饱满、紧韧、压痛，Homan氏征阳性。

由于髂—股静脉具有以下特殊性，所以髂—股静脉是血栓的易发部位。①髂总或股总静脉受外来病变压迫，如转移性的淋巴结癌、前列腺癌、结肠癌、盆腔及后腹膜占位病变、邻近部位的动脉瘤等；②髂—股静脉在股管内通过形如瓶颈状通路，前面受制于腹股沟韧带，可使血液回流受影响；③左髂总静脉的行径较长，右髂总动脉又从其前跨越，后方为坚实的腰骶椎生理前凸，左髂总静脉受到不同的压迫，影响血液的回流；④医源性因素，如股静脉反复穿刺、大隐静脉插管及长时间置留输液等。据统计，左侧髂—股静脉血栓形成约为右侧的2.6倍。

（4）全下肢深静脉血栓形成（混合型）。全下肢深静脉血栓形成是由周围的静脉血栓向上扩展至髂—股静脉，或由髂—股静脉血栓向远端静脉蔓延，累及整个下肢深静脉系统，使下肢深静脉完全或几乎完全处于阻塞状态，造成严重的下肢深静脉回流障碍，而引起患肢广泛粗肿、胀痛。患肢张力增高但浅静脉扩张不明显，小腿凹陷性浮肿显著，腓肠肌饱满、紧韧。若发病急骤，下肢广泛粗肿、剧痛，股三角、腘窝、小腿均有明显压痛，常伴有发热、脉率加快和患肢皮温增高，又称为股白肿。另外，临床上有极少数患者，下肢深静脉及其分支广泛性血栓形成，下肢静脉回流严重障碍，静脉压力极高，对下肢动脉造成压迫，肢体动脉强烈痉挛，导致肢体供血不足，被称为股青肿或股蓝肿或蓝色静脉炎。由于肢体缺血，患肢除广泛性极度粗肿外，还表现为皮肤紫绀、起水疱、皮温明显降低；足背、胫后动脉搏动消失；全身症状明显，多伴高热，体温往往超过39℃，严重者出现休克，常发生静脉性肢体坏疽。

（5）腋—锁静脉血栓形成。腋—锁静脉血栓形成包括腋静脉血栓形成、腋—锁骨下静脉汇合部的血栓形成，造成上肢静脉回流障碍而引起的一系列症状与体征。本病多发生在健康而活跃的男性青年身上，且右上肢为多见。发病前患者往往有受挫伤的病史，上肢进行不习惯的运动，如外展上臂或强力拉伤等。其临床表现为上肢肿胀、疼痛、皮肤发绀和浅静脉曲张，这是本病的四大主症。肿胀从手指到上臂延及整个上肢，近侧较为严重，甚至累及胸壁及肩部，呈非凹陷性肿胀。有时疼痛不明显，仅表现为酸胀感，手指活动受限。

（6）上—下腔静脉血栓形成。上腔静脉血栓形成较少见，多数是起因于纵隔、气管或肺部恶性肿瘤的压迫。其临床表现除了上肢静脉回流障碍引起的一系列症状外，还可见面、颈部肿胀。面部尤其是球结膜充血水肿，眼睑肿胀，颈部浅静脉扩张。前胸壁及肩部浅静脉往往亦呈广泛性扩张，并向对侧延伸。胸壁扩张浅静脉的血流方向向下。患者常伴有头胀、头痛及其他神经系统症状。

下腔静脉血栓形成，多由下肢深静脉血栓形成向上蔓延所致，其次是盆腔静脉血栓形成。原发性下腔静脉血栓形成很少见。由于阻塞平面多位于肾静脉平面的远侧，所以其临床表现主要是双下肢深静脉回流障碍所致的症状。双下肢肿胀、沉重、浅静脉曲张或扩张，行走及运动后症状加重。此外，尚累及外生殖器和下腹壁，酸胀、重坠、下腹壁及外生殖器浅静脉扩张或曲张。

根据发病时间，下肢深静脉血栓形成又可分为急性期和后遗症期。急性期约在发病后 3 ~ 4 周，在此期间，血栓容易脱落。因此，除有肢体血液回流障碍引起的临床表现外，有时还可并发肺栓塞，表现为胸闷、胸痛、咯血、发热等；严重肺栓塞患者，可出现胸闷憋气、呼吸困难、口唇紫绀，发生急性右心功能衰竭、急性肺水肿、休克等，甚至危及生命。

深静脉血栓形成后遗症期，也称深静脉血栓形成后综合征，是指深静脉血栓形成再通后，静脉瓣膜破坏，静脉血液发生逆流；引起远端静脉高压和瘀血等临床症状。患肢有不同程度的肿胀、沉重和疲累感，活动后加重或朝轻暮重，下肢浅静脉曲张，足靴区皮肤色素沉着，湿疹样皮炎，慢性溃疡等。

根据下肢深静脉血栓形成的病理及病程演变、临床表现及下肢静脉造影的研究，许多学者将下肢深静脉血栓形成分为三种类型：①Ⅰ型（闭塞型）。下肢深静脉主干完全闭塞，病程一般在 6 个月内，静脉造影显示，深静脉某一平面完全闭塞，或全部深静脉均不显影，静脉血液的回流是依靠扩张的浅静脉和侧支静脉。临床表现为下肢严重肿胀和胀痛，浅静脉明显扩张。②Ⅱ型（部分再通型）。下肢深静脉部分再通。多见于发病期在 6 个月以上的患者。静脉造影可见部分深静脉管壁毛糙、管腔狭窄部分再通。此期有明显的隐静脉扩张以及阴部、盆腔侧支静脉形成。下肢肿胀减轻，活动后加重，浅静脉扩张，部分患者出现小腿色素沉着。根据再通的程度，Ⅱ型中分为 a、b 两个亚型。③Ⅲ型（再通型）。全下肢深静脉完全再通。病程多在 5 ~ 10 年。静脉造影显示整个下肢深静脉完全再通，形成管道状，静脉瓣膜隆起的外形消失，伴有交通支逆流及浅静脉扩张迂曲。临床表现为活动后患肢肿胀和胀痛，有明显的浅静脉曲张及小腿色素沉着、溃疡。

3. 辅助检查

（1）化验室检查。深静脉血栓形成在急性期化验检查白细胞增高、血沉增快；血液流变学检查血液黏度、纤维蛋白原均增高；体外血栓检查，湿重、干重、长度均异常。

（2）超声波检查。多普勒超声波简便有效而无创伤性，可反复检查，能迅速作出结论。但超声波用于深静脉血栓形成的检查有以下缺点：①不能确切地测定几处重要部位静脉的血栓，如髂内、股深及小腿肌肉静脉丛的血栓；②对没有完全阻塞静脉腔的血栓，血流动力学尚未被影响时，诊断率不高；③不能区别深静脉阻塞的性质，是外来性压迫还是内源性血栓形成，如肿块压迫静脉所产生的异常信号可误诊为急性深静脉血栓形成；④可把粗次的侧支或浅静脉误认为深静脉通畅的假象。

（3）体积描记法检查。对深静脉血栓形成有较大的意义，目前采取的方法有：电阻抗体积描记法（IPG）、静脉血流描记法（PRG）、应变容积描记法（SPG）和光电体积描记法（PPG）等。其中以电阻抗体积描记法最为常用，其优点是可以反复检查而且能较准确地对较大的深静脉血栓病变作出诊断。

（4）放射性核素检查。利用核素在血流或血块中的浓度增加，通过扫描，可予以显像。放射性核素检查有两种：一是放射性纤维蛋白原试验，其原理是应用核素标记“2”碘的人体纤维蛋白原能被正在形成的血栓所摄取，每克血栓中的含量要比等量血液多5倍以上，因而形成放射现象，可从体表上扫描。二是核素静脉造影，又称核素静脉显像，其优点是可以同时完成周围静脉检查和肺扫描。

（5）静脉造影术。顺行静脉造影术可使静脉直接显像，并能准确地判断有无血栓、血栓的位置、范围、形态及侧支循环。其缺点是对血管有一定损伤。

深静脉血栓形成的主要X线征象为：

①静脉闭塞和中断。表现为深静脉主干完全阻塞而不显影；局限的深静脉血栓，可见造影剂在某一静脉平面突然被中断的征象。②静脉充盈缺损：可见静脉中的造影剂影的两侧呈连续或断续状。静脉充盈缺损，为急性深静脉血栓形成的诊断依据。③静脉再通。表现为深静脉管壁毛糙，静脉管腔呈不规则狭窄，部分显示扩张。④侧支循环建立。一是大、小隐静脉全长均显示扩张；二是显示广泛细小的网状静脉。⑤交通支静脉功能不全和浅静脉曲张，是深静脉血栓形成再通后的征象之一。

（6）CT检查。CT检查为横切面成像，对于因外来占位病变压迫，或静脉本身的占位病变所造成的深静脉血栓形成，CT 检查的诊断准确率是无可比拟的，而且还可鉴别疾病的良性与恶性。

（二）诊断标准

（中国中西医结合学会周围血管疾病专业委员会 1995 年制定）

（1）急性期。

①发病急骤，患肢胀痛或剧痛，股三角区或小腿有明显压痛。

②患肢广泛性肿胀。

③患肢皮肤呈暗红色，温度升高。

④患肢广泛性浅静脉怒张。

⑤Homans 氏征阳性。

（2）慢性期（深静脉血栓形成后综合征）。慢性期具有下肢静脉回流障碍和后期静脉血液逆流，浅静脉怒张和曲张，活动后肢体凹陷性肿胀、胀痛，出现营养障碍改变、皮肤色素沉着、瘀血性皮炎、瘀血性溃疡等。

（3）排除急性动脉栓塞、急性淋巴管炎、丹毒、原发性盆腔肿瘤、小腿损伤性血肿、小腿纤维组织炎等疾病。

（4）超声多普勒、静脉血流图和静脉造影等可以确诊。静脉造影：静脉充盈缺损，全下肢（或节段）深静脉阻塞或狭窄；静脉再通：呈扩张状，管壁毛糙，管腔不规则狭窄，瓣膜阴影消失，侧支循环形成，呈扩张扭曲状。

（三）鉴别诊断

1. 下肢静脉曲张

多见于成年人，患肢大隐静脉或小隐静脉主干及分支迂曲、扩张、隆起成团块状，站立位明显。伴有下肢沉重、疲累感，久站、活动后出现小腿及踝部轻度肿胀，休息后减轻或消退。多有家族史。而下肢深静脉血栓形成后继发的静脉曲张，常先有深静脉血栓形成史，数年后逐渐表现为浅静脉曲张。

2. 下肢急性动脉栓塞

下肢急性动脉栓塞常由于风湿性心脏瓣膜病、冠心病或心脏瓣膜置换术等所引起。表现为突然发生肢体剧烈疼痛、厥冷、皮肤苍白、感觉丧失、运动功能障碍，栓塞平面以下动脉搏动消失，随后出现皮肤尸斑、起水疱，甚至发生肢体广泛性坏疽。

3. 下肢淋巴水肿

下肢淋巴水肿可因感染、手术、外伤、盆腔肿瘤等引起，亦可无诱因；发病时水肿先从足、踝部，逐渐向上发展。先天性淋巴水肿病变范围一般不超过膝关节；继发性淋巴水肿可蔓延至整个肢体。早期一般无不适感觉或仅有肢体胀感和沉重感。肢体粗肿而硬；皮肤增厚，弹性消失，指压时凹陷性压窝不明显。

4. 下肢丹毒

多由足癣和下肢感染引起。发病急，常先有寒战、高热，继而足部和小腿出现大片皮肤发红、略肿、灼痛，边缘清楚，应用抗炎治疗很快消退。

5. 小腿肌纤维炎

多有受凉和外伤史。小腿有疼痛、酸胀、疲累感，沿肌束可有明显压痛，但无肢体肿胀和浅静脉扩张症状。

（四）临床疗效判定标准

（中国中西医结合学会周围血管疾病专业委员会 1995 年制定）

1. 临床治愈

（1）站立 20～30 min，行走 1 500 m 后，无明显肿胀、疼痛、沉重感、压痛。

（2）下肢浮肿明显消退或完全消退（以平面周长对比，大腿以髌骨上缘 15 cm 点以上，小腿以胫骨粗隆以下 10 cm 点上缘测周长），同健侧相比，周径差小于 2 cm。

（3）静脉阻抗式血流图应变计测定，或超声血管显像图，静脉最大排出量（MVO）比治疗前改善了 2/3 的血流量；二秒静脉排出容积百分比（VO）比治疗前改善了 1/2（正常值 30%～80%），超声血管显像图可显示瓣膜影。

2. 显效

（1）站立 15～20 min，行走 1 000 m 后，肿胀比治疗前明显好转。

（2）下肢浮肿明显减轻，平面周长同健侧相比不大于 3 cm。

（3）静脉阻抗式血流图应变计测定或超声血管显像图，静脉最大排出量（MVO）比治疗前改善了 1/3 的血流量；二秒静脉排出容积百分比（VO）比治疗前改善了 1/3，超声血管显像图瓣膜显现不清。

3. 进步

（1）站立 10 min 以内，行走 500 m 后，疼痛肿胀比治疗前有所改善。

（2）下肢浮肿减轻，平面周长同健侧相比较治疗前稍有好转。

（3）静脉阻抗式血流图应变计测定或超声血管显像图，静脉最大排出量（MVO）比治疗前改善了 1/4 的血流量；二秒静脉排出容积百分比（VO）比治疗前改善了 1/4，超声血管显像图瓣膜不显。

4. 无效

治疗后症状与体征均无改善，或患肢水肿加剧，并发肺栓塞者。

四、治疗

深静脉血栓形成是一种由多种致病因素所致的静脉腔阻塞的疾病，发病急骤，若治疗不当或治疗不及时，易并发肺栓塞及遗留下肢静脉机能不全，因此需及时采取适当的治疗。目前，此病主要是以中西医结合综合疗法治疗，促使静脉血栓消溶、吸收，缩短静脉再通的时间，减少肺栓塞的发生，降低病残率。

（一）现代医学治疗

根据深静脉血栓形成的病理及病程的演进，不同的阶段和不同的类型，应采用相应的治疗方法。治疗主要是以疏通和防止静脉血栓脱落为原则，发病在72 h之内，可手术取栓治疗，亦可采取溶栓疗法；发病期超过72 h，可采用溶栓、抗凝、扶聚等疗法。

1. 药物治疗

深静脉血栓形成的手术治疗主要是取栓，但单纯取栓效果往往不够理想，术后再度形成新的血栓，因此药物治疗仍然是主要治疗方法。药物治疗可以通过溶栓、抗凝、祛聚、去纤、降黏和扩张血管等作用使血栓消溶、吸收，建立侧支循环，从而使静脉再通。

（1）溶栓药物。溶栓药物是纤维蛋白溶解系统的激活剂，可使纤溶酶原转变为纤维蛋白溶解酶，水解纤维蛋白成为小分子多肽，以达到溶解血栓，使静脉复通的目的。

①尿激酶（UK）。用尿激酶10万~50万U加入5%葡萄糖注射液或生理盐水500 mL中，静脉滴注；每日一次，连续应用5~7 d，总量在200万~300万U。

②链激酶（SK）。首次用量为25万~50万U，加入生理盐水300 mL中，30 min内静滴完毕。维持剂量：链激酶60万U溶于5%葡萄糖注射液250~500 mL中内，并加入地塞米松1.25~2.5 mg或强的松5~10 mg静滴6小时。按此要求每6小时1次，连续静滴3天。使用链激酶需先做过敏试验，首次应用前半小时先静注地塞米松2.5~5 mg，以防过敏反应。

（2）抗凝药物。抗凝药物是通过延长凝血时间来预防血栓的发展、繁衍和再发，以利于促进早期血栓的自体消溶。用药期间应检测凝血酶原时间及血小板的变化。

①肝素。每次50 mg，8~12小时1次，皮下注射（最佳注射部位是下腹部和大腿前内侧）。

②华法令片。第一天口服20~30 mg，第二天口服10 mg，第三天改维持

量 2. 5 ~ 5 mg，连服 1 ~ 6 个月。

③双香豆素。第一天口服 300 mg，第二天口服 200 mg，第三天改为维持量，25 ~ 100 mg，连服 1 ~ 6 个月。

④环香豆素。第一天口服 100 ~ 150 mg，第二天改为维持量 25 ~ 50 mg，连服 1 ~ 6 个月。

（3）抗血小板药物。最近有人研究发现，静脉血栓中血小板的含量是循环血液中的 28 倍。在静脉血栓形成的开始，静脉瓣膜窦内就有血小板团块附着。由此可见，血小板凝集在静脉血栓形成过程中起着相当重要的作用。抗血小板药物很多，除少数直接作用血小板外，主要是有选择性地干扰和抑制花生四烯酸（AA）的代谢过程，从而使血栓素 A2（TXA2）的生成减少或增加。前列环素（PGI2）合成，都可以抑制血小板的聚集。

①阿司匹林。100 ~ 300 毫克/次，每日 3 次，口服。

②消炎痛。25 ~ 50 毫克/次，每日 3 次，口服。

③噻氯匹啶。250 毫克/次，每日 2 次，口服。

④潘生丁。50 毫克/次，每日 3 ~ 4 次，口服。

⑤维脑路通。30 毫克/次，每日 2 ~ 3 次，口服；或 400 mg 加入 5% 葡萄糖注射液 500 mL 中，静脉滴注，每日一次，连续应用 10 ~ 15 日。

⑥低分子右旋糖酐。用此药 500 mL 静脉滴注，每日 1 次，连续应用 10 ~ 15 d 为 1 疗程，间隔 5 ~ 7 d，可进行第 2 疗程。

⑦前列腺素 E1。用此药 100 ~ 200 mg 加入 0. 9% 生理盐水 500 mL 中静脉滴注，每日 1 次，10 ~ 15 d 为 1 疗程。间隔 5 ~ 7 d，可进行第 2 疗程。

（4）去纤药物具有去纤、降低血液黏度、改善血液循环作用；对内源性和外源性凝血活酶有抑制和灭活作用，因此具有降低血小板的作用；除此之外，还有抗栓降脂、抑制血栓素 A2（TXA2）等作用。

①蝮蛇抗栓酶。用蝮蛇抗栓酶 0. 75 ~ 1. 0U 加入 5% 葡萄糖注射液或 0. 9% 生理盐水 500 mL 中，静脉滴注，每日 1 次，连续滴注 15 ~ 20 d 为一疗程，间隔 5 ~ 7 d可进行第 2 疗程。首次静滴前应做皮肤过敏试验，阴性者可用。

②消栓灵注射液。用消栓灵注射液 0. 84 ~ 1. 12U 加入 5% 葡萄糖注射液或 0. 9% 生理盐水 50 mL 中，静脉滴注，每日 1 次，15 ~ 20 d 为一疗程，间隔 5 ~ 7 d可进行第 2 疗程。首次静滴须做皮肤过敏试验。

③东菱克栓酶。用东菱克栓酶 5 Bu 加入 0. 9% 生理盐水 500 mL 中，静脉滴注，隔日 1 次，使用 6 次为 1 疗程，间隔 10 ~ 15 d 可进行下一疗程。

（5）肾上腺皮质激素。此激素对急性期肢体肿胀严重者，为控制血管炎症，可短期使用。①强的松 10 毫克/次，每日 3 次，口服，连服 7 ~ 10 d。

②地塞米松 0.75 毫克/次，每日 3 ~4 次，口服，连服 5 ~7 d。

（6）抗生素。急性期患者，肢体严重肿胀、疼痛时，可选择适当的抗生素静脉滴注，以控制炎症。

2. 手术治疗

（1）取栓术。该手术能使血流迅速恢复，改善肢体回流障碍状况。适应于：①发病后 72 小时内；②深静脉内早期无粘连的血栓；③主干静脉血栓范围较局限者。

自 1966 年 Frady 等人报道了应用水囊导管取栓术治疗下肢深静脉血栓形成的经验后，取栓术在临床上被广泛应用。据文献报道，手术疗效良好和显著者约占 40% ~75%。而手术的成功与否，主要取决于发病期。因此，应严格选择适用该手术的患者。此外，取栓手术中或多或少都可能损伤静脉内膜及瓣膜，术后很容易再形成新栓。所以，术后应配合抗凝、溶栓等其他治疗方法，才能取得满意的效果，这一点也是不可忽视的。

（2）旁路转流术。深静脉血栓形成急性期过后，肢体仍有明显的静脉回流障碍的临床表现，可采用旁路转流术。根据血栓形成的不同部位选择手术方式。

①大隐—股静脉旁路转流术。该手术是用健侧的大隐静脉远端结扎，近端经耻骨上皮上下隧道引入患侧，与股静脉前内侧壁做端侧吻合，以改善肢体静脉回流障碍的状态。适用于髂—股静脉血栓形成而股浅静脉通畅者。

②原位大隐腘静脉旁路转流术。该手术是于小腿上 1/3 前内侧取切口，游离大隐静脉，切断后远端结扎，近端经深筋膜切口与胴静脉做端侧吻合，使小腿静脉血经大隐、静脉向股总静脉回流。适用于局限在股浅静脉血栓形成，而股总和胴静脉及其分支通畅的患者。

（二）中医治疗

中医药学对下肢深静脉血栓形成有一定的认识，但无确切治疗方药。20 世纪 50 年代以来，我国开始了对本病的治疗研究，并取得了显著的成绩。尤其是近年来，对本病的治疗研究有了突飞猛进的发展。

1. 辨证论治及其研究

下肢深静脉血栓形成由于阻塞部位不同，病因不同，临床表现也不同。因此在治疗上应进行辨证治疗。目前，全国对本病的辨证分型尚不统一，有的分为二型，有的分为三型，也有的分为四型。尚德俊根据临床经验，拟辨证论治如下。

（1）辨证论治。

①湿热下注型。

主证：患肢明显肿胀、胀痛、压痛明显，皮色暗红而热，浅静脉扩张，按之凹陷，伴发热，口渴不欲饮，小便短赤，大便秘结。舌质红，苔黄腻，脉滑数。

主证分析：湿热下注，留滞于脉络，致气机不畅，血瘀脉中，脉络淤阻不通则胀痛，压痛；水湿外溢，故患肢肿胀、按之凹陷；血脉淤阻于内，则表浅静脉扩张；湿热蕴蒸于肌肤，故皮色暗红而热；湿热内蕴故有发热；湿热阻遏气机，津不上承，故口渴而不欲饮；小便短赤、大便秘结；舌质红，苔黄腻；脉滑数均是湿热之象。此型多属下肢深静脉血栓形成急性期。

治法：清热利湿，活血通络。

方药：四妙勇安汤加味。

金银花、玄参各30 g，当归、赤芍、牛膝各15 g，黄檗、黄芩、山栀子、连翘、苍术、防己、紫草、生甘草各10 g，红花、木通各6 g，如热盛，发热、炎症明显加蒲公英30 g，地丁15 g，黄芩12 g；湿重，肢体肿胀明显加薏苡仁30 g，泽泻15 g，猪苓15 g；血瘀重，肢体胀痛明显加乳香10 g，没药10 g。

②血瘀湿重型。

主证：患肢肿胀疼痛较重，皮色暗红，浅静脉扩张，活动后症状加重。舌质暗红，有瘀斑、瘀点，苔白腻，脉沉细或沉涩。

主证分析：瘀血闭阻脉络，水湿外溢，故肢体肿胀、疼痛；瘀血内阻，则浅静脉扩张、皮色暗红；瘀血闭阻脉络，气血回流受阻，故活动后症状加重。舌质暗红，有瘀斑、瘀点，苔白腻，脉沉细或沉涩均为血瘀湿重之象。此型多属下肢深静脉血栓形成炎症消退期。

治法：活血化瘀，利湿通络。

方药：丹参活血汤加减。

丹参、赤芍、当归、金银花各30 g，川牛膝、漏芦、泽泻、木瓜各12 g，川芎、红花、黄檗、地龙、防己各10 g。

③脾肾阳虚型。

主证：患肢肿胀，沉重胀痛，朝轻暮重，伴腰酸畏寒，疲乏无力，不欲饮食；或皮色暗褐，溃疡经久不愈，肉芽灰白，脓水清稀。舌质淡胖，苔薄白，脉沉细。

主证分析：水湿瘀血阻滞日久，或寒湿凝聚，损伤阳气，气不化水，故肢体肿胀，沉重胀痛，皮色暗褐；湿为阴邪，重浊下坠，故朝轻暮重；久病脾肾受损，阳气亏虚，脾虚运化失权，肾虚不能温煦四肢，故腰酸畏寒、疲乏无力、不欲饮食等；久病气血耗伤，血亏不养新生，故溃疡经久不愈，肉芽灰白，脓水清稀。舌质淡胖，苔薄白，脉沉细均为脾肾阳虚之象。此型多属下肢深静脉血栓形成后遗症期。

治法：温肾健脾，利湿通络。

方药：温阳健脾汤加减。

党参、黄芪、白术、当归、怀牛膝、鸡血藤、续断各 15 g，熟附子、干姜、木瓜、泽泻各 10 g，茯苓、薏苡仁各 30 g。

（2）辨证论治的研究。自 20 世纪 60 年代初期，我国各地相继报道了对下肢深静脉血栓形成的治疗经验，开始对辨证论治进行了较系统的研究，初步总结了辨证论治的规律。上海中医药大学附属曙光医院根据病因，将下肢深静脉血栓形成分为湿热淤阻、气虚淤滞和脾虚湿阻 3 型，进行辨证治疗。辽宁中医学院附属医院根据 83 例下肢深静脉血栓形成患者的临床表现，亦分为 3 型，分别为湿热、脉络淤滞和脾虚水湿型，进行辨证论治。中国医科大学附属二院则分为气滞血瘀、湿热血瘀 2 型辨证治疗。河北邯郸市中医院则根据临床表现分为湿盛血瘀、热盛湿瘀、湿盛热瘀和气虚热瘀 4 型辨证治疗，并以活血化瘀治疗贯穿始终。石家庄桥东医院根据临床表现分为急性期、慢性期 2 型。急性期清热利湿、活血化瘀；慢性期益气活血、利湿通络，亦取得较好的疗效。综合文献资料统计，临床治愈与显著好转率在 85% 左右，总有效率 95% 左右。山东中医药大学附属医院总结 311 例，治愈率与显效率 83. 34%，总有效率 98. 52%。在临床治疗研究中，既重视对辨证论治分型治疗规律的总结，又注意到了下肢深静脉血栓形成血瘀证疾病，活血化瘀疗法在临床中充分应用，并总结了一定的规律。

2. 专方治疗研究

（1）清营解瘀汤。

组成：益母草 60 ~ 100 g，紫草、赤芍、牡丹皮各 15 g，生甘草、紫地丁各 30 g。

疗效：清营解瘀汤是全国著名周围血管病专家奚九一等人研制的治疗下肢深静脉血栓形成的经验方。以此方为主，随证加减，对 60 例急性、亚急性期下肢深静脉血栓形成患者进行治疗，疗效显著。其中，急性期 35 例全部临床治愈；亚急性期 25 例，临床治愈 13 例，显效 11 例，改善 1 例。

药理：清营解瘀汤具有消炎、解痉、抗凝和纤溶等综合作用。

（2）消栓煎。

组成：丹参、玄参各 30 g，当归 20 g，红花、黄芪、黄檗各 15 g，水蛭、苍术、川牛膝各 10 g，延胡索 12 g。

疗效：治疗下肢深静脉血栓形成 100 例，随机分为治疗组 60 例，对照组 40 例。

治疗组临床治愈率为70%，总有效率98.33%；对照组总有效率87.50%，有显著性差异（$P<0.05$）。血液流变学和甲皱微循环检测显示，有效地改善了血液流变学指标，降低血液黏滞性和聚集性，与对照组相比，有非常显著性差异。

（3）通脉胶囊。

组成：云南草药B2，黄芪，益母草，每次0.2～0.4 g，每日3次。

疗效：治疗下肢深静脉血栓形成66例，临床治愈27例，显效36例，总有效率96%。

药理：具有抗炎、改善下肢静脉瘀血状态的作用。

（4）清开灵注射液。

组成：由牛黄、麝香、水牛角、珍珠母等组成。

疗效：治疗下肢深静脉血栓形成30例，临床治愈19例，显效9例，有效2例，总有效率100%。对血液流变学的各种参数均有不同程度的降低。

药理：具有改善病灶周围组织局部血液循环障碍，加速血肿吸收，促进血液回流等作用。

3. 外治疗法

（1）外敷疗法。是用中药粉、中药膏或中药糊外敷于病变局部，以达到消肿、消炎止痛，促使侧支循环建立，改善肢体血液循环的治疗方法。

①冰硝散。

药物：冰片2 g，芒硝500 g。

方法：将冰片、芒硝研为粗末，搅匀，装入缝制有条格的布袋内，均匀地摊平，外敷于患肢并固定。待药袋湿后即将药袋解下，晾干，然后搓揉数次再外敷于患肢上。每用2 d后，更换布袋内药物。一般外敷5～7 d即可。该药适用于下肢深静脉血栓形成急性期肿痛较重的患者。具有清热利湿、消肿止痛的作用。

②大黄糊剂。

药物：生大黄粉500 g，玉枢丹（即紫金锭）10 g，面粉适量。

方法：将以上药物及面粉，用温水、稀醋调匀如糊，涂敷患肢并包裹。隔日换药一次，一般外敷3～5次。该药适用于下肢深静脉血栓形成急性期患者。具有解毒泻热、消肿止痛作用。如在用该药外敷过程中患肢局部出现皮疹，停敷后很快消退。

（2）熏洗疗法。应用中药煎汤，乘热熏蒸和浸洗患肢，可扩张血管，改善肢体血液循环，加强血液回流，消除肢体肿胀。

①硝矾洗药。

药物：朴硝12 g，硼砂、明矾各9 g。

方法：将以上药物用开水冲化后，乘热浸洗患肢，每日 1 ~ 2 次，每次 30 min。该药适用于下肢深静脉血栓形成急性炎症消退以后的患者。具有消除肢体瘀血肿胀的作用。

②活血止痛散。

药物：透骨草、延胡索、当归、姜黄、川椒、海桐皮、威灵仙、川牛膝、乳香、没药、羌活、白芷、苏木、五加皮、红花、土茯苓各 10 g。

方法：将以上药物用纱布包扎好，加水煎煮后，乘热熏洗或溻渍患肢，每日 1 ~ 2 次，每次 30 ~ 60 min。该药适用于下肢深静脉血栓形成炎症消退后的患者。具有扩张血管，促进侧支循环，活血散瘀，舒筋止痛的作用。

③活血消肿洗药。

药物：刘寄奴、海桐皮、苏木、羌活、大黄、当归、红花、白芷等。

方法：同活血止痛散。该药适用于下肢深静脉血栓形成炎症消退后的患者。具有活血消肿，软坚散结的作用。

（3）穴位注射疗法。是在针刺疗法的基础上，应用药物注射于穴位中，对疾病进行治疗，以发挥针刺与药物综合作用的一种治疗方法。具有针刺、药物、经络等数种作用。可以通过药物的渗透、扩散作用，而疏通经络，行气活血，改善肢体微循环状况。

取穴：足三里、三阴交、承山、阴陵泉、丰隆。

药物：丹参注射液 4 mL，当归注射液 4 mL，糜蛋白酶 10 mg，维生素 B 100 mg。

方法：根据病情选用以上药物的一种，取患肢的 2 个穴位，每日 1 ~ 2 次，2 个穴位交替注射，15 ~ 30 次为 1 疗程。

4. 饮食方法

下肢深静脉血栓形成患者饮食宜清淡，忌食油腻、肥甘、辛辣等食物。应多食新鲜蔬菜和水果，保持大便通畅，以利于下肢静脉血液回流。

（1）薏苡仁丝瓜竹叶粥。薏苡仁 60 g，丝瓜 100 g，淡竹叶 20 g。将丝瓜洗净连皮切片，与洗净的淡竹叶加水适量，煎沸后去渣取汁；再将薏苡仁淘净加水煮粥，待粥煮好后乘热兑入药汁，随量服用。每日 1 次。

（2）冬薏汤。冬瓜 500 g，薏苡仁 30 g。将冬瓜洗净，连皮切片，与淘净的薏苡仁加水适量，文火煮至冬瓜烂熟为度。食时酌加食盐调味，每日分 3 次服用。

5. 康复锻炼

（1）卧床休息。患者在急性期应卧床休息，抬高患肢，避免过度活动、挤压、搬动患肢，防止血栓脱落并发肺栓塞。

（2）情志调节。精神紧张和恐惧的心理均可造成五脏气机紊乱，气血功能失常而加重病情。人的情绪受人的思想和情绪变化的影响，心情舒畅，五脏功能正常，生理活动协调，有利于气血运行及疾病的康复。因此应保持良好的精神与情绪。

（3）功能锻炼。急性期过后应下地活动，并且应穿着医用弹力袜或捆绑弹性绷带，促进患肢静脉血液回流，缓解临床症状，减少并发症。

（4）防止各种感染。注意防止外伤，保持患肢清洁，预防感染，避免病情加重或复发。

（三）中西医结合治疗

下肢深静脉血栓形成是一种发病急，病情危重，致残率高的疾病。单一药物或单一手术治疗往往难以取得满意的疗效。如何使病情迅速得到控制，使静脉再通，不遗留后遗症或少留后遗症，仍是值得研究探讨的课题。中西医结合治疗下肢深静脉血栓形成是目前我国的最佳治疗方案。中西医结合治疗下肢深静脉血栓形成，是在继承和发扬我国传统医学的基础上，结合现代医学的理论、观点和方法，不断地发展和提高而形成的一种行之有效的治疗方案。中西医结合治疗下肢深静脉血栓形成，是以辨病和辨证相结合，以病为纲，病证合参，重视中西医结合辨证论治整体疗法，内治法与外治法相结合，既发挥了中医辨证论治整体治疗的优势，又根据病情需要选择西医有效的治疗方法，取长补短，提高了疗效，缩短了疗程，也降低了病残率。在临床实践中，多以中医辨证论治为基础，同时选择应用中西药物口服或静脉滴注，或结合手术治疗。临床观察，应用中西医结合治疗，明显优于单一的疗法。

1. 中成药

（1）四虫片。每次 5 ~ 10 片，每日 3 次，口服，连服 3 ~ 6 个月。具有活血祛瘀、解痉止痛的作用。适用于下肢深静脉血栓形成各种类型的患者。

（2）活血通脉片。每次 5 ~ 10 片，每日 3 次，口服，连服 3 ~ 6 个月。具有活血化瘀、通络止痛的作用。适用于下肢深静脉血栓形成各种类型的患者。

（3）通塞脉片。每次 5 ~ 10 片，每日 3 次，口服，连服 3 ~ 6 个月。具有培补气血、养阴清热的作用。适用于下肢深静脉血栓形成炎症消退后阴虚的患者。

（4）大黄䗪虫丸。每次 6 ~ 12 g，每日 2 次，口服，连服 3 ~ 6 个月。具有破血逐瘀、消坚散结的作用。适用于下肢深静脉血栓形成血瘀湿重的患者。

（5）犀黄丸。每次 3 ~ 6 g，每日 2 次，口服。具有清热解毒、活血散结、消肿止痛的作用。适用于下肢深静脉血栓形成急性期患者。

（6）四妙勇安合剂。每次 30 ~ 50 mL，每日 2 次，口服。具有清热利湿、活血化瘀的作用。适用于下肢深静脉血栓形成急性期患者。

（7）消栓通脉合剂。每次 30～50 mL，每日 2 次，口服，可长期服用。具有清热利湿、消肿止痛的作用。适用于下肢深静脉血栓形成各种类型患者。

2. 静脉滴注疗法

（1）丹参注射液。每次 10～20 mL，静脉滴注，每日 1 次，10～15 次为 1 疗程。对消除血管炎症，改善肢体血液循环有一定作用。

（2）川芎嗪注射液。每次 200～400 mg，静脉滴注，每日 1 次，10～15 次为 1 疗程。具有抑制血小板聚集，降低血液黏度，缓解血管平滑肌痉挛，扩张周围血管的作用。

（3）654 Ⅱ（山莨菪碱）。每次 20～30 mg，静脉滴注，每日 1 次，10～15 次为 1 疗程。具有扩张血管、改善微循环、降低血液黏度和改善血液流变性的作用。

（4）刺五加注射液。每次 60～80 mL，静脉滴注，每日 1 次，15～20 次为 1 疗程。具有扩张血管、改善微循环、降低血液黏度的作用。

根据病情可以选择以上 1～2 种药物，加入 5% 葡萄糖注射液或生理盐水 500 mL，静脉滴注。

五、转归与预后

深静脉血栓形成患者在急性期血栓易脱落，引起肺栓塞。轻者表现为胸闷、憋气、咳嗽、咯血；重者可危及生命，死亡率较高。若病变发生在上肢，可累及腋—锁静脉及肱静脉，血栓蔓延可累及上、下腔静脉，重者可影响肝肾等脏器功能，预后较差。较局限的深静脉血栓形成患者，若得到及时的治疗，加之自身纤溶功能和血流的冲刷，血栓可能自溶，或依靠侧支代偿，预后较好，可不遗留后遗症。但若患病后治疗不及时，血栓迅速蔓延扩展，或主干深静脉形成广范围的血栓，可明显地影响静脉回流。极少数发生股青肿者，也可导致肢体静脉性坏疽，预后不佳。若病变在下肢，血栓在机化过程中，损坏静脉结构，尤其破坏静脉瓣膜，导致静脉逆流，造成长期的下肢深静脉功能不全，影响生命质量。因此，应重视深静脉血栓形成的早期诊断，早期进行合理有效的治疗，以降低病死率及病残率。

参考文献

1. 田代华，董少萍. 中医防病与保健. 北京：人民卫生出版社，2000.

2. 李德新. 中医基础理论. 北京：人民卫生出版社，2001.

3. 李曰庆. 中医外科学. 北京：中国中医药出版社，2002.

4. 陈柏楠，侯玉芳，周涛. 周围血管疾病中西医诊疗学. 北京：中国中医药出版社，1999.

5. 黄红中. 常用中药应用忠告. 广州：广东科技出版社，2005.

6. 凌沛学. 中药学概论. 北京：中国轻工业出版社，2007.

7. 宋华. 中药汤剂的煎服方法. 中国民间疗法，2007，15（8）.

8. 张润珍，韩小兰，王小红. 浅议中药煎煮方法及其煎液服法. 基层医学论坛，2008（14）.